Energetische
Terminalpunkt-Diagnose

Peter Mandel

Energetische
Terminalpunkt-Diagnose®

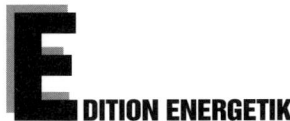

EDITION ENERGETIK

Cover: I. Breiding und S. Gerken

Satz: ZERO-Photosatz, Rheinberg

Druck: Fuldaer Verlags-Anstalt

ISBN 3-925 806-20-2

Gewidmet meinem Lehrer Dr. med. Anton Markgraf

Inhaltsverzeichnis

Danksagung 9

Vorwort 11

I. Entstehung der Energetischen Terminalpunkt-Diagnose 13

II. Die Topographie 28

III. Die Strahlungsqualitäten 35

Die endokrine Strahlungsqualität 37

Die toxische Strahlungsqualität 38

Die degenerative Strahlungsqualität 39

Fälle aus der Praxis über die drei Strahlungsqualitäten 41

IV. **Die Grundphänomene** 49

Die Ausfälle 51

Die Punktstrahlung 55

Energetisch-degenerative Phänomene 60

Zusammenfassung 64

V. **Sonderphänomene** 67

Der Doppelausfall 67

Die Fensterphänomene 68

Die Punktstraße 70

Sektorale Punktstraße 70

Die von der Strahlung abgesetzte Punktstraße 73

Die aggressiven Zeichen der Füße 74

Die toxische oder kompaktförmige Degeneration des Umflusses
Leber-Milz-Pankreas links 77

Abflachung und Begradigung der Umflußstrahlung 79

VI. Die sieben Schritte der E-T-D 81

Erster Schritt: Festlegung und Interpretation der Strahlungsqualität 82

Zweiter Schritt: Die Beziehungen von Yin und Yang 83

    Das endokrin-hormonelle E-T-D-Bild 84

    Die toxische Gesamtbelastung des E-T-D-Bildes 86

    Das gesamt-degenerative E-T-D-Bild 88

    Die Polarität endokrin-degenerativ 90

Dritter Schritt: Der energetische Umfluß Lunge/Lymphe...................... 93

    Die stofflich faßbaren fokalen Intoxikationen 94

    Die energetische fokale Belastung 94

        DER PRIMÄRE HERD... 95

        DER SEKUNDÄRE HERD 95

    Die wichtigsten Zeichen des Umflusses Lunge/Lymphe
    und die dazugehörende Therapie 97

        DOPPELAUSFALL UMFLUSS LUNGE/LYMPHE 97

        TOXISCHE PHÄNOMENE IM UMFLUSS LUNGE/LYMPHE 106

        DIE SEKTORALE FOKALE BELASTUNG IM UMFLUSS LUNGE/LYMPHE.... 109

        DIE KOMPAKTFÖRMIGE DEGENERATION DER DAUMEN 112

Vierter Schritt: Die segmentale oder spinale organische Wechselbeziehung 118

Fünfter Schritt: Die Abstrahlung Gefäßdegeneration/KS 122

    Die horizontalen Schnitte und ihre Beziehungen zum Gesamtbild 126

        ERSTER ZUSAMMENHANG: KOPF-HALS-ZONE 126

        ZWEITER ZUSAMMENHANG: BRUST-THORAX-ZONE 127

        DRITTER ZUSAMMENHANG: BAUCH-ZONE 128

        VIERTER ZUSAMMENHANG: GENITAL BECKEN-ZONE 129

        FÜNFTER ZUSAMMENHANG: BEIN-ZONE 130

        SECHSTER ZUSAMMENHANG: FUSS-ZONE 131

    Die Therapie über die horizontalen Energielinien...................... 132

        DIE SCHEITELLINIE... 132

        DIE HORMON-PSYCHE-HORIZONTALE 135

        DIE LYMPH-HORIZONTALE 137

        DIE HERZ-ATMUNGS-HORIZONTALE 139

        DIE STOFFWECHSEL-HORIZONTALE 140

        DIE GENITAL-HORIZONTALE 141

        DIE KNIE-HORIZONTALE 142

DIE FUSS-HORIZONTALE 144
DIE BODENLINIE 145
DIE POLARITÄT SCHEITELLINIE-BODENLINIE 146
Sechster Schritt: Die Abstrahlung 3E/Psyche 147
Siebenter Schritt: Die aggressiven Zonen und Sonderphänomene 157
Umfluß Lunge/Lymphe 158
Umfluß Dünndarm rechts 161
Umfluß Dünndarm links 162
Umfluß Dickdarm rechts 163
Umfluß Dickdarm links 164
Füße 1 165
Füße 2 166
LYMPHE 1 169
LYMPHE 2 170
LYMPHE 3 173
Therapie der aggressiven Zonen und der fokalen Resonanzzonen 175
VII. Die sieben Schritte im Fall 178
1. Strahlungsqualität 178
2. Beziehungen von Yin und Yang 179
3. Fokale Organ-Wechselbeziehung, Umfluß Lunge/Lymphe 181
4. Segmentale Organ-Wechselbeziehung, Umfluß Nervendegeneration/Dickdarm . . . 183
5. Sekundäre Organ-Wechselbeziehung, Gefäßdegeneration/KS 185
6. Abstrahlung 3E/Psyche, Übertragung der Phänomene auf das Gesamtgeschehen 187
7. Aggressive Zonen und Sonderphänomene 189
VIII. Das Gerät zur Herstellung eines E-T-D-Bildes 194
Literaturverzeichnis 196
Index 198

Es ist mein Herzenswunsch, den Wegbegleitern der Energetischen Terminalpunkt-Diagnose für ihre Hilfe und ihren Einsatz zu danken. Immer wenn Zweifel an der Wahrheit dessen, was ich zu sehen glaubte, in mir aufkam, waren sie es, die mir den Mut zum Weitermachen gaben. An erster Stelle möchte ich meinem Bruder Eberhard Mandel danken, der am Anfang der Methode durch seinen technischen Ideenreichtum die ersten großen Klippen überwinden half. Ohne meinen Lehrer und Freund Dr. Anton Markgraf wäre wohl nie diese Arbeit zustande gekommen. Ihm verdanke ich das ganzheitliche Denken, welches er mit der Geduld des Freundes mir beizubringen versuchte. Der intellektuellen Kritik meines Freundes, Mitarbeiters und Kollegen Axel Schmidt verdanke ich, daß die Lehrbarkeit und Didaktik der E-T-D besser wurde. Sehr hilfreich waren auch die vielen kritischen Gespräche, die ich mit meinen Freunden und Kollegen Axel Schmidt, Franz Kohl, Gisela König, Dr. med. Claude Simmler führen konnte. Josef Angerer danke ich für seine Intuition und Weisheit, die er immer wieder bei Gesprächen, die ich mit ihm führen durfte, auf mich übergehen ließ. Ebenso danke ich Dr. Arno Sollmann, der leider viel zu früh gestorben ist. Dr. Theodor Binder machte mir Mut, meine Methode zu veröffentlichen, und half mir beim Aufbau des Buches. Nicht zuletzt danke ich Herrn Bruno Grieshaber, der mit persönlichem und geschäftlichem Einsatz das Gerät schuf, welches den Erfordernissen meiner Methode, besonders im Hinblick auf die Stabilität und Reproduzierbarkeit der Phänomene, gerecht wurde.

Es gibt noch so viele Menschen, mit denen ich diskutieren und sprechen durfte und die mir Anregungen für meine Arbeit gaben. Ihnen allen gilt mein Dank.

Vorwort

Der historische Einblick in den Wandel der Aspekte der Lebensformen zeigt bis heute folgende Treppenbildung: die klassische Welt der Symptome der Krankheiten mit symptombeseitigender Therapie; die 2. Stufe ist der Blick in die Funktion der Systeme und der Versuch einer Lenkung; die 3. Stufe ist das Bild der genetischen Struktur des Individuums und damit der Inklinationsanfälligkeit. Die physiognomischen Leitbahnen von Huter, Alispach, Altmann, Markgraf, Bach und Löhlein sowie die astrologischen Lenkpfade färben die individuelle Genetik. Die 4. Stufe ist die Einsicht in die Kybernetik nach Dr. Popp, also in den Funktionalismus des gesamten Schaltsystems. Die 5. Stufe ist der Kontakt mit der Energetik im Sensationsnetz der Meridiane, der Reflexe, der Verkehrsampeln nach Dr. Lobo und des radioästhetischen Sensibilitätsblocks. Die 6. Stufe besteigt nun Herr Peter Mandel in seiner Forschung über die Hochfrequenz-Energetik in der phototechnisch erfaßbaren Terminalpunktstrahlung nach Kirlian.

Das Hochfrequenzprofil ist Anfangs- und Endpunkt der Strahlung und das Energiebild umfaßt das ganze Treppengeländer der körperlichen, psychischen und seelischen Ökonomie und gibt daher Einblick in den Raum der Information, der Rezeption und der Reaktion und deren Pulsation, Polarisation, Labilität und Rhythmik. Die phototechnische Abstrahlung der energetischen Kinetik illustriert damit den Ablauf des gesunden und kranken Lebens im Symptom, im System, im Sensationsnetz usw. und die qualitative Typeneinteilung nach Mandel: hormonell-endokrine Dysregulation — toxische und fokale Geographie — degeneratives Funktionsbild: Neurose, Varikose, Kristallose und Canzerose setzt bestimmte Alarm-Signale an den Terminalpunkten. Eine Analyse dieser energetischen Hochfrequenzstrahlung eröffnet für Medizin und Heilkunde ein neues Feld der Diagnose und einer kausalen Therapie. Das Buch öffnet nicht nur das Tor in die Geographie der energetischen Fließpunkte, sondern auch in eine hilfebringende Welt.

Josef Angerer, München

I. Entstehung der energetischen Terminalpunkt-Diagnose

Es begann eigentlich ganz harmlos und zufällig vor 10 Jahren. Bei einem Gang durch eine medizinische Ausstellung erwarb ich einen kleinen Hochfrequenzapparat, mit dem man laut Beschreibung „farbenprächtige Bilder der eigenen Aura herstellen" konnte. Damals, 1973, war der Hang zum Mystischen besonders ausgeprägt. Die Menschen suchten nach einem Sinn des Lebens, den sie in unserer technisch ausgerichteten Welt nicht finden konnten. Veröffentlichungen schon Ende der 50er Jahre brachten mystisch-esoterischem Gedankengut immer mehr Interesse entgegen. Die steigenden Auflagen esoterischer Zeitschriften und Literatur bewiesen dies ebenso wie die zunehmende Diskussion um die noch allseits verpönte Parapsychologie.

Uralt ist der Glaube der Menschheit an eine unsichtbare Strahlenhülle, die den menschlichen Körper umgibt. Sie wurde als „Aura" bezeichnet. Andere nannten sie Astralleib, siderischen Leib, Aura-Körper, Energie-Körper, Zweit- oder Seelenkörper oder schließlich — heute in der Sowjetunion — Bioplasma.

Zu allen uns bekannten Zeiten gab es die sogenannten „Aurasichtigen". Sie erklärten alle immer wieder übereinstimmend, daß ihnen Farben und Dichte der Aura klare Hinweise auf den Zustand der betreffenden Person gäben. Das gleiche gilt für Tiere und Pflanzen. In der Parapsychologie wird die Aurasichtigkeit der Sensitiven als „außersinnliche Wahrnehmung" gewertet. In aller Welt gibt es Forschungsstätten für Parapsychologie, die den Aurasichtigen die Richtigkeit ihrer Angaben bestätigen.

Zu Beginn unseres Jahrhunderts entdeckte der englische Arzt Dr. Walter Kilner, daß man beim Blick durch eine mit Dicyanid gefärbte Glasscheibe die menschliche Aura sehen könne. Er beschrieb eine Strahlungswolke, die sich bis zu 20 cm erstreckte und ein deutliches Farbspektrum aufwies. Er beobachte, daß Ermüdung, Krankheit, Stimmungswechsel, Magnetisieren, Hypnose oder Elektrizität die Größe der pulsierenden Wolke und auch die strahlenden Farben veränderten. Er beschrieb, wie aus der hinter dem sogenannten „Kilner-Schirm" sichtbar werdenden Aura Krankheiten diagnostiziert werden könnten und behauptete immer wieder den Zusammenhang zwischen den Krankheitssymptomen und der für ihn sichtbar gewordenen Strahlenhülle.

Der Nachteil der Methode lag nach seinen Angaben darin, daß seine Beobachtungen nur zu etwa 50 % von anderen nachvollzogen werden konnten. Obwohl seine Arbeiten bekannt wurden, vermochten sie kein wissenschaftliches Interesse zu wecken

In Deutschland war es Freiherr von Reichenbach, der aufgrund experimentell erarbeiteter Daten behauptete, daß entsprechend begabte Menschen in einem dunklen Zimmer Gegenstände leuchten sehen. Ebenso sei es möglich, die den Menschen umgebende Aura, die er mit einer leuchtenden Farbwolke verglich, zu sehen. Er bezeichnete diese als „odische Wolke" und die Ursache des Leuchtens schrieb er einer Kraft zu, die er „Od" nannte. Seine Angaben konnten jedoch in wissenschaftlichen Kontrollen nicht bestätigt werden.

Die sicherlich bedeutendste Entdeckung auf unserem Gebiet gelang dem sowjetischen Ehepaar Semjon und Valentina Kirlian. Sie konzipierten die „Elektrophotographie im Hochfrequenzfeld", die es erlaubte, die von lebenden Objekten ausgehenden Lumineszenzen in einem elektrischen Feld zu beobachten, ohne daß dies für die Organismen irgendeine Gefahr bedeutete.

Diese revolutionierende Entdeckung gab Anlaß zu weitgespannten Spekulationen. Bis heute besteht noch keine Einigkeit darüber, was eigentlich auf den nach der Kirlian-Technik hergestellten Bildern zu sehen ist. Sind es Strahlungskanäle? Ist es die Aura der Esoteriker? Ist es die Oberflächenelektrizität, die sich durch den „Kirlianeffekt" darstellt? Neuere Forschungen wie die Biophotonenforschung von Dr. Popp vermögen jedoch meiner Meinung nach Phänomene der Hochfrequenzbilder zu erklären.

Nun hatte ich also ein Hochfrequenzgerät und wußte eigentlich nicht so recht, was ich damit anfangen sollte. Oft ist es dann der Zufall, der den Menschen in eine neue Richtung drängt. Am Anfang stand eine unangenehme Enteritis, die mich befallen hatte. Mein Bruder, der sich mit technischen und auch photographischen Dingen besser auskannte als ich, verhalf mir zu meinem ersten Experiment. Wir photographierten, während mir der Bauch weh tat und ich unter Durchfällen litt, meine rechte Hand der Einfachheit halber auf einem Schwarzweiß-Positivpapier.

Das Ergebnis war verblüffend. Die Energiekanäle des Dickdarm- und Dünndarmmeridians der klassischen Akupunktur zeigten einen totalen Verlust der Strahlung, während alle anderen Fingerkuppen schöne, lange Lumineszenzen aufwiesen. Ich war in Akupunktur ausgebildet und sah einen Zusammenhang zwischen meinen Beschwerden und dem Verlust der Strahlung an beiden Meridianen, Dickdarm und Dünndarm. Wenn nun dieser Strahlenverlust nicht zufällig war, so mußte bei einer Besserung meines Beschwerdebildes die Strahlung wieder vorhanden sein oder sich aufbauen.

Neugierig geworden akupunktierte ich den Punkt Di 4, der in der Literatur als Punkt gegen mein Beschwerdebild angegeben wird, tief mit einer Goldnadel. Meine Beschwerden besserten sich daraufhin, und das jetzt angefertigte Strahlenbild zeigte keine Unterbrechung des Strahlenkranzes mehr. Die Besserung meiner Unpäßlichkeit hielt circa zwei Stunden an, dann meldeten sich die Beschwerden wieder. Das nochmalige Photographieren zeigte nun die Anfangssituation wieder an. Dickdarm- und Dünndarmmeridian waren wieder ohne Strahlung.

Durch dieses Selbstexperiment eröffneten sich plötzlich ungeahnte Möglichkeiten und Ideen. Sehr schnell merkte ich aber, daß die bis dahin üblichen Aufnahmen für eine praktische Diagnose keine Aussagekraft hatten. Durch meine Ausbildung, besonders bei meinem Freund Dr. Anton Markgraf, hatte ich frühzeitig ganzheitlich denken gelernt. So befriedigten mich Aufnahmen einzelner Körperteile wie z.B. die eines Fingers oder einer Hand nicht. Ja, sie waren zur Deutung körperlicher Mißstände unbrauchbar. Die chinesische medizinische Philosophie, die auf dem ganzheitlichen und polaren Denken begründet ist, half mir weiter.

Die entscheidenden Anregungen gingen von den chinesischen Begriffen Yin und Yang, positiv und negativ, rechts und links, oben und unten aus. Die Polaritäten mußten also in einem Strahlenbild erscheinen, um Hinweise auf eventuelle Disharmonien im Gesamtorganismus zu geben. Auch hier war es mein Bruder, der die ersten technisch-apparativen Voraussetzungen schuf. Erst jetzt begann die eigentliche Beobachtung am Patienten und seinen Strahlengebilden, wie sie innerhalb von ein paar Minuten auf dem Photopapier erschienen. Es war der erste Grundsatz aller bis heute gemachten Entdeckungen auf dem Gebiet der Phänomenologie der Strahlungen, die Photographien der Finger- und Zehenkuppen auf *einem* Photopapier aufzunehmen. Bis dahin photographierte man überall lediglich eine Fingerkuppe, eine Hand oder einen Fuß.

Schon nach kurzer Zeit entstanden aufgrund der Beobachtung vieler kranker Menschen die ersten Interpretationen und eine wenn auch noch unvollkommene Topographie der Organe. Diese Topographie orientierte sich einerseits an dem Beschwerdebild der Patienten, andererseits an eventuell vorhandenen klinischen Befunden. Erste Rückschläge blieben nicht aus, führten aber gleichzeitig zur Neuorientierung und brachten wichtige Erkenntnisse über Strahlenphänomene. So z.B. war die anfangs versuchte Übertragung der Meridianindikation nicht möglich. Es stellte sich heraus, daß die auf den Photos sichtbar werdenden Strahlenkränze der Finger- und Zehenkuppen in sich geschlossene Energieumflüsse waren, die durch die Festlegung topographischer Organfelder und Phänomene ein von den beschriebenen Meridianindikationen abweichendes Eigenleben besaßen. Somit mußte eine neue Interpretation der Strahlenphänomene gefunden werden.

Da es ohne Zweifel energetische Prozesse sind, die mittels der Hochfrequenzapparatur sichtbar werden, schrieb ich diesen Energien des Menschen die allumfassenden Informationen zellulärer Vorgänge zu. Dies sollte sich im Laufe der Zeit als richtig herausstellen. So entstanden Theorien und Arbeitshypothesen, die sich später zu Grundsätzen der nun entstehenden Methode herauskristallisierten. Es entstand die These, daß es zwischen den zellulären und energetischen Funktionen einen Schwingungsrhythmus gibt.

Durch Beobachtung vieler Patienten konnte ich feststellen, daß körperliches Mißempfinden und Krankheit, lange bevor der Mensch damit konfrontiert wird, energetisch bereits vorhanden sind und durch photographische Phänomene sichtbar werden können. Daraus ergibt sich die Hypothese, daß Energie Information trägt und die Zelle diese Information verwertet, einerlei ob es sich um positive oder negative Impulse handelt.

Die Grundhypothese basiert also auf folgenden Überlegungen: Wenn die Bioenergie des Menschen Träger von Informationen ist, so hat normaler harmonischer Energiefluß normale harmonische Zellfunktionen zur Folge.

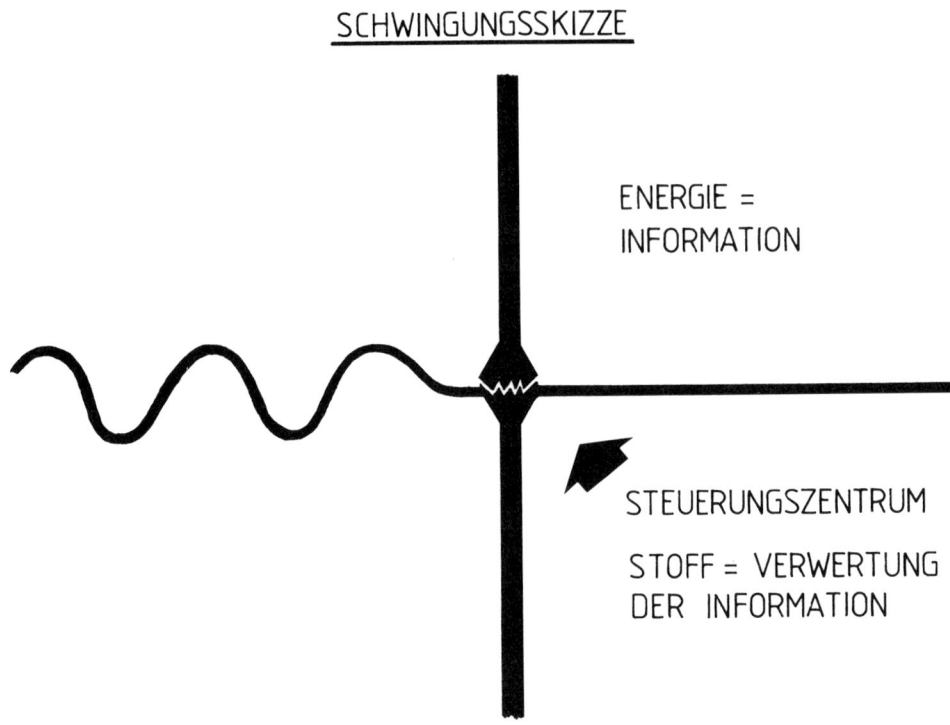

SCHWINGUNGSSKIZZE

ENERGIE = INFORMATION

STEUERUNGSZENTRUM

STOFF = VERWERTUNG DER INFORMATION

Da jedoch Informationen nie einseitig fließen können, sondern immer das Gesetz der Polarität gewahrt bleiben muß, ergab sich daraus die Annahme des energetischen Kopplungsrhythmus zwischen Energie und Zelle und umgekehrt. Verändert sich aus irgendwelchen Gründen die Information und verläßt somit den pulsierenden, gleichgewichtigen Rhythmus, so muß dies die Funktionen der Zellen verändern. Da jedoch die Polarität immer gewahrt bleibt, können zelluläre Veränderungen nicht ohne Folge auf den Informationsgehalt des Bioenergetischen bleiben.

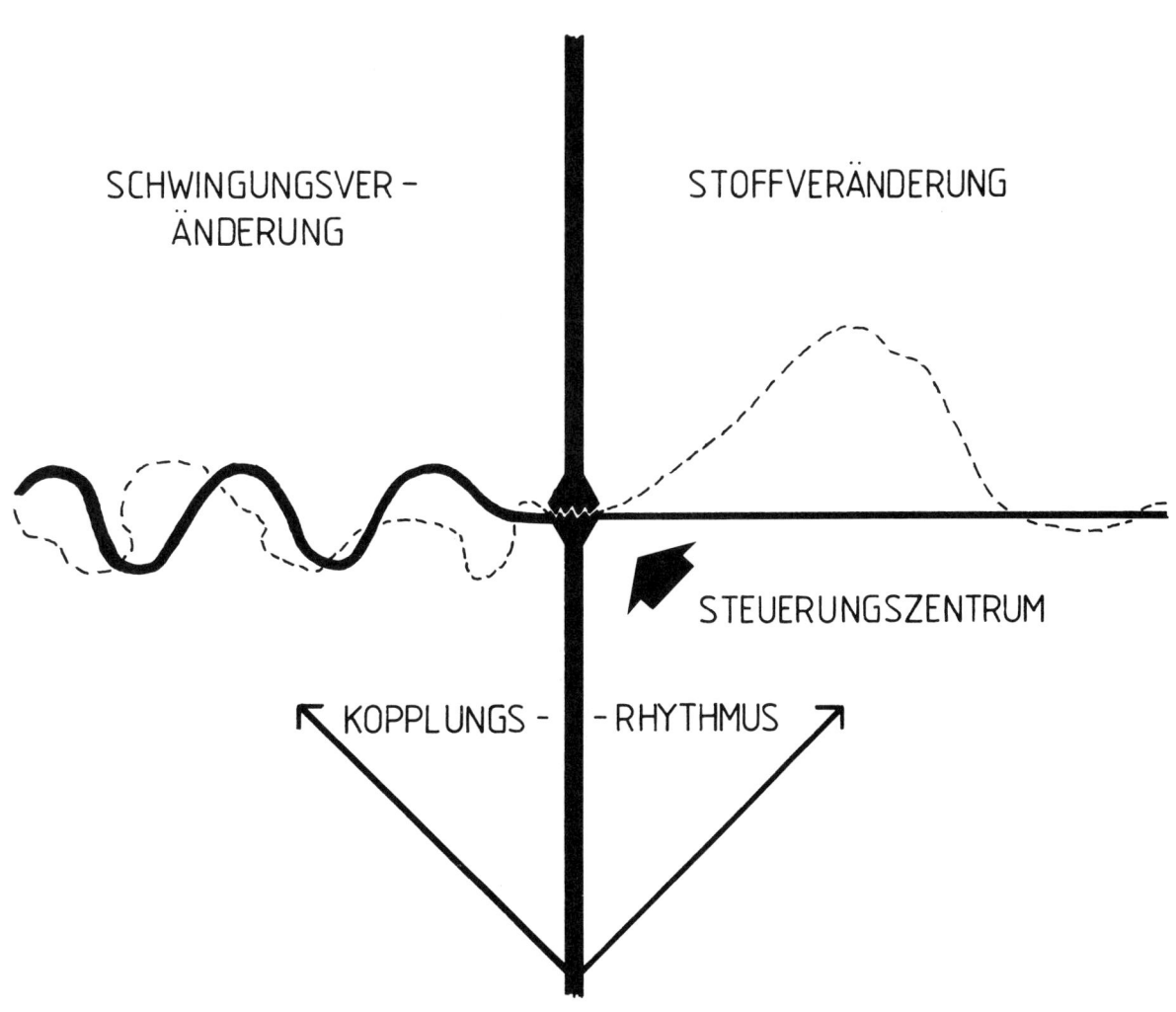

Dieses polare Informationsgefüge des menschlichen und, wie ich glaube, auch aller anderen lebenden Organismen ist der Ausgangspunkt für alle Aussagen über die zu interpretierenden Hochfrequenzbilder. So spielte der Begriff Energetik auch bei der Namensgebung der Methode eine Rolle. Ich nenne meine Methode „Energetische Terminalpunkt-Diagnose" (im folgenden E-T-D). Energetisch, weil sie sich an den Phänomenen der informativen Energie orientiert. Terminalpunkt, weil die Anfangs- und Endpunkte der klassischen Akupunkturmeridiane und der durch R. Voll beschriebenen Meridiane der Elektroakupunktur im Finger- und Zehenkuppenbereich zu finden sind. Diagnose, weil ein E-T-D-Bild durch das Auftauchen von Phänomenen in den Sektoren festgelegter Organ- und Zellbereiche einen ganzheitlichen Überblick über die spezifische Situation eines Patienten gibt. Die Kombination von oben und unten, von rechts und links und das Auftauchen negativer Informationen, die durch spezifische Phänomene repräsentiert sind, bringen den diagnostischen Hinweis.

Wie alle energetischen Diagnosemethoden orientiert sich auch die E-T-D nach wie vor an der klinischen Diagnostik. Der Weg zur klinischen Diagnose jedoch wird viel einfacher und schneller durch die E-T-D möglich sein. So bekommt man mit einem Blick Hinweise auf die vielfältigsten Zustände, für die im Bereich der klinischen Medizin die inzwischen überhandnehmenden Fachgebiete zuständig sind.

Ist es jedoch so weit, daß klinisch manifeste Erkrankungen nachgewiesen werden können, so hat der Patient oft ein jahrelanges Entwicklungs- oder Prodromalstadium hinter sich, mit oder ohne Symptome. Einer der großen Gewinne aus meiner Methode ist es, daß ihre therapeutischen Konsequenzen es erlauben, den Übergang einer Erkrankung in die klinisch faßbaren Phasen zu verhindern. Wie bereits erwähnt, zeigen sich energetische Phänomene lange vor der manifesten klinischen Erkrankung.

Interessant hierbei ist es dann, daß die Phänomene im E-T-D-Bild sich lediglich in ihrer Konsistenz unterscheiden. Wenn die Ursache einer klinisch manifesten Erkrankung in einem Organsektor liegt, ist dieser dann ebenso gezeichnet wie bei den energetischen Informationsstadien und Entwicklungsstadien der Erkrankung. Dies würde doch bedeuten, daß es einfacher ist, die symptomlosen oder die symptomarmen Stadien zu regulieren und nicht auf die klinischen Endphasen zu warten. Für die prophylaktische Medizin ist dies von entscheidender Bedeutung (siehe Skizze).

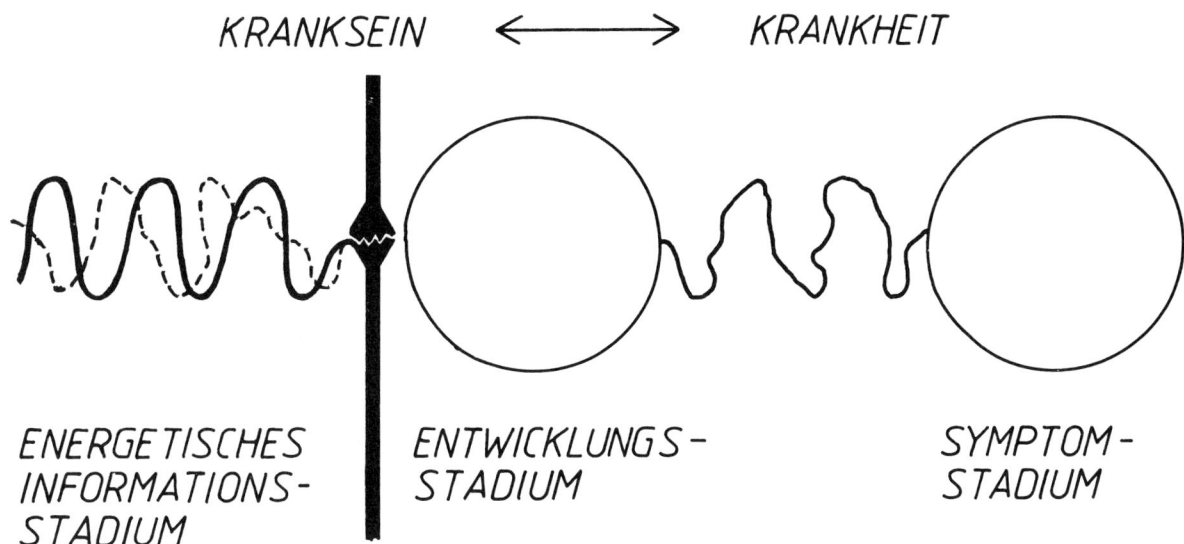

KRANKSEIN ⟵⟶ KRANKHEIT

ENERGETISCHES
INFORMATIONS-
STADIUM

ENTWICKLUNGS-
STADIUM

SYMPTOM-
STADIUM

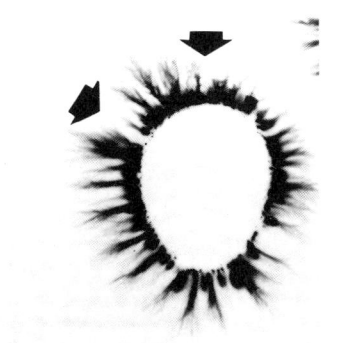

3E/Psyche links
Schilddrüse

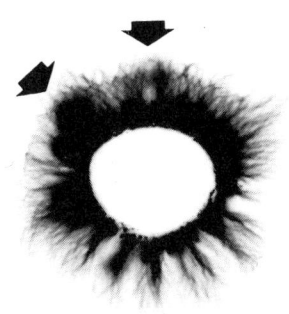

3E/Psyche links
Schilddrüse

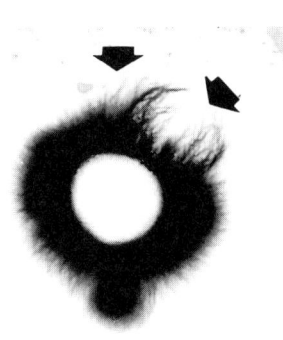

3E/Psyche rechts
Schilddrüse

19

In den meisten Fällen sind bei Phänomenen, die sich in diesem Beispiel darstellen, folgende Interpretationen möglich:

— Beim Informationsstadium findet man relativ selten eine Symptomatik, eventuell nur leichte vegetative Beschwerden.

— Im Entwicklungsstadium treten meist schon Symptome auf, die jedoch klinisch nicht relevant sind.

— Im Symptomstadium findet man auf jeden Fall Symptome, die sich mit der topographischen Projektion in Verbindung bringen lassen. Dieses dritte Stadium kann sich durch viele Phänomene darstellen. Die hier sichtbare Belastung der Thyreoidea durch eine Krampfkralle ist, auf dieses Beispiel bezogen, nur eine Möglichkeit.

Daraus ergibt sich zwangsläufig die Idee der Metamorphose von Erkrankungen, die im medizinischen Sprachgebrauch rückblickend als Kausalkette bezeichnet wird. Die Kausalkette von oben nach unten aufzudecken und zu Ursächlichkeiten vorzudringen ist vornehmstes Ziel jedweder Diagnose. Einfacher jedoch wäre es, die ersten funktionellen Veränderungen im menschlichen Organismus frühzeitig zu erkennen und zu beseitigen. Dies ist das wichtigste Ziel der Diagnose aus dem Energiebild.

Ein weiteres Ziel ist es, solche negativen Entwicklungsprozesse zu verhindern, also regulativ dann einzugreifen, wenn der klinisch manifeste Zustand noch nicht erreicht ist. Schaden vom Patienten abzuwenden und Schlimmeres zu verhüten entspricht der ärztlichen Ethik. Die diagnostischen Hinweise der E-T-D und ihre therapeutischen Folgerungen erlauben es, einen großen Teil dieser ethischen Forderung zu erfüllen.

Die in der E-T-D beschriebenen Phänomene lassen sich sehr individuell auf den jeweiligen Patienten anwenden. Eine ganze Reihe neuer Therapiemöglichkeiten wurden gefunden — ausgehend von den im E-T-D-Bild auftretenden negativen Phänomenen. Des weiteren ist es möglich, Erfolg oder Mißerfolg der Behandlung zu beurteilen und diese entweder weiterzuführen oder zu korrigieren. Jedes Phänomen, welches auf negative Entwicklungen hinweist, bleibt so lange in einem E-T-D-Bild bestehen, bis der funktionell oder zellulär veränderte Bereich des Körpers zur Norm bzw. zum normalen Funktionieren zurückgefunden hat. So kann nach jeder therapeutischen Maßnahme die Wirkungsweise in einer Kontrollphotographie überprüft werden. Der Erfolg einer Behandlung zeigt sich im E-T-D-Bild in einer Abschwächung oder in der Beseitigung der Phänomene. Dies bedeutet nicht, daß Schmerzfreiheit auch Heilung ist.

Hierzu ein einfaches Beispiel. Kopfschmerz kann viele Ursachen haben. Die Kopfschmerztablette beseitigt den Schmerz, nicht aber die Ursache, so daß nach gegebener Zeit dieselbe Ursache dieselben Kopfschmerzen wieder erzeugt. Die erste wichtige Möglichkeit meiner Methode ist es, daß die Krankheitsursache gefunden werden kann aufgrund der in den entsprechenden Organsektoren auftretenden Phänomene des E-T-D-Bildes. Daraus ergibt sich der Therapiehinweis nach den noch zu beschreibenden Richtlinien. Die Kontrolle durch ein weiteres E-T-D-Bild zeigt die Wirksamkeit der Therapie und die Richtigkeit der Diagnose durch Beseitigung negativer Phänomene. Bleiben die Phänomene in der Kontrollphotographie nach wie vor sichtbar, so ist die eventuelle Besserung oder Beseitigung der Beschwerden des Patienten subjektiv. Erst wenn das Gesamtbild einer gewissen Norm entgegenstrebt, bedeutet Beschwerdefreiheit im Befinden eines Patienten auch objektive Besserung oder Heilung.

Aus dem Gesagten ergeben sich also drei weitere Gesichtspunkte. Das erste Bild eines Patienten bringt:

1. den diagnostischen Hinweis und
2. den Therapiehinweis.
3. Eine weitere Aufnahme kontrolliert die therapeutischen Maßnahmen und zeigt, ob die Behandlung richtig oder falsch war.

Als ich damit begann, meine Methode auszuarbeiten, wurde von vielen Seiten kritisch geäußert, daß sich die Strahlenstrukturen fortwährend ändern und eine Interpretation deshalb unmöglich sei. Es ist unbestritten, daß das Energiefeld des Menschen mit hoher Geschwindigkeit pulsiert. Ebenso stimmt es, daß der visuelle Eindruck eines E-T-D-Bildes sich dauernd ändert. Das muß auch so sein, weil die Aufnahme lediglich einen kleinen Ausschnitt der Pulsation zeigt. Die Gesamtstrahlung wechselt also, nicht aber das Phänomen, welches uns negative Veränderungen anzeigt. Serienaufnahmen von Patienten beweisen, daß Phänomene mal mehr, mal weniger stark immer wieder an derselben Stelle innerhalb eines E-T-D-Bildes auftauchen, bis die krankmachenden Ursachen beseitigt sind. Es kommt also nicht auf den Wechsel der Gesamtstrahlung, sondern einzig und allein auf die Beseitigung eines oder mehrerer zusammengehörender Phänomene an.

Hierzu möchte ich Ihnen als Beweis Beispiele im E-T-D-Bild zeigen, ohne näher auf Einzelbedeutungen der Strahlenstrukturen einzugehen.

BEISPIEL 1:

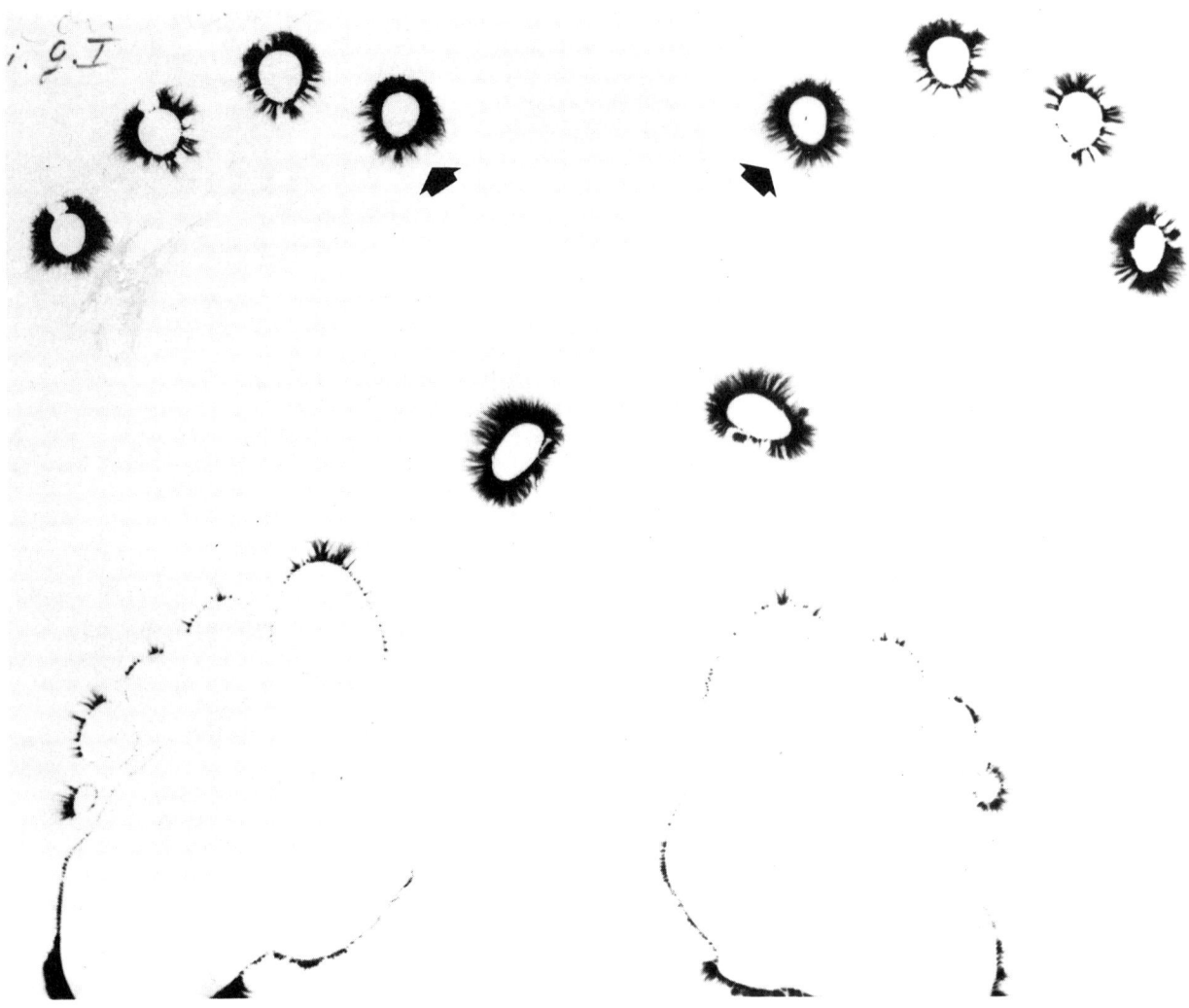

Wichtig in diesem ersten Bild sind besonders die punktförmigen Gebilde an der medialen Seite (siehe Pfeile) des linken und rechten Zeigefingers, die auf dem Bild besonders gekennzeichnet sind. Eine Therapie brachte wesentliche Erleichterung des Gesamtbeschwerdebildes bei dieser Patientin.

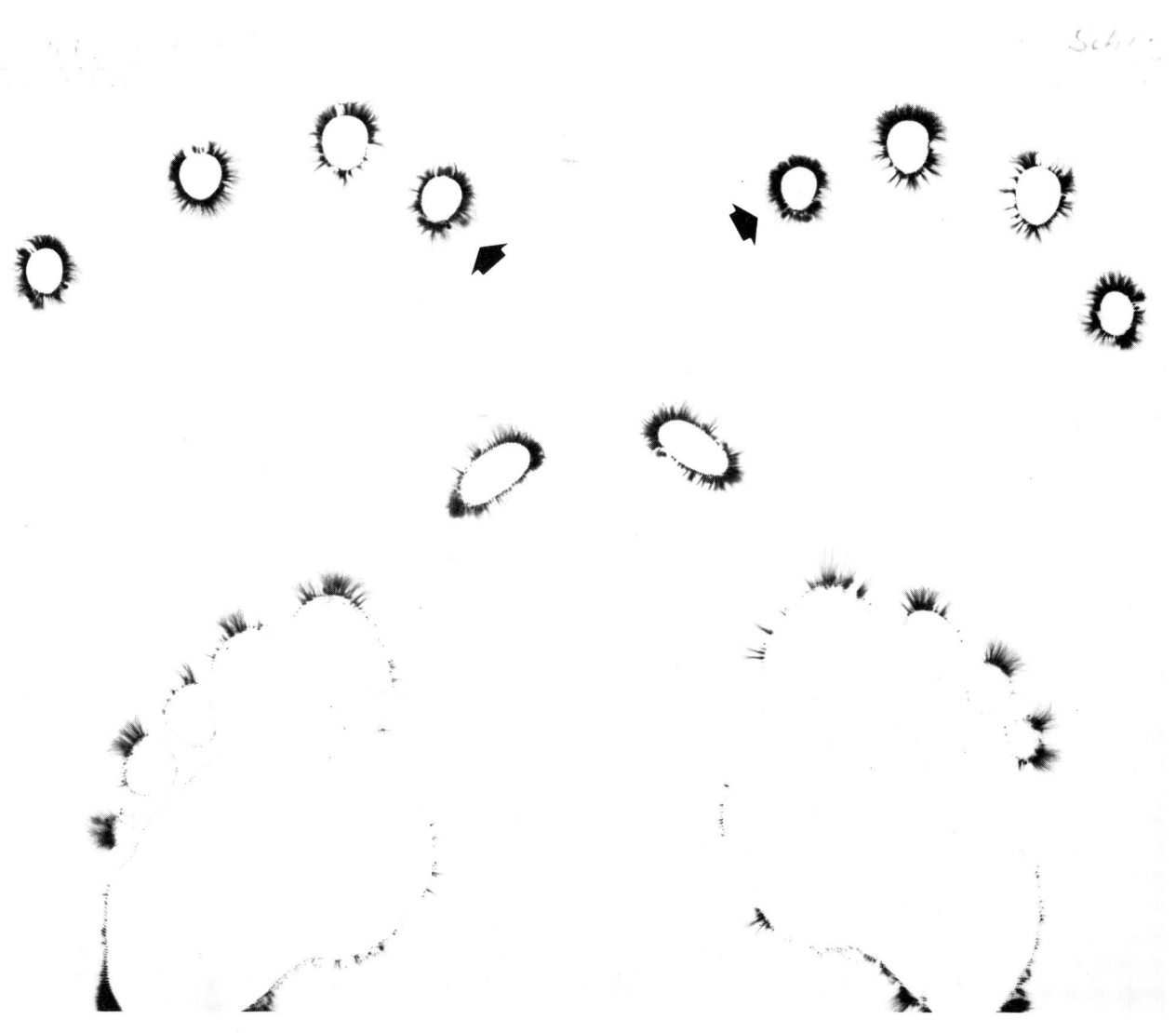

Im Kontrollbild sieht man eine Harmonisierung der energetischen Strahlung des Gesamtbildes. Unschwer zu erkennen ist jedoch, daß die eigentlichen Phänomene bestehenbleiben, so daß man davon ausgehen muß, daß die Besserung der Symptome der Patientin subjektiv war und daß sich die gleichen Symptome schnell wieder einstellen werden. Dies war dann auch der Fall.

BEISPIEL 2:

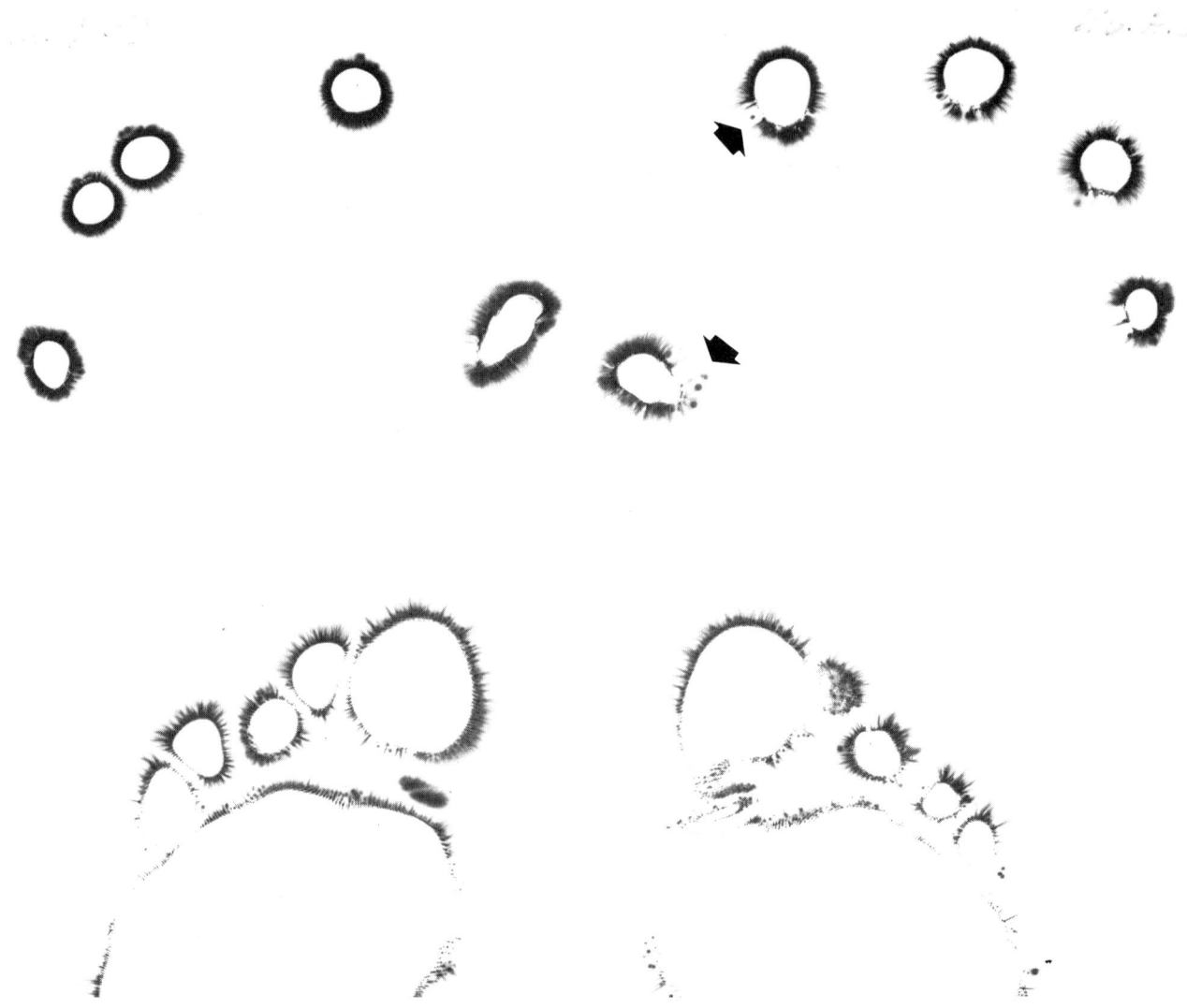

Auch hier habe ich unabhängig von der Strahlenform die wichtigen Sektoren und die dort erkenn-baren Phänomene angezeichnet.

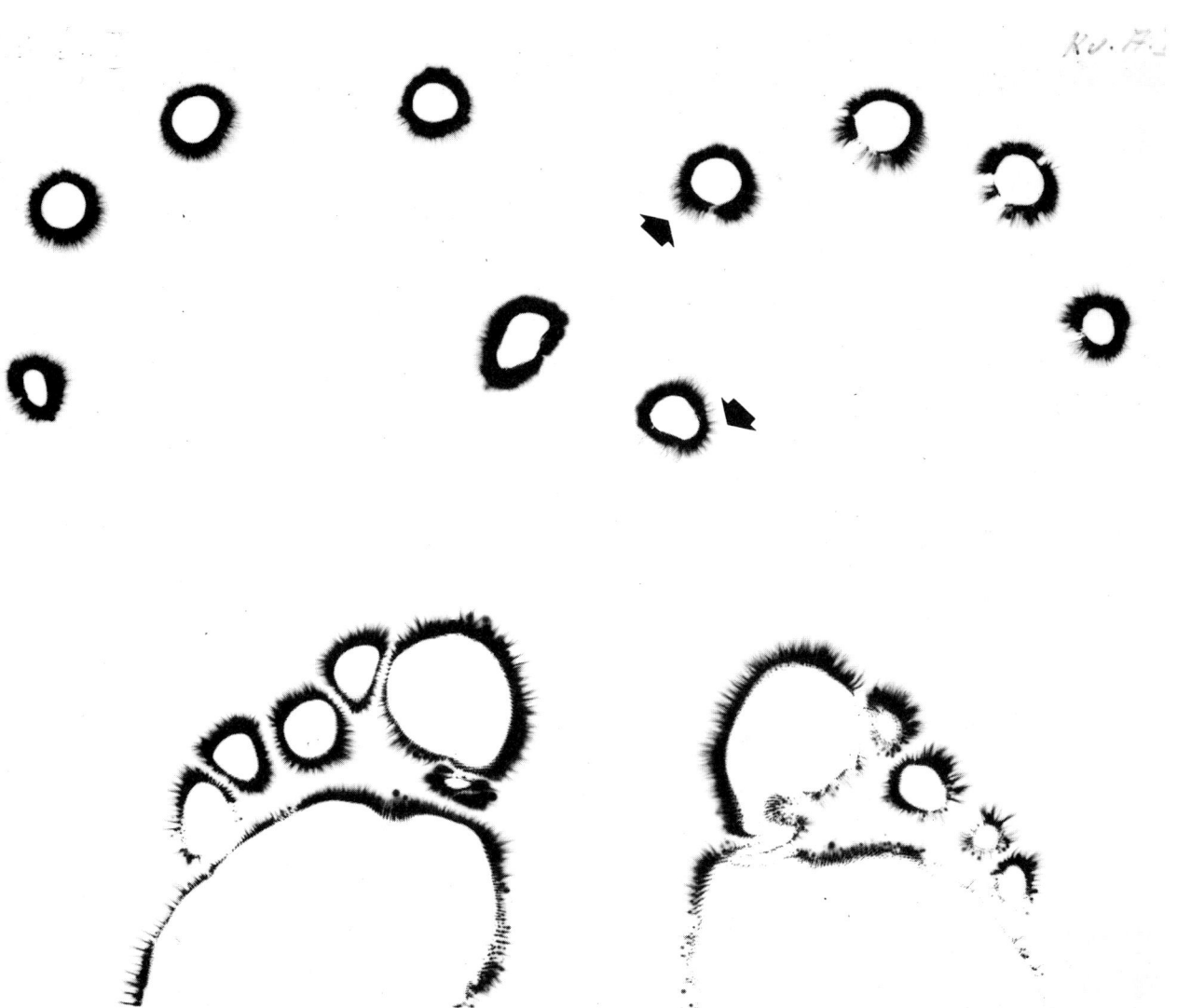

Hier brachte die gewählte Therapie eine Beseitigung dieser negativen Zeichen. In der Kontrollphotographie kann man dies deutlich erkennen. Die Beschwerdebefreiung bei dieser Patientin war objektiv.

Daraus ergeben sich weitere Lehrsätze der E-T-D:

1. Wichtigstes Ziel der Methode ist es, negative Phänomene im Energieumfluß der Finger- und Zehenkuppen zu beseitigen.
2. Strahlungsauf- oder abbau des Gesamtbildes haben allgemeine Bedeutung und entsprechen den Aussagen der noch zu beschreibenden Strahlungsqualitäten.
3. Beseitigung von Symptomen eines Patienten muß die Beseitigung der entsprechenden Phänomene im Kontrollbild der E-T-D zeigen.
4. Findet man in einem Kontrollbild die gleichen topographischen Sektoren durch die gleichen oder ähnliche Phänomene belastet, so ist die Symptombefreiung subjektiv.

Ich möchte den ersten Überblick über die Anfänge meiner Methode nicht ohne Würdigung des Mannes schließen, ohne den die E-T-D nicht möglich wäre. Semjon Kirlian war es, der in den 30er Jahren durch Zufall den nach ihm benannten Effekt entdeckte. Zusammen mit seiner Frau Valentina experimentierte er, um seine Entdeckung auszubauen. Heute wird die Kirlianphotographie in der Sowjetunion vielfältig auf den Gebieten der Pflanzenbiologie (z.B. Saatgut) oder von Feststoffen angewandt. Auch hört man von histologischen Untersuchungen mittels des Kirlianeffektes. Schon vor Kirlian gab es Experimente mit der Hochfrequenzphotographie, jedoch nur an unbelebten Objekten. Die Möglichkeit, lebende Organismen dem Hochfrequenzfeld auszusetzen und Strahlungsbilder herzustellen, verdanken wir Semjon Kirlian.

Anläßlich eines Interviews mit den Autoren des Buches „Psi als Staatsgeheimnis", William Dick und Henry Gris, sagte Semjon Kirlian: „Der größte Effekt des Kirlian-Effektes liegt in der Möglichkeit, den Menschen zu helfen." Ich glaube, daß dies durch die Energetische Terminalpunkt-Diagnose gelungen ist.

Sie ist meines Wissen die erste Methode, die es erlaubt, mit Hilfe einer speziellen photographischen Aufnahmetechnik energetische Abläufe im Organismus im Bild festzuhalten und diagnostisch auswertbar zu machen. Meine Methode ist erlernbar, es müssen jedoch genaue Regeln eingehalten werden. Beachtet man diese einfachen Schritte, die zum Interpretieren eines Energiebildes nötig sind, dann wird der Lernende nicht mehr aufhören wollen, alle Möglichkeiten, die diese energetische Diagnose vermitteln kann, zum Wohle seiner Patienten auszuschöpfen. Das Ziel meines Buches soll es sein, den Leser in die Lage zu versetzen, unter Beachtung aller hier aufgezeigten Schritte und Interpretationsregeln ein energetisches Terminalpunkt-Bild zu verstehen und zu beurteilen.

Bedenken Sie, daß Sie durch die energetischen Phänomene eines Strahlenbildes Einblick in das Krankheitsgeschehen bei einem Patienten erhalten und daß Zusammenhänge und Ursachen klar werden können. Alles kann jedoch auch die E-T-D nicht. Sie will immerhin einen Beitrag zu einer umfassenden Diagnostik leisten. Ich verstehe meine Methode als eine unter vielen. Sie kann aber im Verein mit anderen alternativen oder klinischen Methoden einen wichtigen Platz in der Diagnostik einnehmen. Der schnelle Überblick über die Gesamtsituation eines kranken Menschen gelingt bei der E-T-D in Minuten. Dies ist ein großer Vorteil der Methode. So kann sie jeder medizinischen Fachrichtung Hinweise liefern. Die schnelle Eingrenzung von Symptomen, die oft verwirrend sind, stellt sich als großer Vorteil medizinischer Diagnostik dar. Dies möchte ich in den folgenden Kapiteln des Buches aufweisen. Das Erlernen der Methode ist ohne große spezielle Vorbildung möglich. Es ist jedoch vorteilhaft, sich einige grundsätzliche Kenntnisse über energetische Abläufe anzueignen.

II. Die Topographie

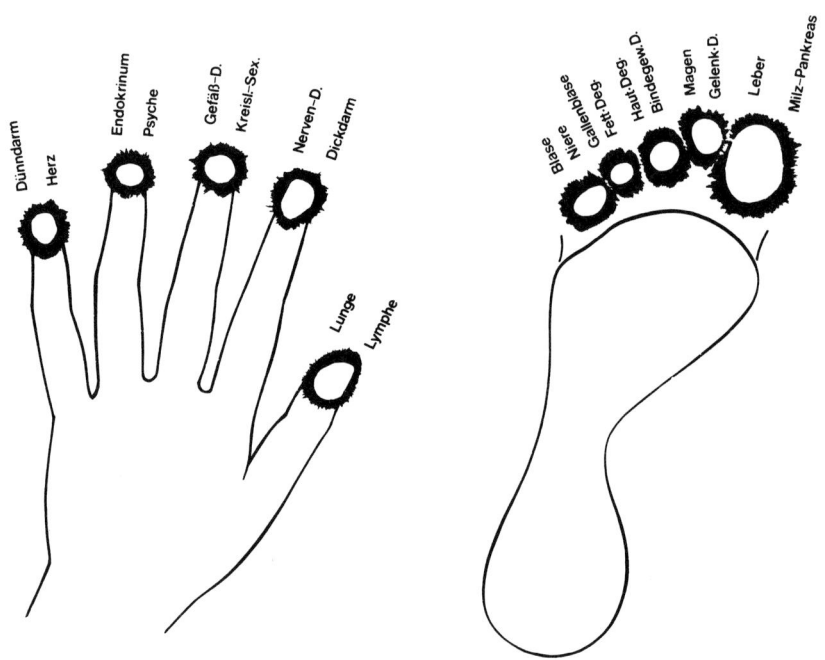

Die Topographie der E-T-D ergibt sich aus den 20 Meridian-Anfangs- und Endzonen an Händen und Füßen. Zur Interpretation der Abstrahlung benütze ich die Terminologie der klassischen Akupunktur und die Bezeichnung der Elektroakupunktur von R. Voll. Einen einzigen Umfluß habe ich umbenannt. Es handelt sich um die mediale Seite des Ringfingers, die R. Voll mit Organdegeneration angibt.

Bei der E-T-D zeigen sich Verletzungen in diesem energetischen Umfluß immer und ausschließlich in bezug auf die menschliche Psyche. Da die laterale Seite des Ringfingers (3E) die Kausalachse des Endokriniums zeigt, lag es nahe, im Gegenüber die Psyche zu finden. Die Polarität von Endokrinium und Psyche und die sich daraus ergebende Beeinflussung der Gesamtsituation eines Menschen ist bekannt. Die diagnostische Bedeutung der klassischen und der durch R. Voll beschriebenen Meridiane weicht wesentlich von den Aussagen der E-T-D ab. Bei der Ausarbeitung der Topographie setzte sich die Erkenntnis durch, daß es sich bei der Strahlung im Finger- und Zehenkuppenbereich um eine zentripetale und zentrifugale Energieturbulenz handelt. Jeder einzelne Energieumfluß weist als in sich geschlossenes System auf ein oder mehrere Organe hin. Die einzelnen Organsektoren wurden weitgehend empirisch gefunden. Viele von ihnen konnten aber auch aufgrund klinischer Befunde nachgewiesen werden. Ich konnte beobachten, daß es Entsprechungen gibt zwischen den Phänomenen des Energieumflusses der einen Seite mit denen der anderen Seite. Daraus ergab sich zwangsläufig die Beachtung der Ebenen: horizontal, vertikal und diagonal. Die Anwendung dieser Regel betrifft einerseits den einzelnen Energieumfluß, andererseits das Gesamtbild.

Das gehäufte Auftreten von Phänomenen in den Sektoren der Hände (Yang) geht einher mit solchen in den Organbereichen der Füße (Yin). Umgekehrt gilt das gleiche (vertikale Gesamtbeziehung). Ganz allgemein bedeutet das, daß verstärkt auftretende Symptome unterhalb der Mittellinie therapeutisch durch Maßnahmen angegangen werden müssen, die sich aufgrund der an den Händen auftretenden Phänomene ergeben (und umgekehrt). Die Mittellinie, d.h. die mittlere energetische Turbulenz, erstreckt sich über die Akupunkturpunkte Le 13 zu den oberen Nierenpolen. Sie ist als gegenläufiges Energieband anzusehen.
Die rechte und linke Seite des E-T-D-Bildes verhalten sich polar zueinander. Das heißt, daß Phänomene der einen Seite auf der anderen Seite Begleitphänomene in den zu beurteilenden Organsektoren bilden können (horizontale Beziehungen). Ebenso verhält es sich mit den diagonalen Verbindungen rechter Fuß/linke Hand und umgekehrt. Es ist hier nicht möglich, auf eine genaue Begründung dieser Regel einzugehen. Ich möchte aber darauf hinweisen, daß das Auffinden von Phänomenen in den einzelnen Organsektoren nicht ausreicht, sondern daß die Beziehungen der Organe und Systeme untereinander und miteinander beachtet werden müssen.

TOPOGRAPHIE
ENERGETISCHE TERMINALPUNKT-DIAGNOSE

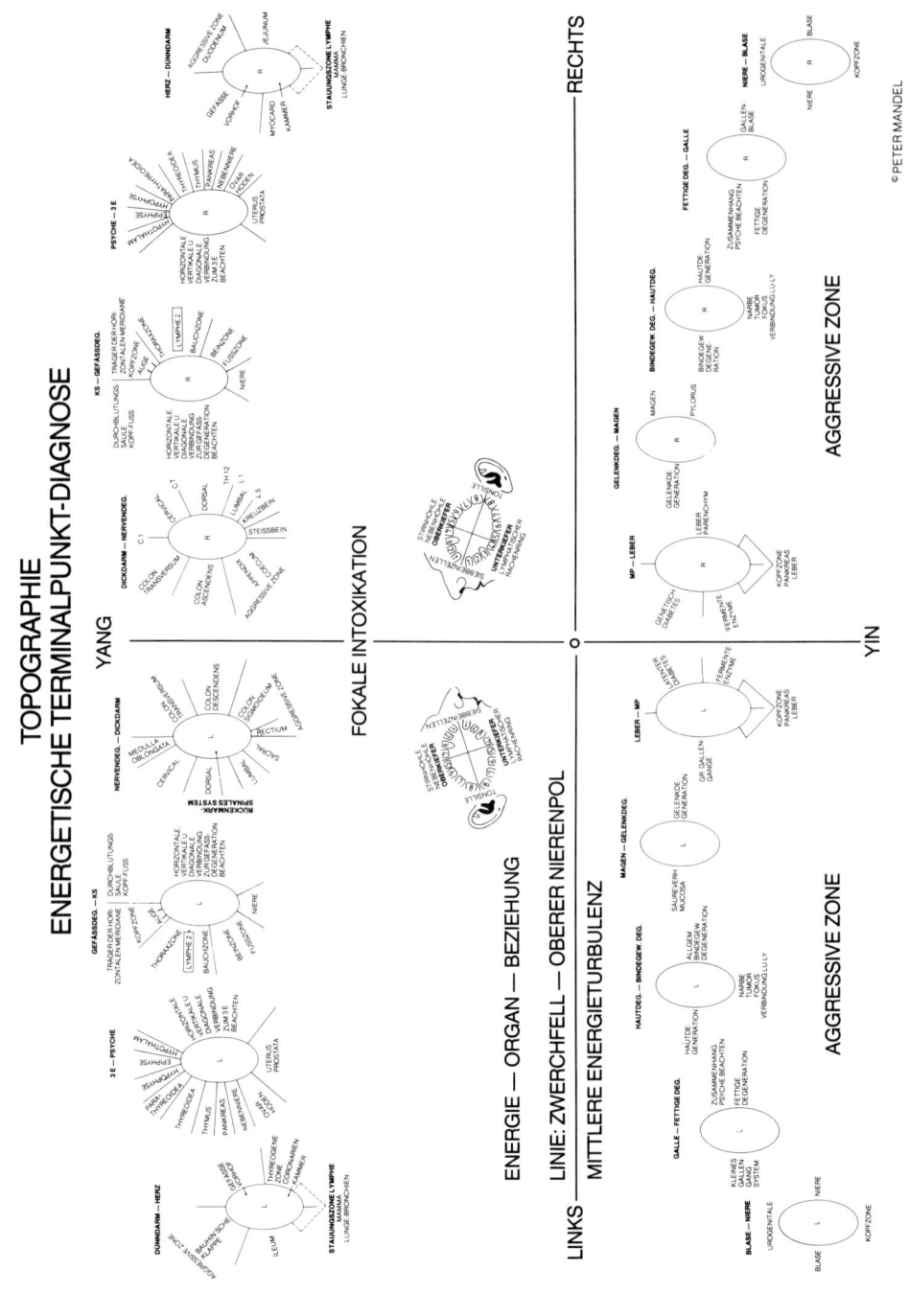

© PETER MANDEL

Beispiele für die topographischen Beziehungen der Organe und Systeme untereinander

Beispiel 1: Abstrahlung der rechten Hand.

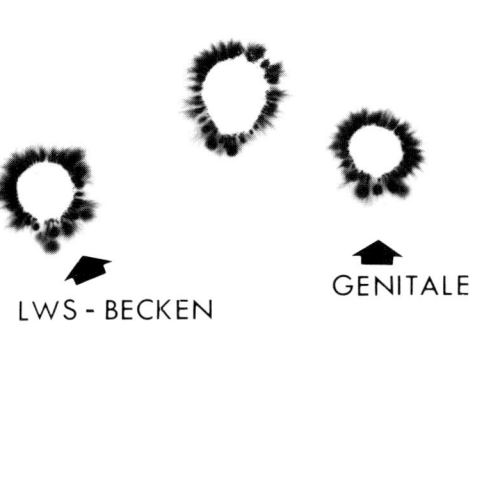

LWS - BECKEN   GENITALE

Zelluläre Veränderungen im Sektor des Genitale (Abstrahlung 3E/Psyche von 4.00 bis 6.00 Uhr rechts) können Schmerzen im Becken oder an der Lendenwirbelsäule erzeugen. Diese kann man dann aus den entsprechenden topographischen Sektoren der Wirbelsäule und des Beckens (Nervendegeneration rechts) ablesen. Die gleichen Phänomene können ebenso auf der linken Seite auftreten (3E/Psyche links von 6.00 bis 8.00 Uhr).

Beispiel 2:

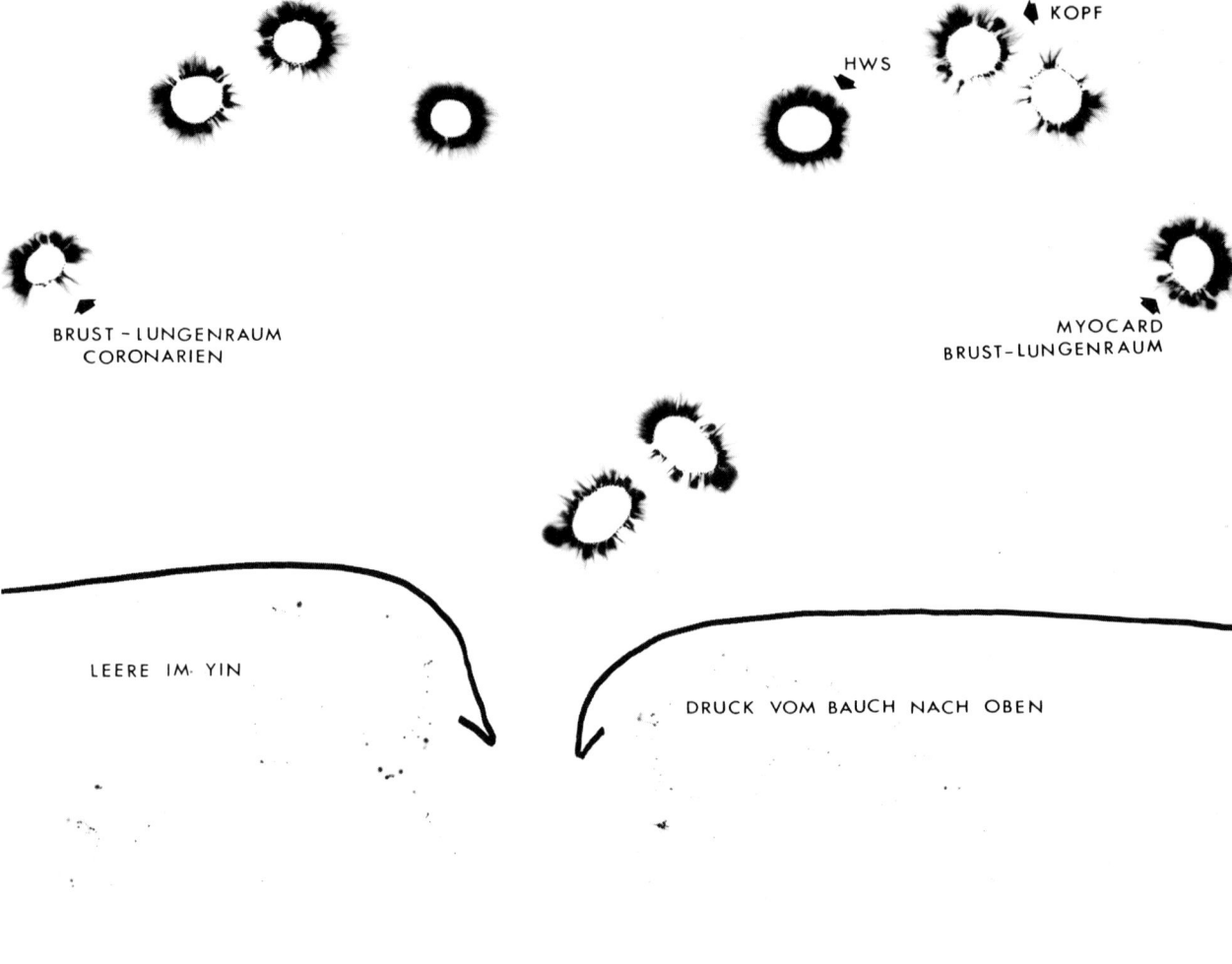

Ein Roemheldscher Symptomenkomplex, welcher sich im E-T-D-Bild oft durch den totalen Strahlungsverlust im Yinbereich (Füße) zeigt, kann Herzbeschwerden, Kopfschmerzen, Rückenschmerzen usw. auslösen. Hinweise darauf wird man dann durch Phänomene in den entsprechenden Sektoren des Yang (Hände) finden können (siehe Pfeile).

Beispiel 3:

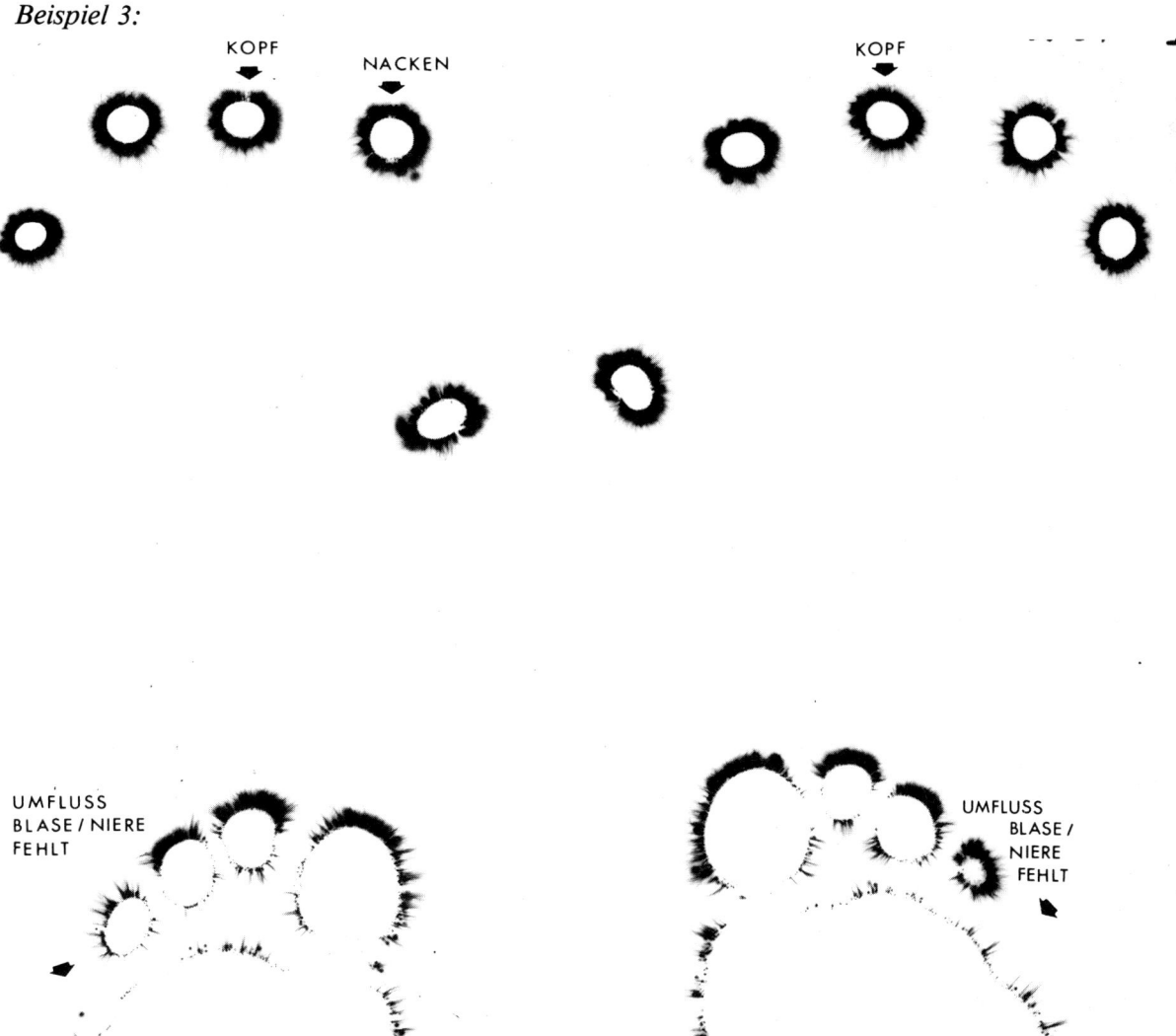

Ein weiteres Krankheitsbild, welchem wir täglich in der Praxis begegnen können, ist die Urogenitalmigräne. Sie zeigt sich einmal durch den totalen Verlust oder durch kompaktförmige Verdichtung der Umflußstrahlung Blase/Niere rechts und links oder auch nur auf einer Seite. Im selben Bild kann man dann entsprechende Phänomene in der Kopfzone finden. Eventuell reagieren die im Yang-Bereich befindlichen Organsektoren des Genitale oder der Niere mit. Das E-T-D-Bild zeigt also einmal das Symptom und zum anderen die Ursachen. Es versteht sich von selbst, daß die Therapie von Kopfschmerzen oder Migräne nur dann erfolgreich sein kann, wenn ihre Ursachen beseitigt werden.

So dient das E-T-D-Bild durch die festgelegten topographischen Sektoren nicht nur der Erkenntnis von Symptomen, sondern zeigt durch den Gesamtüberblick energetischer Abstrahlungsfelder und Phänomene die Ursache eines Beschwerdebildes an. Es gibt viele Beispiele für solche Zusammenhänge. Im nächsten Kapitel möchte ich die Strahlungsqualitäten aus dem Gesamtbild der E-T-D zeigen und erklären.

III. Die Strahlungsqualitäten

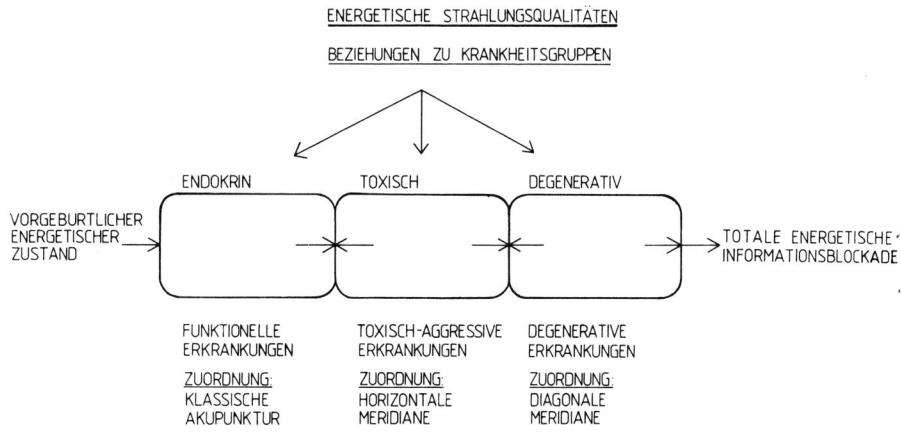

ENERGETISCHE STRAHLUNGSQUALITÄTEN

BEZIEHUNGEN ZU KRANKHEITSGRUPPEN

Bei der Analyse der Strahlungsqualitäten handelt es sich um eine allgemeine Interpretation des Gesamtbildes. Ich unterscheide drei Strahlungsqualitäten:

1. endokrine Strahlungsqualität,
2. toxische Strahlungsqualität,
3. degenerative Strahlungsqualität.

Die schematisierte Dreiteilung ist nicht zu umgehen, denn ohne sie bekäme man keinen vorläufigen Überblick darüber, welcher Art die energetischen Fehlinformationen eines individuellen Organismus sind. Treten irgendwo und irgendwann energetische Fehlinformationen auf, dann befindet sich der Organismus auf der ersten, das heißt der am wenigsten kranken Stufe, deren Strahlungsqualität das Stadium der endokrinen Dysregulation anzeigt. Nimmt die Fehlsteuerung unter ungünstigen Umständen im Laufe eines Lebens zu, dann gleitet der Organismus ins zweite, schwerwiegendere toxische Zustandsbild hinüber oder gerät sogar in die dritte, die degenerative Zustandsphase. Letztere Strahlungsqualitäten lassen auf ernstere Erkrankungen schließen.

Dies bedeutet nun nicht, daß ein Mensch in die endokrine Strahlungsqualität hineingeboren wird. Wie wir bei Kleinkindern beobachten konnten, zeigen diese allerdings oft schon toxische oder degenerative Strahlungsformen. Dies kann durch Information der Genetik, durch Fehlinformation im Embryonalstadium oder in den ersten Lebensmonaten hervorgerufen worden sein.

Diese oft noch latent angelegten Informationsspuren, die sich in den Strahlungsqualitäten eines Kindes widerspiegeln, sind meist die Ursache später auftretender manifester Erkrankungen. Hier entscheidet der Faktor Zeit und das Eingreifen in die negative Entwicklung, welchen Weg dieses Kind dann letztendlich gehen muß.

Der erwachsene Mensch hat bei Auftreten von negativen Strahlungsqualitäten die Entwicklungsphasen bereits hinter sich und befindet sich dann in einem energetisch-informativen Endzustand, wie es z.B. bei der degenerativen Strahlungsqualität der Fall ist. Demnach besteht theoretisch eine Metamorphose vom Endokrinen zum Degenerativen.

Die endokrine Strahlungsqualität

Unter endokriner Strahlungsqualität verstehe ich eine Schwäche einer oder mehrerer der zur Kausalachse des Endokriniums gehörenden Drüsen sowie den Umstand, daß solch eine mehr oder weniger partielle Defizienz stets das Gesamtsystem des Organismus in Mitleidenschaft zieht. Die endokrine Strahlungsqualität bezieht sich auf alle dem Vegetativum zugeordneten Krankheiten. Sie zeigt den nervösen, verkrampften bis depressiven Menschen. Die Patienten klagen über Kreislaufstörungen, Kopfdruck und kalte Füße, Handschweiß, Magenbeschwerden usw. Das Herz ist meist unruhig oder gar tachykard. Ich ordne pauschal alle funktionellen Erkrankungen der endokrinen Strahlenform zu.

Aufgrund von spezifischen Phänomenen innerhalb der Strahlenform differenziert man die jeweilige Symptomatik. Grundsätzlich sehe ich den Ursprung allen Krankseins im Endokrinium. Es projiziert sich in die endokrine Kausalachse (Hypophyse bis Genitale), gleichgültig wie sich das Beschwerdebild des Patienten darstellt. Therapeutisch orientiert sich die endokrine Strahlungsqualität an den Maßnahmen der klassischen Akupunktur und entspricht den vertikal verlaufenden Akupunkturmeridianen.

Im Zusammenhang mit der endokrinen Strahlungsqualität verweise ich auf die Arbeit des Münchner Endokrinologen Dr. Franz Riedweg.

Die toxische Strahlungsqualität

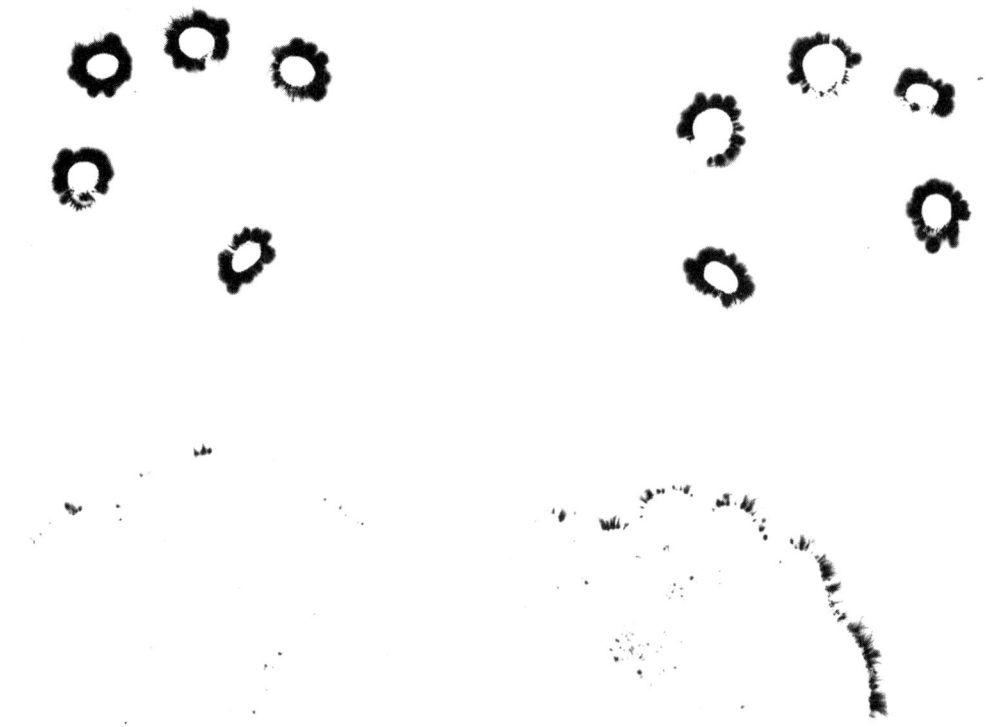

Beim Typ des toxischen Zustandsbildes drückt sich die spezifische Qualität der anormalen Strahlenphänomene durch starke Punktprotuberanzen in den Energieumflüssen aus. Dieser Typ zeigt ganz allgemein die toxisch-entzündlichen Phasen des Organismus an. Je nach Intensität der Punktprotuberanzen im Gesamtbild kann man den Schweregrad der Entwicklung festlegen. Auch hier ist die Interpretation des Gesamtbildes abhängig von bestimmten Informationen der Punkte, wie ich sie beim zweiten Grundphänomen beschreiben werde.

Ein mit Punkten übersätes E-T-D-Bild läßt sich sehr schwer in seine Einzelbedeutungen einordnen. Deshalb muß man die noch zu beschreibenden Interpretationsregeln über die von der Umflußstrahlung abgesetzten Punkte anwenden. Dadurch ermittelt man die stark belasteten Organsektoren. Ebenso wichtig ist es, die Wertigkeit der Punktprotuberanzen gemäß ihrer Struktur zu beachten. Das therapeutische Vorgehen bei diesem Typ der Strahlungsqualität berücksichtigt die von mir gefundenen und beschriebenen horizontalen Meridiane (Veröffentlichung „Energetik 4").

Die degenerative Strahlungsqualität

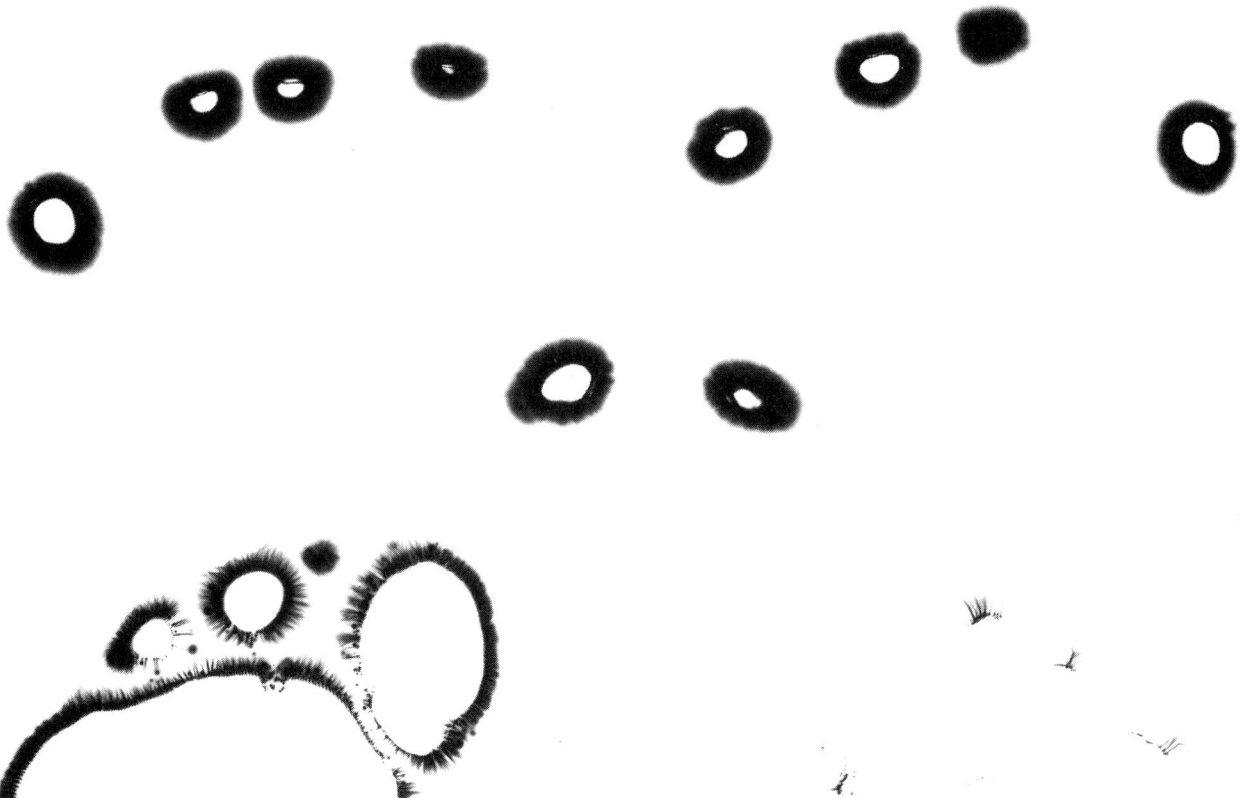

Der Typ der degenerativen Strahlungsqualität ist gekennzeichnet durch massive, konzentrierte Zunahme der Energie im Gesamtbild und zudem dadurch, daß die Lumineszenzen schwinden oder ganz ausbleiben. Auch bei diesem Typ unterscheidet man wieder verschiedene Verlaufsformen, die dem Schweregrad der Erkrankung entsprechen. Die anormalen Phänomene deuten allgemein auf Erkrankungen degenerativer Natur hin wie z.B. Arteriosklerose, rheumatische Veränderungen, Gicht, Organdegeneration usw. Die Entscheidung darüber, ob ein Allgemeinleiden oder eine lokale Erkrankung vorliegt, hängt davon ab, ob die Strahlengebilde, welche degenerative Prozesse anzeigen, nur dort konzentriert sind, wo ein einzelnes Meridianpaar repräsentiert ist, oder ubiquitär über das ganze Bild verstreut auftreten.

Therapeutisch entspricht die degenerative Strahlungsqualität den diagonalen Meridianen, die zu einem späteren Zeitpunkt veröffentlicht werden.

Einteilungen in Typen schematisieren und abstrahieren immer. Das ist auf allen Gebieten so. Man unterschlägt und ignoriert die komplexe Realität des Individuums. Will man aber den Individualfall diagnostisch einkreisen, dann kommt man ohne dieses vorläufige summarische Aufteilen in diese drei Typen nicht aus, auch wenn letzten Endes reine Typen im E-T-D-Bild eines Kranken kaum auftreten, sondern das Gesamtbild meist eine Mischform darstellt und mehr oder weniger an allen drei Typen teilhat. Hat man das Photo eines Kranken in einem ersten Überblick auszuwerten, dann ordnet man ihn jenem Typ zu, dessen charakteristische Phänomen-Anomalien bei ihm überwiegen.

Die Feststellung der Strahlenqualität geschieht ausschließlich durch die Beachtung und Beurteilung des E-T-D-Bildes im Abstrahlungsgebiet der Hände. Das Abstrahlungsgebiet der Füße hat auf die Festlegung der Typenform keinen Einfluß.

Fassen wir zusammen:

Unter welchen der drei Typen ein Patient einzureihen ist, entscheidet man, indem man den Gesamteindruck der Strahlung auf dem Photo synoptisch interpretiert. Bei jedem Patienten wechselt die Strahlungsstruktur des Gesamtbildes im Laufe der Zeit je nach seinem augenblicklichen Befinden. Je nach dem aktuellen Allgemeineindruck ordnet man ihn einem der drei Typen zu, die ich sorgfältig erarbeitet und festgelegt habe. Dadurch, daß man einen Kranken unter einen Typ einreiht, gewinnt man zunächst einmal einen allgemeinen Einblick in seine genetische Veranlagung und in seinen aktuellen Gesundheitszustand. Der erste Überblick über ein E-T-D-Bild und die Festlegung der Strahlungsqualität eröffnen die Möglichkeit, etwas über die Krankheitsgruppe auszusagen, welche dem Zustand eines Patienten zuzurechnen ist.

Fälle aus der Praxis über die drei Strahlungsqualitäten

Diese Fälle sollen lediglich zeigen, daß das Ausgleichen der energetischen Umflußstrahlungen nach Therapie möglich ist. Einem solchen Ausgleich aber muß das Wohlbefinden der Patienten gegenüberstehen.

Fall zur endokrinen Strahlungsqualität

Vor der Behandlung

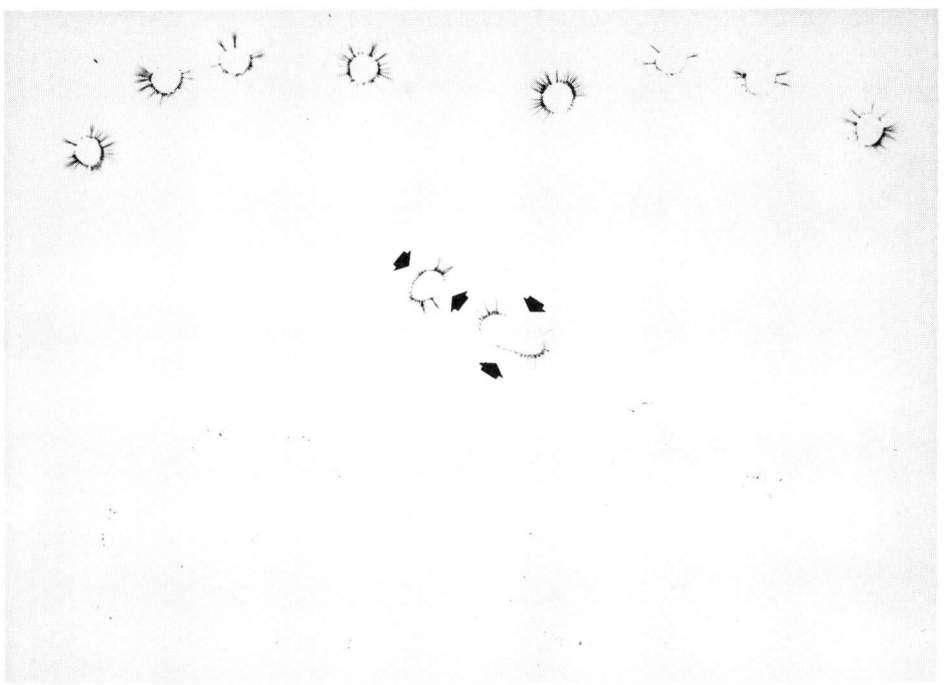

Die Beschwerden der Patientin entsprachen der endokrinen Strahlungsqualität. Sie klagte über Unruhe, Druck im Oberbauch, Ängstlichkeit, starke Schweißabsonderung, Kreislaufstörungen.

Es wurde längere Zeit mit verschiedenen Methoden therapiert (E-T-D-Therapie, Akupunktur, Ohrakupunktur, Farbtherapie, Akusiniatrie).

Das nächste Bild zeigt das Ergebnis der Behandlung bei der Entlassung der Patientin.

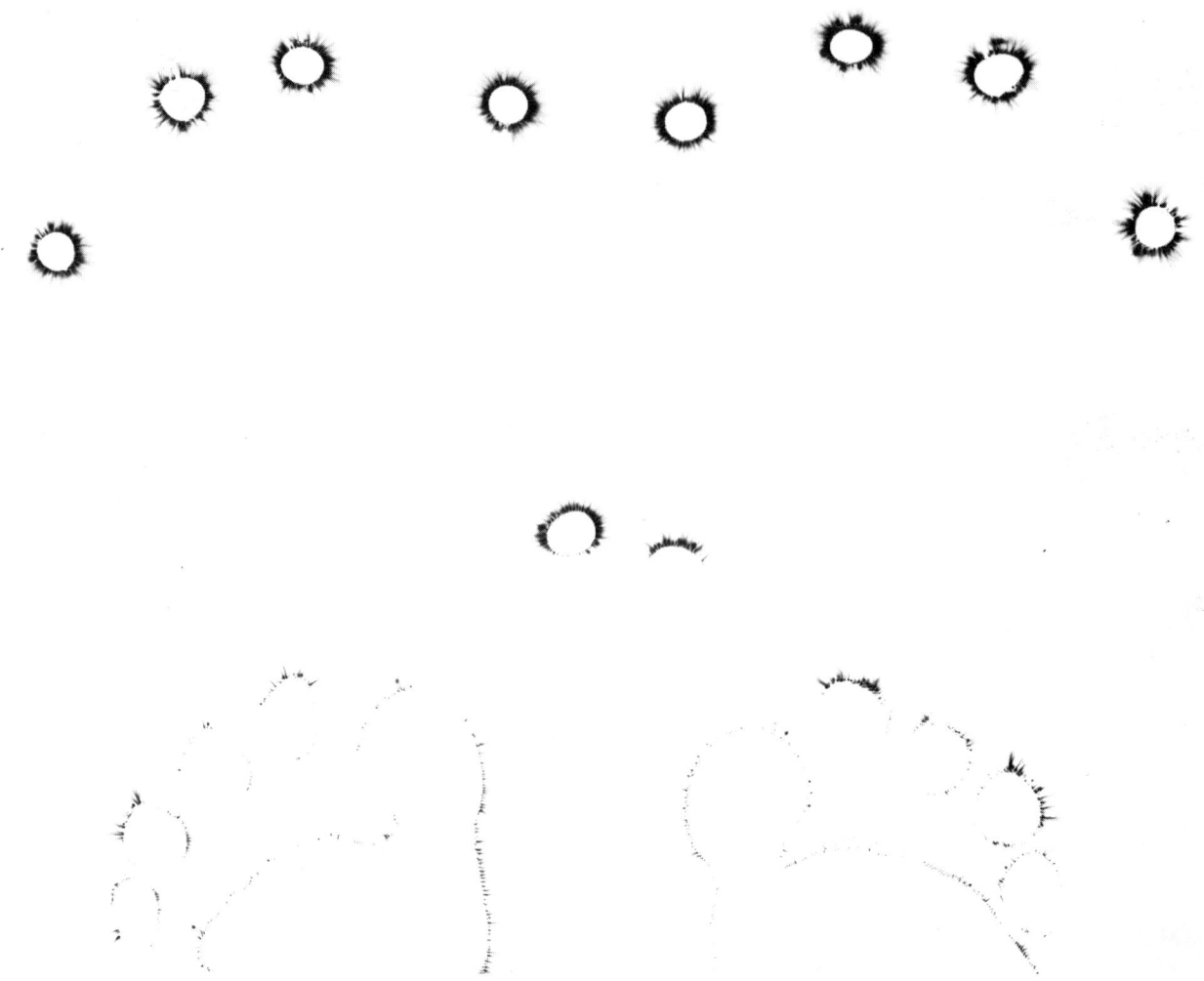

Dieses Bild zeigt den Gesamtaufbau der energetischen Umflüsse. Gleichzeitig erkennt man Phänomene, die bei der Ausgangssituation nicht vorhanden waren. Es handelt sich um reaktive Phasen, und diese sind positiv zu bewerten. Insgesamt zeigt das Bild ein gutes Ergebnis und entspricht dem Befinden der Patientin.

Fall zur toxischen Strahlungsqualität

Vor der Behandlung

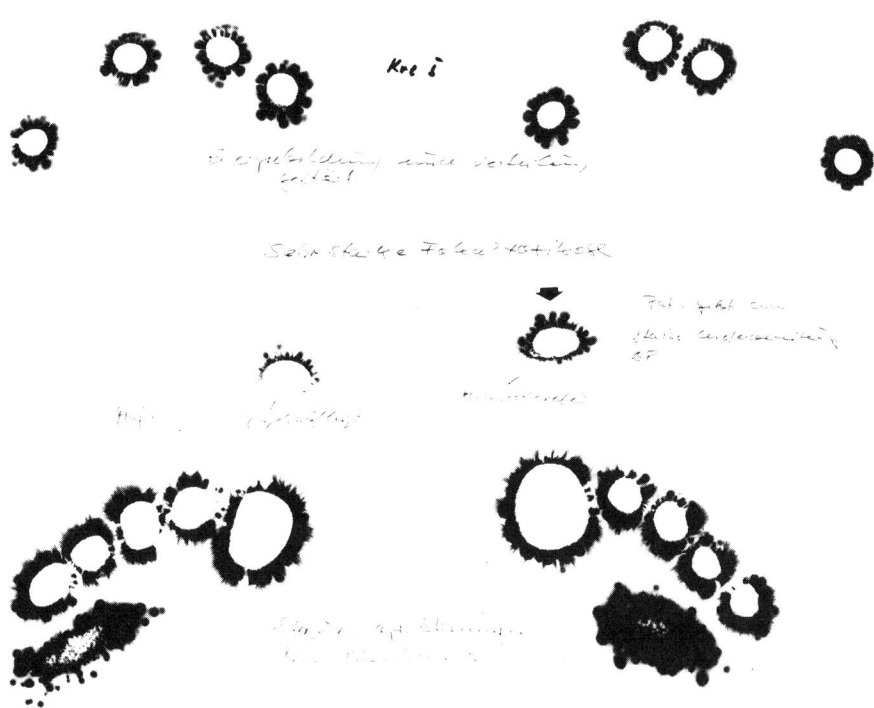

Der 26jährige Patient kam in die Praxis wegen einer schweren entzündlichen Belastung des rechten Oberkiefers, die bereits seit 7 Jahren therapiert wurde. Besondere Beschwerden machten ihm alle drei Trigeminusäste der rechten Seite. Der Kiefer war total saniert. Die Inspektion der Mundhöhle ergab eine Fistel im weichen Gaumen rechts.

Toxische Strahlungsqualität an allen 20 energetischen Umflüssen gibt den allgemeinen Hinweis auf gravierende Prozesse. Wichtigstes Phänomen ist die strahlengebundene Punktstraße (siehe S. 70, Sonderphänomen) im Umfluß Lunge/Lymphe (Daumen) rechts oben. Dies bezeichnet den Oberkiefer (siehe S. 93, Topographie Fokaltoxikose).

Die therapeutischen Möglichkeiten der E-T-D bei diesem Patienten, besonders die Lymphinjektion der fokalen Intoxikation (siehe S. 107), brachten dem gequälten Menschen eine sofortige Befreiung von seinen Beschwerden.

Nach der Behandlung

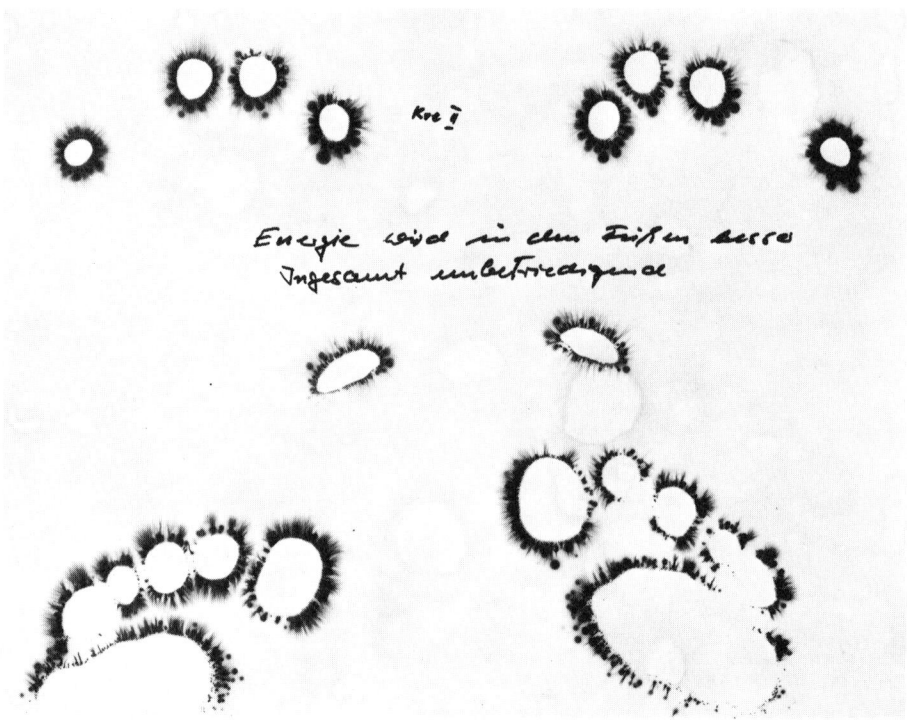

Das Energieverhalten 20 Minuten nach der Therapie und dem erzielten Sekundenphänomen zeigt eine wesentliche Besserung der Gesamtsituation. Insbesondere die Umflüsse der Füße zeigen dies deutlich. Allgemein jedoch ist die energetische Situation noch unbefriedigend. Die toxische Belastung im Yang (Hände) und damit die Strahlungsqualität bleibt bestehen.

Nach 9 Wochen Behandlung

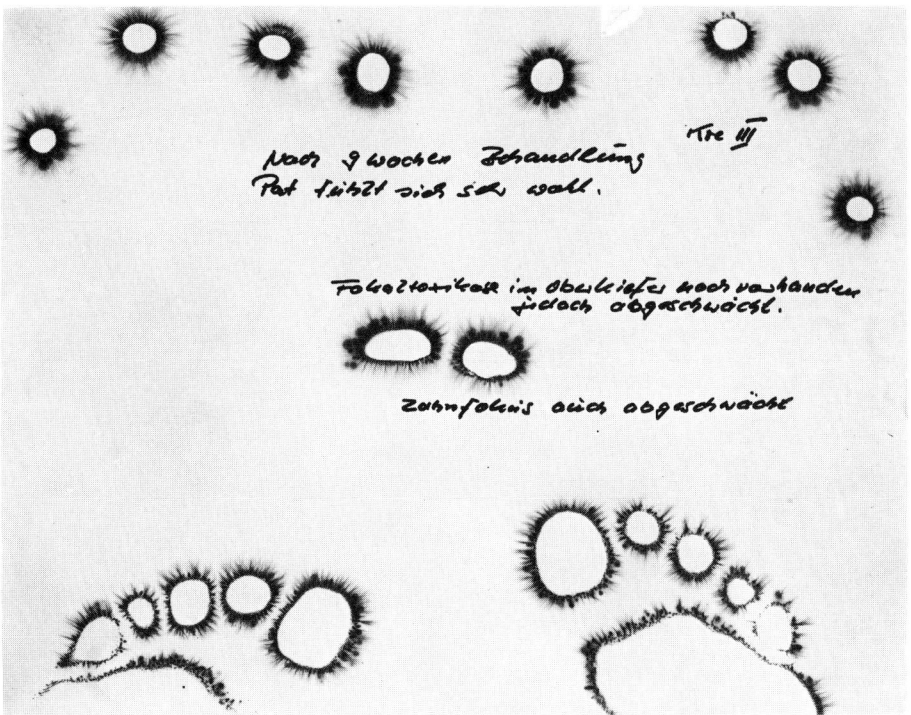

Dieses E-T-D-Bild entstand nach 9 Wochen, in denen der Patient von mir therapiert wurde. Er fühlte sich wohl und hatte keine Schmerzen mehr. Das Bild zeigt einen guten Ausgleich, nach wie vor jedoch einzelne Punktprotuberanzen in den energetischen Umflüssen, besonders im Umfluß Lunge/Lymphe (Daumen). Der Patient wurde mit oraler Medikation weiterbehandelt.

Alles in allem zeigt dieser Fall eine phantastische Regulation der einstmals gravierenden Phänomenologie.

Vor der Behandlung

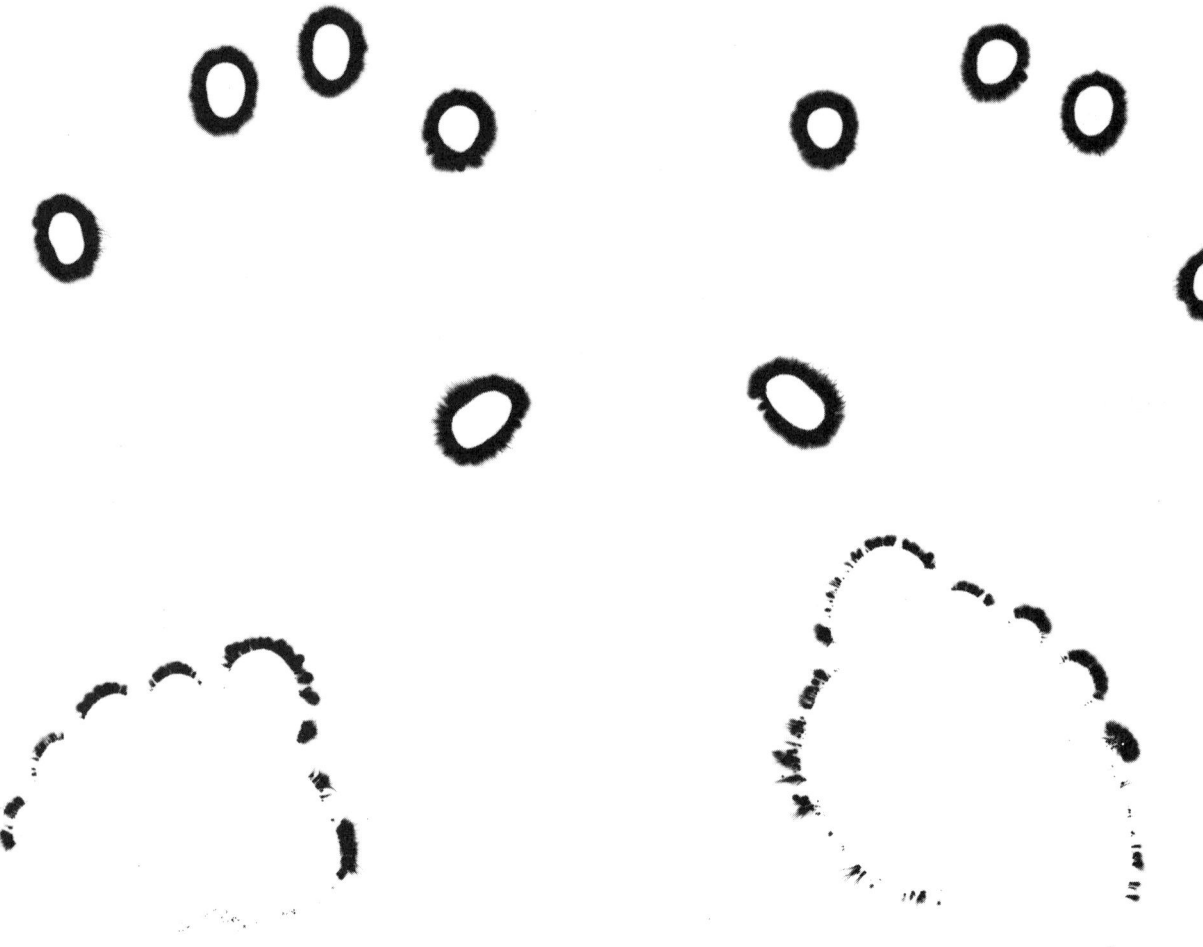

Die 52jährige Patientin klagt über Kopfschmerzen rechts und rheumatische Beschwerden. Klinisch außer Erhöhung der Harnsäure keine Befunde. Hier kommt es darauf an, das degenerative Strahlungsniveau aufzureißen, das heißt, Kontrollbilder sollten sich zur toxischen (Reaktion) und endokrinen (Insuffizienz) Strahlungsqualität zurückentwickeln.

In diesem Falle wurden Stoffwechsel- und Ausleitungs-Therapien angewandt.

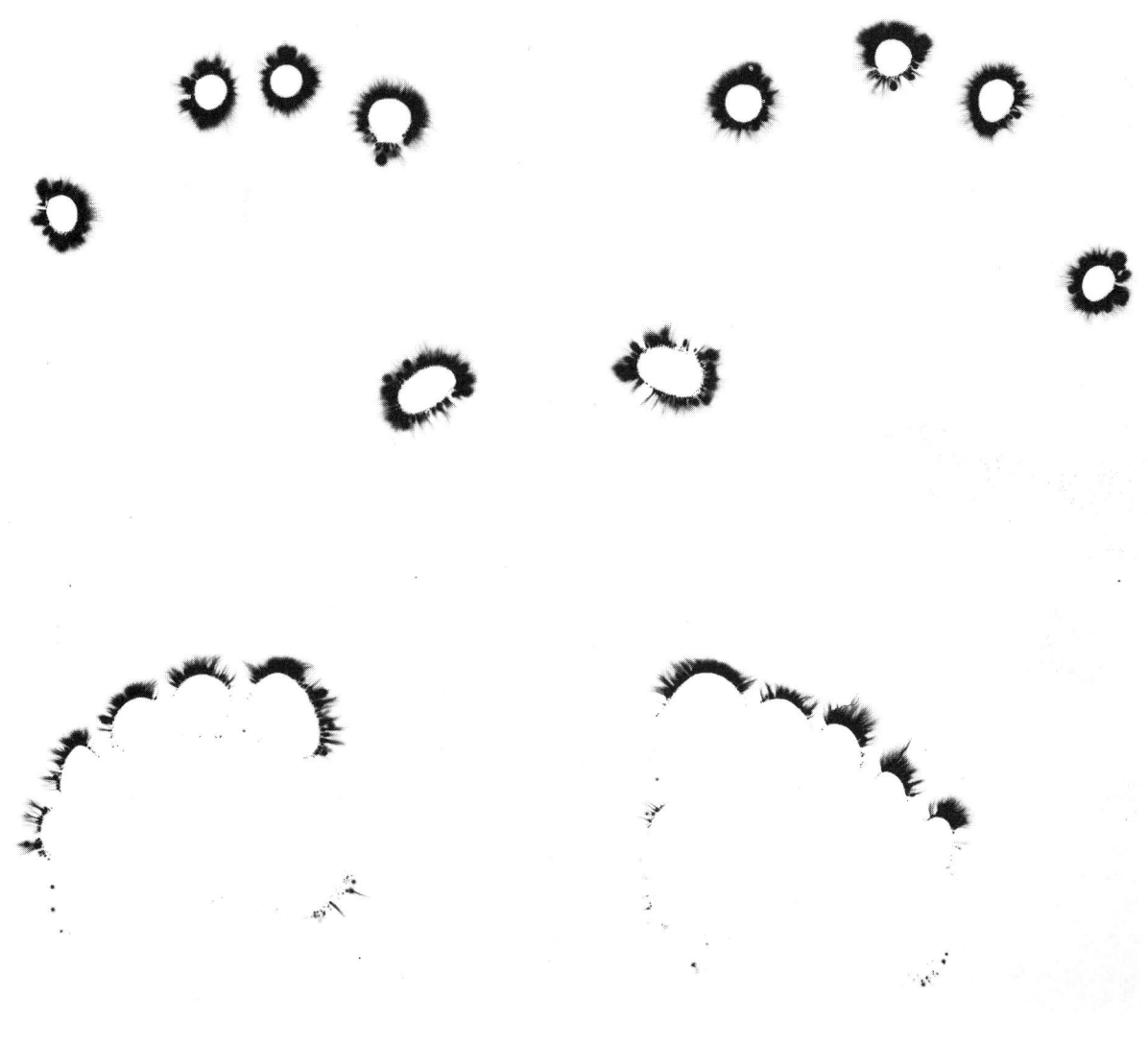

Dies ist ein Kontrollbild der Patientin nach längerer Behandlung. Man kann die Rückentwicklung zum toxischen Strahlungsniveau deutlich erkennen. In den Umflüssen entwickeln sich bereits Biolumineszenzen. Hier muß nun die Therapie geändert werden und der reaktiven Phase entsprechen.

Nach weiteren Behandlungen

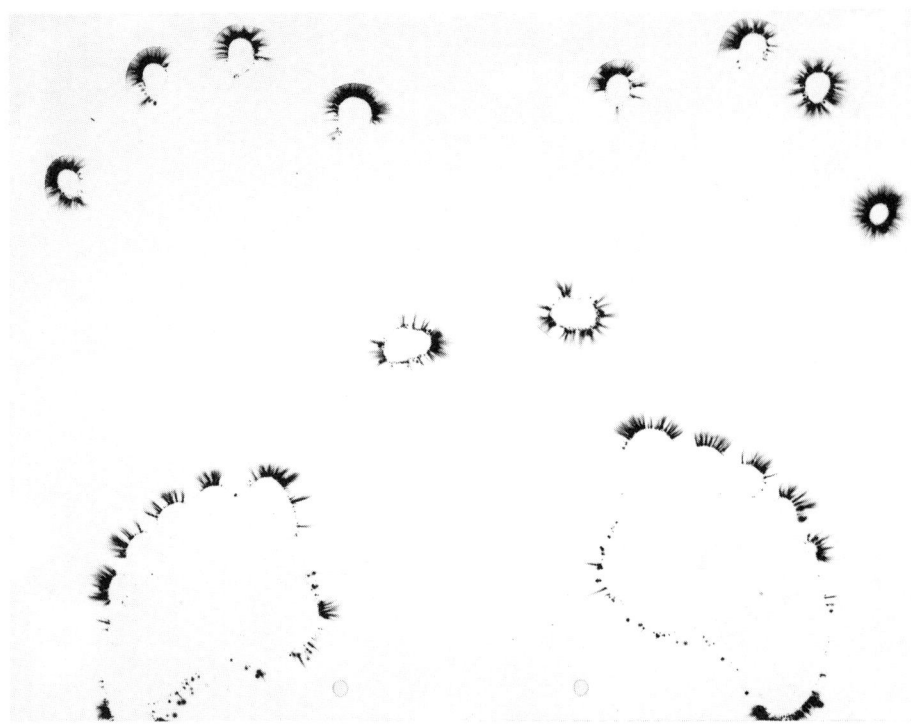

Dieses Kontrollbild entspricht der endokrinen Strahlungsqualität. Der Patientin ging es gut. Berücksichtigt man die Ausgangssituation, so sind die vormals degenerativ-energetischen Prozesse als rückläufig zu betrachten. Hier muß nun wieder die Therapie der jetzt endokrinen Situation entsprechend angepaßt werden.

Diese drei Fälle der E-T-D sollen zeigen, daß es bei der endokrinen und toxischen Strahlungsqualität darauf ankommt, einen Ausgleich der energetischen Umflußstrahlung zu erreichen. Bei der degenerativen Strahlungsqualität muß der Organismus in ein reaktives Verhalten hineingebracht werden. Dies zeigt sich in den E-T-D-Kontrollbildern dann als toxisches oder endokrines Strahlungsverhalten und ist grundsätzlich positiv zu bewerten.

Bevor ich nun auf die einzelnen diagnostischen Schritte und Interpretationsmöglichkeiten eingehe, müssen wir die Grund- und Sonderphänomene der E-T-D vorab besprechen.

IV. Die Grundphänomene

Will man aus den Strahlenstrukturen der E-T-D Hinweise auf negative Veränderungen ablesen, so muß man sich zunächst mit den Phänomenen vertraut machen, wie sie immer wieder in einem Bild auftauchen. Es gibt zahlreiche Varianten von Strahlungsgebilden, die jeweils dreifache Aussagekraft besitzen:
1. Die Gestalt eines Phänomens gibt einen allgemeinen Hinweis.
2. Der Ort des Auftretens erlaubt eine Aussage über die Lokalisation der organischen Belastung.
3. Die Bewertung der Phänomene untereinander.

Alle Phänomene, die ich bis jetzt finden konnte, lassen sich auf drei Grundphänomene zurückführen:
1. Ausfälle,
2. Punktprotuberanzen,
3. Degenerationszeichen.

Es gibt eine Reihe von Sonderphänomenen, die an ein oder mehrere topographische Areale gebunden sind, jedoch lassen sich alle Zeichen in die eben genannten Grundphänomene einordnen. Die Bedeutung der einzelnen negativen Zeichen ergibt sich im konkreten Fall aus ihrem Zusammenhang mit den Organsektoren. Sie bezieht sich sowohl auf die Symptome als auch — besonders in der Zusammenschau aller vorhandenen Zeichen — auf die Ursachen einer Erkrankung. Wenn ich Phänomene beschreibe, so muß ich zunächst von einer Normalstrahlung ausgehen. Dies ist jedoch deshalb schwer, weil wir es mit einem pulsierenden energetischen Feld zu tun haben und weil auch alle Selbstheilungsvorgänge im menschlichen Organismus Informationen geben.

Dennoch gibt es eine Strahlenform, die normale Verhältnisse anzeigt. Die Normalstrahlung zeichnet sich durch regelmäßige Strukturen aus. Man unterscheidet:

a) Den Wärmekranz, der sich durch gleichmäßige innere Energieabstrahlung zeigt.
b) Die Biolumineszenzen, die feingliedrig und gleichmäßig aus diesem Wärmekranz hervorgehen.

NORMALSTRAHLUNG

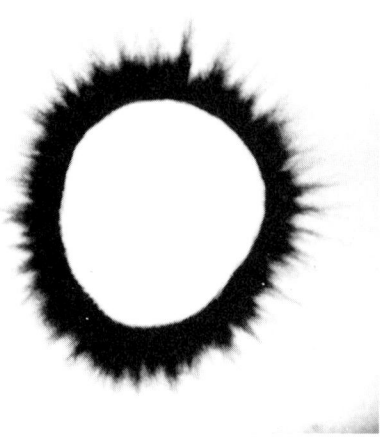

Eine solche schöne Ringstrahlung wird man kaum an allen Umflüssen im Finger- und Zehenkuppenbereich finden, da, wie gesagt, alle Reaktionen im Organismus sichtbar werden. Jedoch ist ein annähernd ausgeglichenes Bild das Ziel jeglicher therapeutischer Handlung.

Im folgenden möchte ich nun die Grundphänomene besprechen.

Die Ausfälle

Ausfälle zeigen allgemein die Insuffizienz der Systeme an. Sie können kleinste Sektoren oder den gesamten Energiefluß erfassen. Je nachdem, welche Sektoren von Ausfällen und Strahlungsverlust erfaßt werden, sind Organ- oder Systemschwächen zu diagnostizieren.

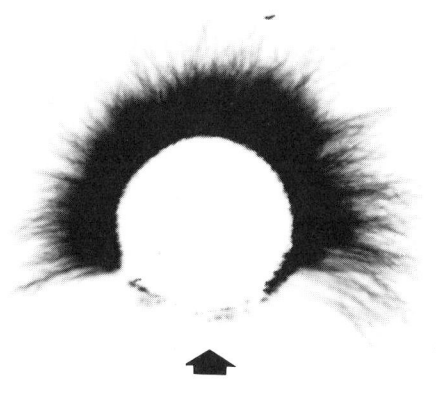

SEGMENTALER AUSFALL:
Der segmentale Ausfall zeigt die Insuffizienz des entsprechenden Organs an. Ziel der Behandlung ist es, den Ausfall aufzuheben und den normalen Energieumfluß wiederherzustellen.

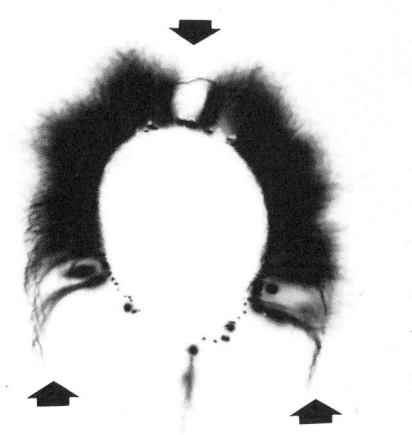

SEGMENTALER AUSFALL MIT KRAMPFKRALLE:
Zunächst wird Insuffizienz des entsprechenden Organs angezeigt. Die nach unten gerichteten Lumineszenzen weisen auf die Spastik in diesem insuffizienten Organsektor hin. Der Ausfall bei 12.00 Uhr gehört zu den Sonderphänomenen, die später zu beschreiben sind.

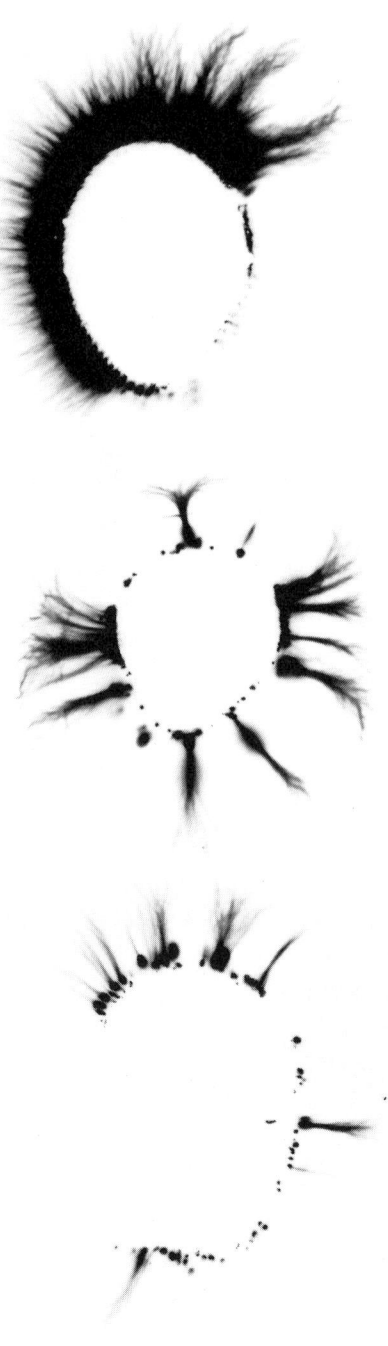

BEGINNENDER PARTIELLER AUSFALL:

Der beginnende partielle Ausfall zeigt die fortschreitende Insuffizienz der entsprechenden Organe oder Organsysteme.

AUFLÖSUNG DER STRAHLUNG MIT ANGSTSTRAHLUNG:

Die Auflösung des Energieumflusses zeigt die Insuffizienz der dort vertretenen Organe. Die langen Biolumineszenzen weisen auf Angsthaltung des Individuums hin. Verstärkt wird dies noch durch das Fehlen des Wärmekranzes.

BEGINNENDER TOTALER STRAHLUNGSVERLUST:

Der beginnende oder totale Strahlungsverlust eines energetischen Umflusses zeigt an, daß eine Insuffizienz der dort repräsentierten Organe oder Organabschnitte besteht.

Sonderphänomene zu den Ausfällen

Eine Sonderform stellen negative Zeichen innerhalb der Lumineszenzen dar. Sie treten in den meisten Fällen im Zusammenhang mit Ausfällen der Umflußstrahlung auf. Einerseits zeigen sie die vegetative Situation eines Patienten an, andererseits können sie in der Gestalt der folgenden Phänomene eine Organ- oder Systembelastung betonen.

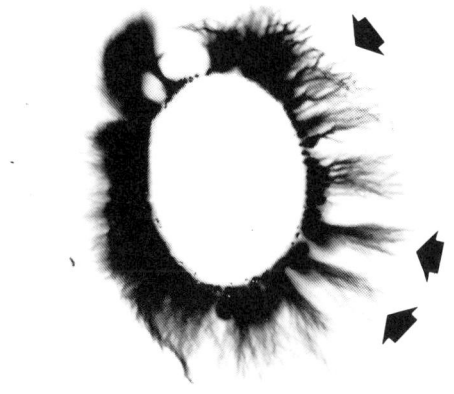

STRESS- ODER KRAMPFBÜNDEL

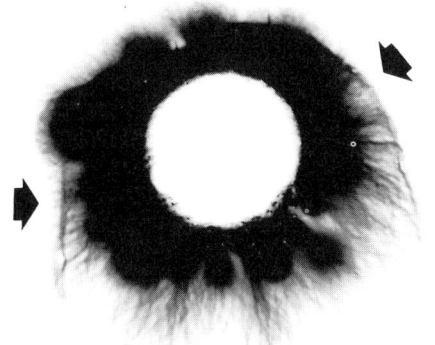

STRESSRING

DOPPELTER STRESSRING

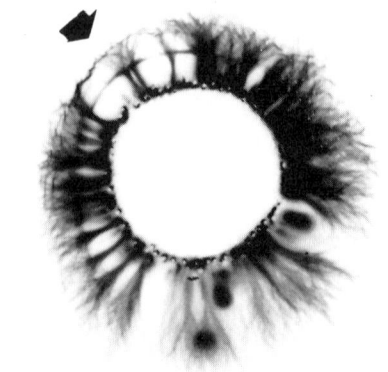

KRAMPFKRALLE

ANGSTSTRAHLUNG

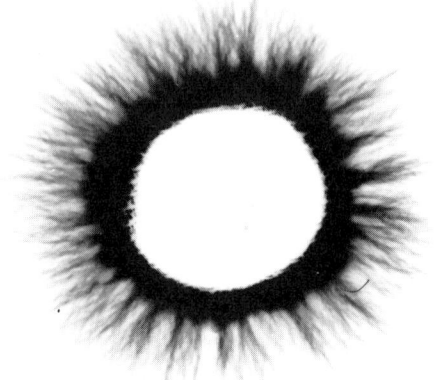

Ausfälle sind also Insuffizienzzeichen, die ein erstes Stadium in der Kausalkette von Erkrankungen anzeigen. Wie alle anderen Phänomene können sie einen energetischen Umfluß total oder in Abschnitten erfassen und zeigen dann — je nach Ausdehnung — die Belastung eines ganzen Systems oder eines Einzelorgans an.

Löst sich die Strahlung im Gesamtbild an allen 20 Umflüssen der Strahlung auf, so spricht man von einem Strahlungstyp (siehe Kap. III), der einen Hinweis gibt auf die Grundsituation des Patienten. So gibt das Phänomen Strahlungsverlust einerseits allgemeine, andererseits spezifische diagnostische Hinweise.

Die Punktstrahlung

Das zweite Grundphänomen sind die punktförmigen Protuberanzen. Sie können einzeln oder gruppiert dort auftreten, wo sich ein energetischer Umfluß projiziert. Diese punktförmigen Eruptionen sind die häufigste abnormale Strahlungsform der E-T-D. Sie drücken Aggression, Intoxikation oder Entzündung in den Organsektoren ihres Auftretens aus. Es handelt sich um reaktive Zeichen, die anzeigen, daß der Körper noch über regenerative Fähigkeiten verfügt. Gleichzeitig stellen sie Symptome dar für bestimmte pathologische Zustände in den einzelnen Systemen.

Im folgenden nun eine Auswahl solcher Phänomene.

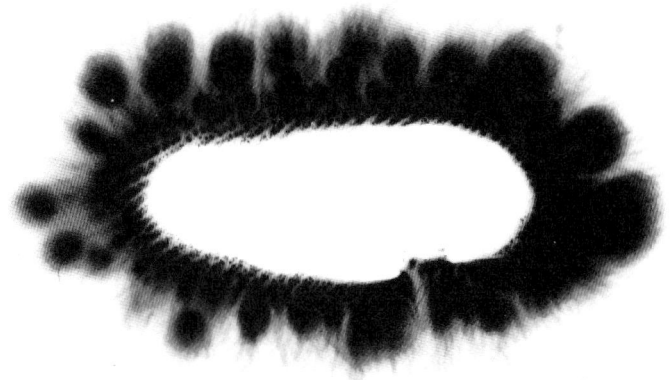

RINGFÖRMIGE, DEN GESAMTEN ENERGIEUMFLUSS UMFASSENDE PUNKTANSAMMLUNG:
Die punktförmige Ansammlung in der Photographie des energetischen Umflusses ist Ausdruck der Neigung des Körpers zu Aggression und Entzündung. Der nächste Schritt ist der Übergang zur energetischen Degeneration.

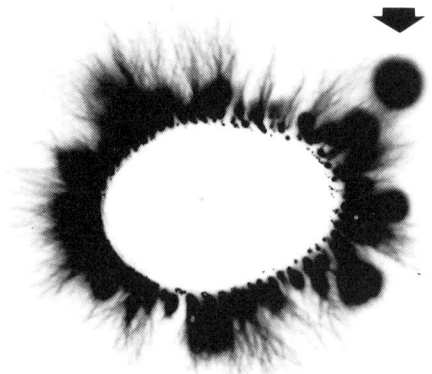

PUNKTANSAMMLUNG MIT ABGESETZTER PROTUBERANZ:

Zur Auswertung und diagnostischen Beurteilung hat der am weitesten abgesetzte Punkt Bedeutung. Dieser Sektor ist topographisch bevorzugt zu betrachten und auszuwerten.

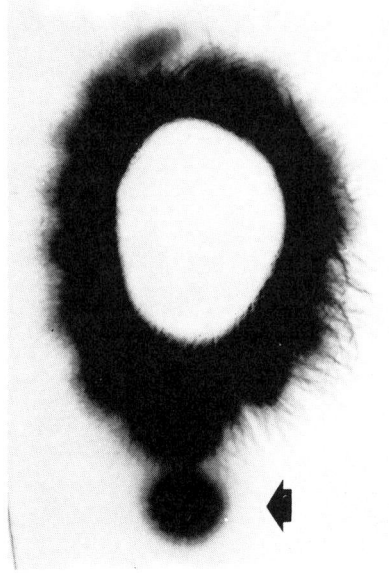

PUNKTTROPFEN:

Der Gesamtumfluß zeigt Übergang zur Degeneration. Punkttropfen zeigen immer besonders starke Aggressionen im entsprechenden topographischen Sektor. Sie treten besonders oft im Umfluß Herz/Dünndarm bei 6.00 Uhr auf. Dies bezeichnet bei der Frau die Mamma. Allgemein ist bei Mann und Frau der Brust-Lungenraum zu beobachten und zu diagnostizieren.

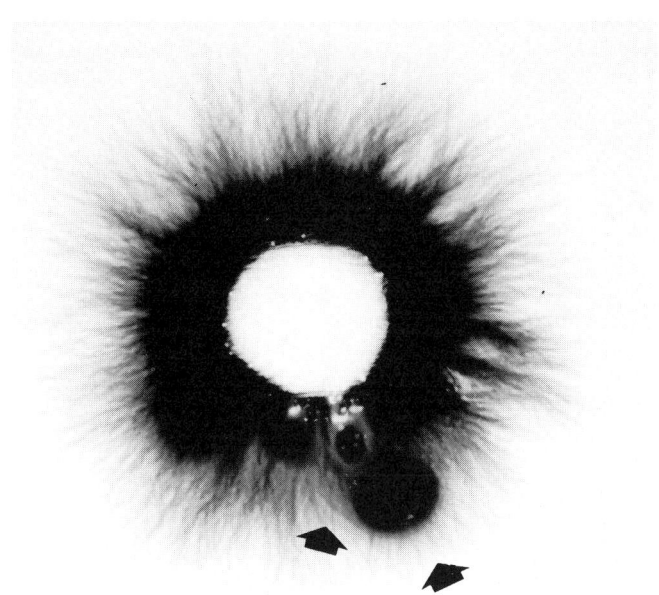

DER SICH ABSETZENDE PUNKT:

Wenn in einem bestimmten Gebiet mehrere Punktprotuberanzen vorhanden sind, zählt der am weitesten abgesetzte Punkt. Dieser Sektor ist dann diagnostisch abzuklären. Hinzu kommen innerhalb des Wärmekerns kleine Ausfälle mit Punkten. Ich nenne dieses Phänomen „gepunktetes Fenster", (siehe S. 69, Sonderphänomene). Es bezeichnet immer den Sektor und gilt als besonders aggressives Zeichen.

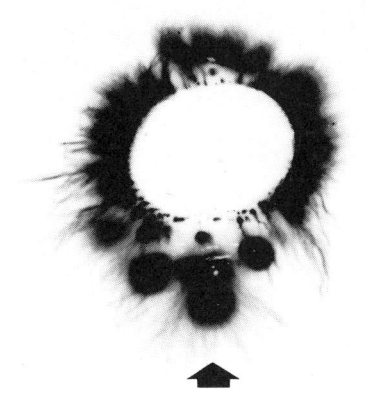

ABGESETZTE PUNKTTRAUBE:

Punktansammlungen, die sich zu Punkttrauben formieren, weisen auf eine sehr starke aktuelle Aggression hin. Der entsprechende Sektor muß demnach besonders beachtet werden. Eventuell muß sich eine klinische Abklärung anschließen. (Häufiges Auftreten bei Mann und Frau im Genitalsektor.)

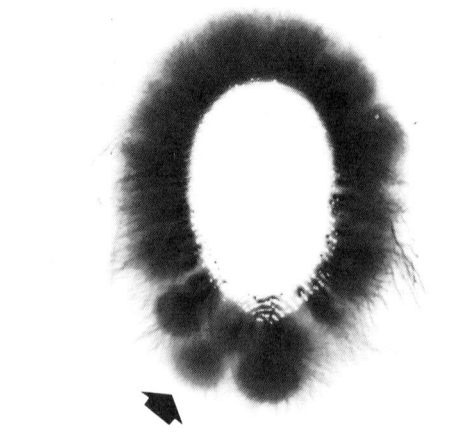

INTEGRIERTE PUNKTTRAUBE:

Die integrierte Punkttraube zeigt die sektorale Belastung und die beginnende Aggression im entsprechenden Sektor. Auch hier muß die Situation klinisch abgeklärt werden.

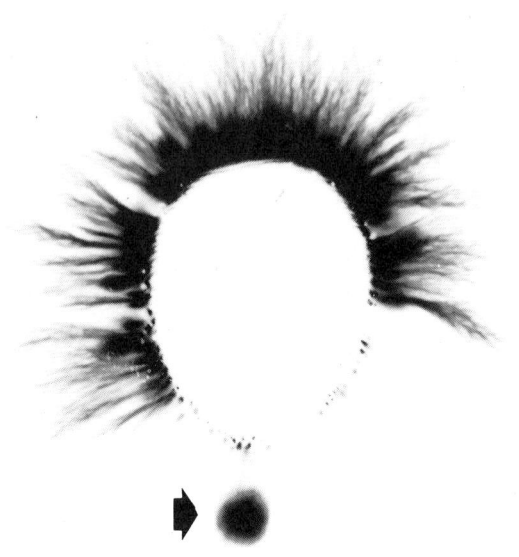

AUFLÖSUNG DER STRAHLUNG MIT EINEM SICH ABSETZENDEN PUNKT:

Der Meridianumfluß löst sich auf. Der Punkt entfernt sich weit von der Reststrahlung. Das entsprechende Organ ist schwer belastet. Die Situation muß abgeklärt werden. Priorität hat der Punkt und nicht der Ausfall.

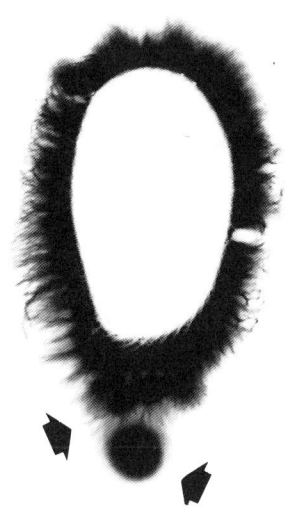

INTEGRIERTE PUNKTSTRASSE MIT
WEIT ABGESETZTEM PUNKT:
Die integrierte Punktstraße ist ein aggressives Zeichen (siehe S. 70, Sonderphänomene). In diesem Bild zeigt der sich absetzende Punkt die verstärkte Aggression.

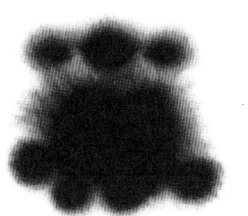

PUNKTFÖRMIGE ENERGETISCHE
DEGENERATION:
Hier handelt es sich um den Übergang von der totalen Aggression zur energetischen Degeneration. Meist sind im Gesamtbild die Punktprotuberanzen dominierend. Der Ort des Auftretens muß therapeutisch zuerst angegangen werden.

Aus den hier gezeigten Phänomenen ergeben sich zwei Möglichkeiten der Interpretation von Punktprotuberanzen:

1. Die strahlungsgebundenen Punkte weisen darauf hin, daß ein Energieumlauf noch stattfindet, und sind Anzeichen von beginnender Intoxikation oder Aggression im entsprechenden Organabschnitt.

2. Die sich absetzenden oder abgesetzten Punkte zeigen meist schon spezifische Organbelastungen und eventuell auch vorhandene zelluläre Schädigungen an. In beiden Fällen sind in der Regel Symptome vorhanden. Wie bei den Ausfällen können die Punktphänomene im E-T-D-Bild an allen Abstrahlungsstellen dominieren. Auch hier muß ein Zusammenhang hergestellt werden mit dem Strahlungstyp und dessen Interpretation.

Energetisch-degenerative Phänomene

Letztes Grundphänomen ist die Degeneration des energetischen Umflusses. Sie zeigt sich durch die Zunahme der Wärmekranzenergie und in den Endphasen der energetischen Degeneration durch den Verlust der Biolumineszenzen. Der Begriff ist nicht auf degenerative zelluläre Schädigungen zu übertragen. Er steht allein für die energetische Information. Strahlungsphänomene geben Hinweise auf den Übergang zur zellulären Schädigung und die sich daraus ergebenden degenerativen Erkrankungen. Sie sind das Produkt vorangegangenen Geschehens (angezeigt durch Ausfall plus Punkte) und somit das Endprodukt negativer energetischer Veränderungen. Auch hier gilt wieder, daß ein einzelner Umfluß oder das Gesamtbild energetische Degeneration anzeigen kann (Siehe „degenerative Strahlungsqualität", S. 39).

Treten Degenerationen in einem Umfluß auf, so sind die dort repräsentierten Organe besonders zu beachten. Hier findet dann keine Reaktion mehr statt. Degenerationen zeigen die Starre der energetischen, informativen Systeme an. Hier müssen alle Anstrengungen unternommen werden, um die negative Entwicklung rückläufig zu machen, also die Starre des Systems aufzureißen. Löst sich eine Degeneration, zeigen sich also nach Therapie Punkte oder Ausfälle in einem Kontrollbild, so ist dies grundsätzlich positiv zu werten.

Im folgenden nun die Möglichkeiten energetisch-degenerativer Phänomene:

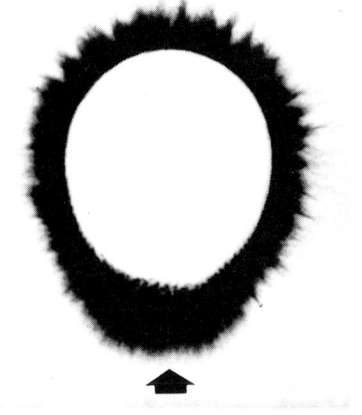

SEKTORALE DEGENERATION:
Dieses Phänomen ist topographisch gebunden und muß von dort aus interpretiert werden. Ringförmige Degenerationen beginnen
oft in einem Sektor.

ÜBERGANG
TOXISCH-DEGENERATIV:
Der Übergang vom Toxischen zur Degenera-
tion ist nie gut zu erkennen. Hier muß bald
therapeutisch eingegriffen werden, um den
Prozeß rückläufig zu machen.

RINGFÖRMIGE DEGENERATION OHNE LUMINESZENZEN:

Hierbei handelt es sich um ein allgemein gichtig-rheumatisches Phänomen. Es ist Zeichen erhöhten Drucks im Bereich des Auftretens, meist im Yang generalisiert und außerdem Hinweis auf starken Druck in den Gefäßen, die zum und vom Kopf ziehen. Es zeigt die Starre im System.

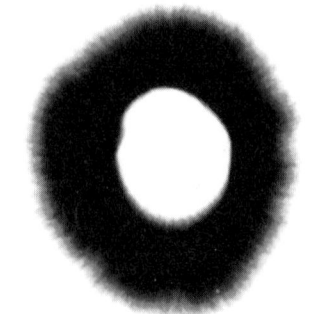

RINGFÖRMIGE DEGENERATION MIT LUMINESZENZEN:

Zeigt die noch gut zu beeinflussenden energetisch-degenerativen Phänomene.

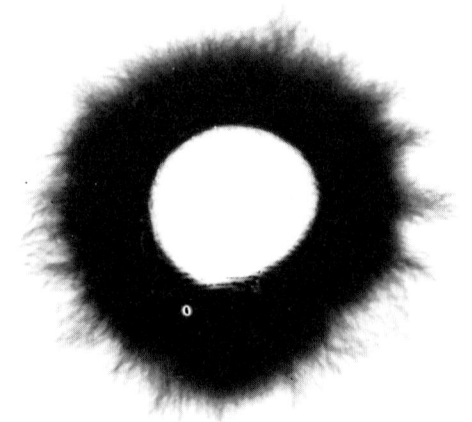

DEGENERATION TOTAL OHNE LUMINESZENZEN:

Hier zeigt sich totale Starre im Energieumfluß, verbunden mit schwerer Belastung der dort repräsentierten Organe. Bei Auftreten im Yang erscheint gleichzeitig Druck im Kopf auf der gleichen Seite.

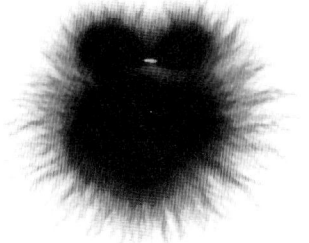

DEGENERATION TOTAL MIT LUMINESZENZEN:

Dies zeigt extremen Druck an, ist jedoch noch gut zu beeinflussen, wie man an den noch vorhandenen Lumineszenzen erkennen kann. Keilförmige Einschnitte in den Degenerationsbildern, auch ganz kleine, müssen topographische Beachtung finden. Die Therapie sollte an diesen Symptomen ansetzen.

Zusammenfassung

GRUNDPHÄNOMENE
Wir unterscheiden drei Formen von Phänomenen:
1. Ausfälle = Insuffizienz im Organ oder System

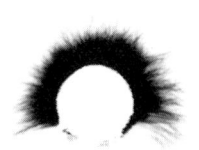

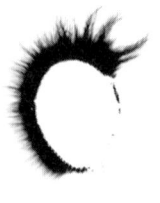

Segmentaler Ausfall

Segmentaler Ausfall mit Krampfkralle

Beginnender partieller Ausfall

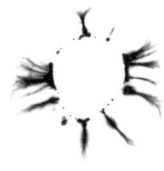

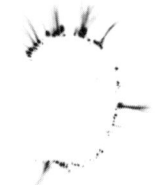

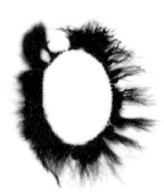

Auflösung der Strahlung mit Angststrahlen

Beginnender totaler Strahlungsverlust

Streß- oder Krampfbündel

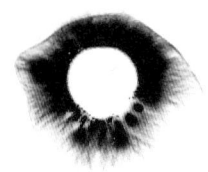

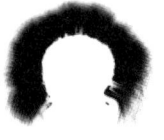

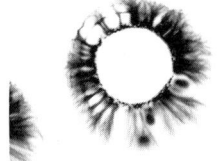

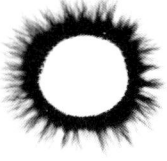

Streßring

Krampfkralle

doppelter Streßring

Angststrahlung

GRUNDPHÄNOMENE

2. Punktförmige Phänomene = Aggression im Sektor, Entzündung und Intoxikation. Reaktives Verhalten des Gesamtsystems.

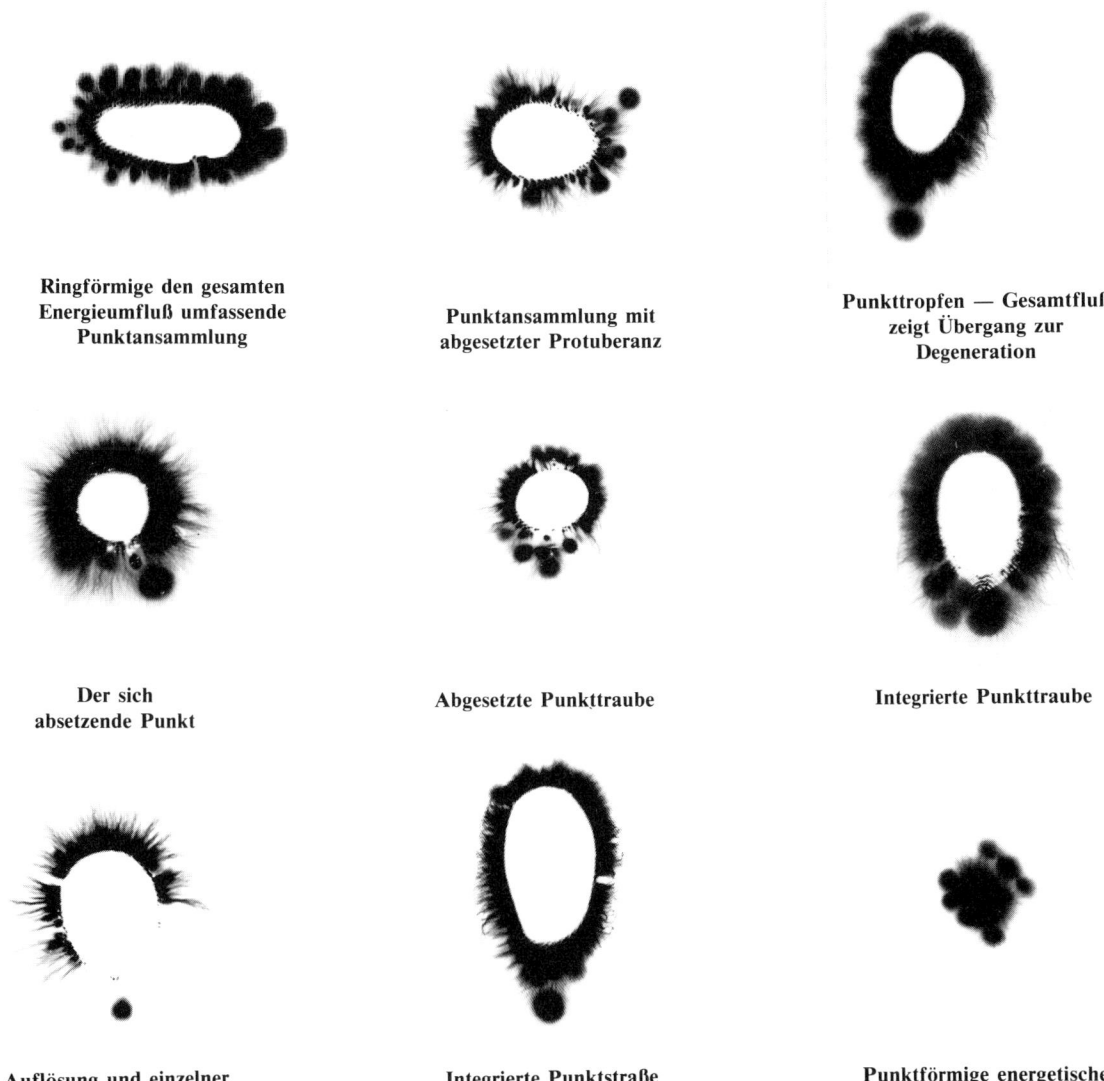

Ringförmige den gesamten
Energieumfluß umfassende
Punktansammlung

Punktansammlung mit
abgesetzter Protuberanz

Punkttropfen — Gesamtfluß
zeigt Übergang zur
Degeneration

Der sich
absetzende Punkt

Abgesetzte Punkttraube

Integrierte Punkttraube

Auflösung und einzelner
sich absetzender Punkt

Integrierte Punktstraße
mit weit abgesetztem Punkt

Punktförmige energetische
Degeneration

GRUNDPHÄNOMENE

3. Degeneration mit oder ohne Lumineszenz = Hinweis auf Organ- oder System-degeneration. Informationsblockade und Starre des Systems.

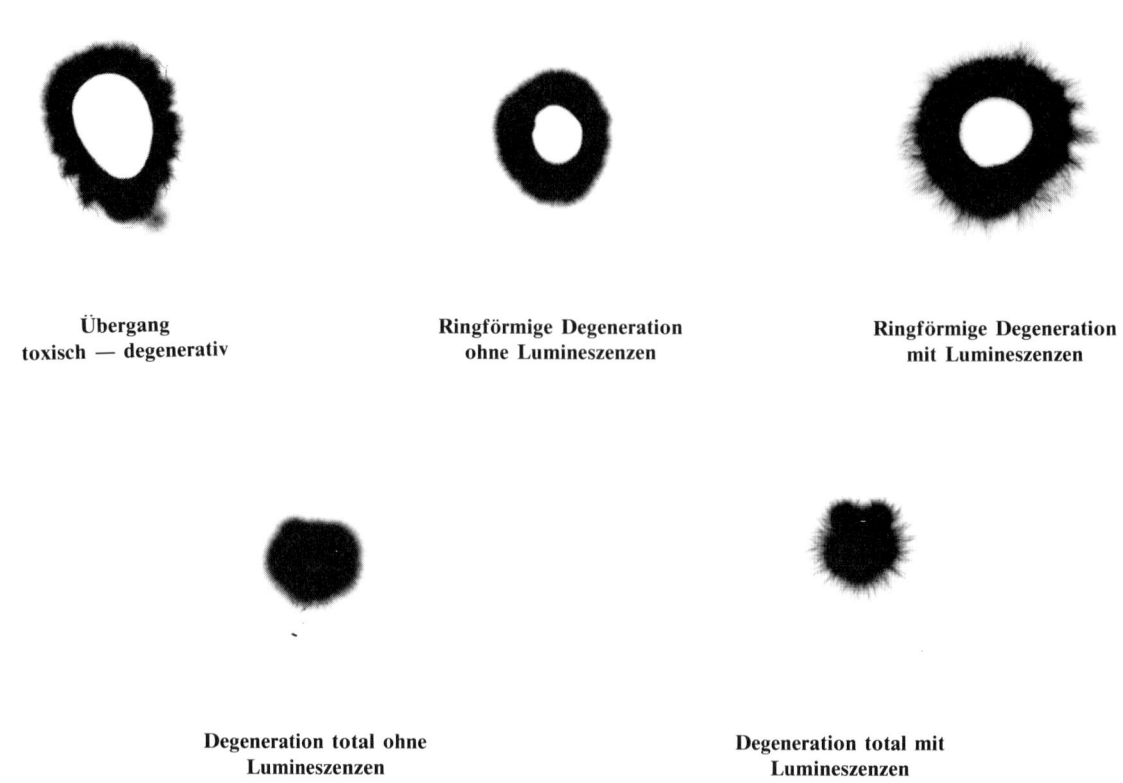

Übergang
toxisch — degenerativ

Ringförmige Degeneration
ohne Lumineszenzen

Ringförmige Degeneration
mit Lumineszenzen

Degeneration total ohne
Lumineszenzen

Degeneration total mit
Lumineszenzen

Alle diese Grundphänomene können gleichzeitig in einem energetischen Umfluß der Finger- und Zehenkuppen auftreten. Gemäß den hier beschriebenen Bedeutungen sind sie dann einzuordnen und die entsprechenden Organe zu behandeln.

Es gibt eine große Zahl von Variationen der Phänomene, die jeweils eigene Bedeutung haben. Es wäre zu verwirrend, sie alle in dieser ersten Anleitung zu beschreiben. Im Anschluß an die Grundphänomene möchte ich jedoch einige besonders wichtige Sonderphänomene zeigen und beschreiben. Alle Besonderheiten energetischer Zeichen in einem E-T-D-Bild lassen sich in ihrer Bedeutung auf drei Grundphänomene zurückführen.

66

V. Sonderphänomene

Sie sind alle bis auf eine Ausnahme topostabil. Die Beachtung solcher Zeichen und die Übertragung auf den Organsektor ist, unabhängig von den noch zu beschreibenden diagnostischen Schritten der E-T-D, gefordert.

Der Doppelausfall

Das wichtigste Zeichen der gesamten E-T-D stellt das Phänomen *Doppelausfall* dar. Hierbei handelt es sich um einen Verlust der Umflußstrahlung oberhalb und unterhalb der Achse Frontgebiet-Nase und retromolarer Raum im Umfluß Lunge/Lymphe. Der Doppelausfall kann einseitig oder an beiden Daumen auftreten. Auch müssen sich die Ausfälle nicht gegenüberstehen. Immer wenn Ausfälle, auch ganz feine, ober- und unterhalb der Horizontalen auftreten, handelt es sich um das Phänomen *Doppelausfall*. Strahlungsausfälle in den anderen energetischen Umflüssen gelten nicht als Doppelausfall. Dieser bezieht sich ausschließlich auf den Umfluß Lunge/Lymphe.

Das Phänomen *Doppelausfall* und die dazugehörige Therapie sind im Kapitel VI (S. 97) genau beschrieben.

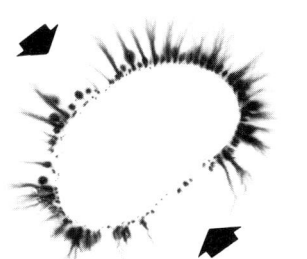 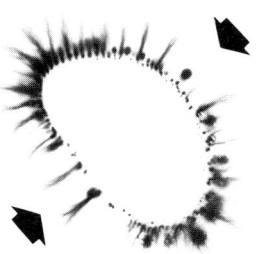

Die Fensterphänomene

Die Fensterphänomene der E-T-D sind topostabil und bezeichnen immer den Organsektor. Ich unterscheide vier Möglichkeiten gefensterter Phänomene (Abb.1—4). Unabhängig von allen anderen diagnostischen Überlegungen müssen diese energetischen Zeichen und der Organsektor besonders beachtet werden. Die Schwere der Aussage ergibt sich aufbauend von 1—4.

1. OFFENES FENSTER

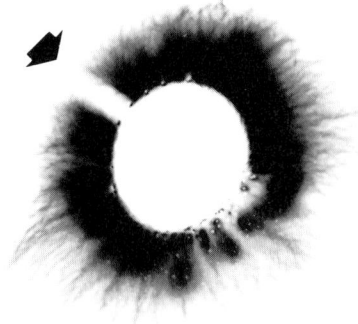

2. GESCHLOSSENES FENSTER

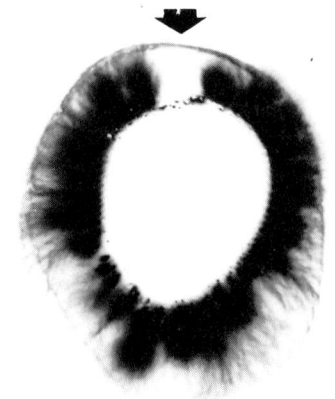

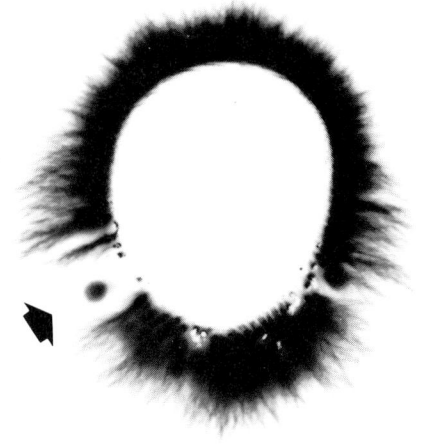

3. OFFENES GEPUNKTETES FENSTER

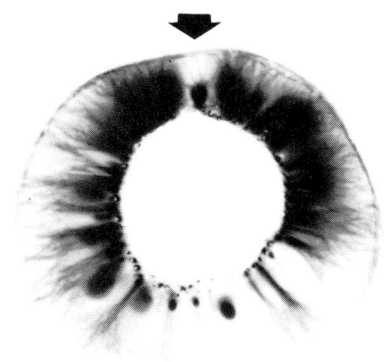

4. GESCHLOSSENES GEPUNKTETES FENSTER

Die Punktstraße

Das Phänomen *Punktstraße* stellt sich durch drei annähernd gleich große, im gleichen Abstand voneinander auftretende Punktprotuberanzen dar. Ich unterscheide zwei Formen:

a) *Die mit der Umflußstrahlung verhaftete Punktstraße*
Dieses Phänomen ist topostabil, betrifft also immer das Organ, welches sich im Sektor des Auftretens repräsentiert. Sektorale Punktstraßen sind immer besonders aggressive Zeichen. Sie deuten einen plötzlichen Übergang in eine akute Phase an.

b) *Die von der Strahlung abgesetzte Punktstraße*
Hierbei handelt es sich um ein topolabiles Zeichen, welches auftaucht und wieder verschwindet, um sich dann in einer weiteren Aufnahme an einem anderen Energieumfluß neu zu formieren. Es ist eine Warnung vor dem Übergang in mögliche benigne oder maligne Zustandsformen der Zelle. Die Gesamtdiagnostik des E-T-D-Bildes zeigt dann in der globalen Schau aller Phänomene den Ort, wo sich solch ein Übergang ereignen könnte.

Im folgenden zeige ich einige Beispiele für jede dieser beiden Formen.

Die sektorale Punktstraße

LUNGE/LYMPHE LINKS.
Hinweis auf plötzliche akute Phasen im Oberkiefer links. Da die Punktstraße noch mit der Strahlung verbunden ist, betrifft es die fokalen Sektoren 6/7/8 (siehe Topographie Fokaltoxikose, S. 93).

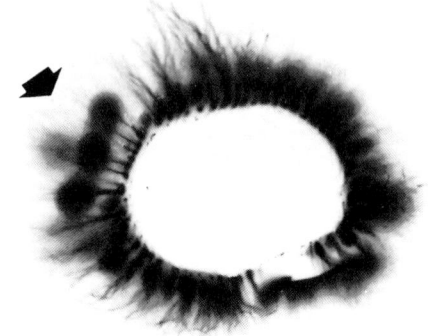

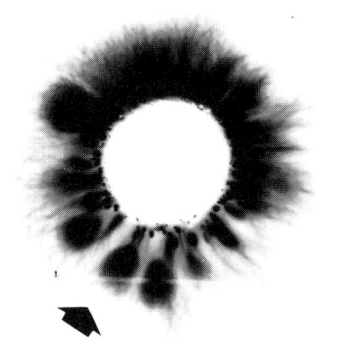

DICKDARM/NERVEN-
DEGENERATION RECHTS.

Das Auftauchen einer Punktstraße in einer der aggressiven Zonen der E-T-D (siehe S. 157) hat zweifache Bedeutung. Einmal stellt es eine besonders starke Belastung des Organabschnittes dar (siehe Topographie, hier Coecum bis Colon ascendens), zum anderen ist die Bedeutung mit allen anderen aggressiven Zonen der E-T-D in Verbindung zu bringen.

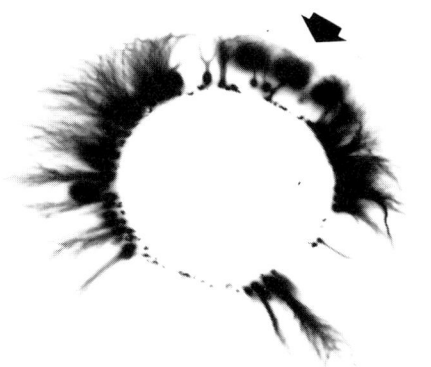

GEFÄSSDEGENERATION RECHTS.

Topographisch bezieht sich dieses Zeichen auf die Region des Kopf-Nacken-Schulter-gebietes (siehe Topographie). Hier kann dann mit einem plötzlich akut auftretenden Krankheitsgeschehen in diesen Segmenten gerechnet werden.

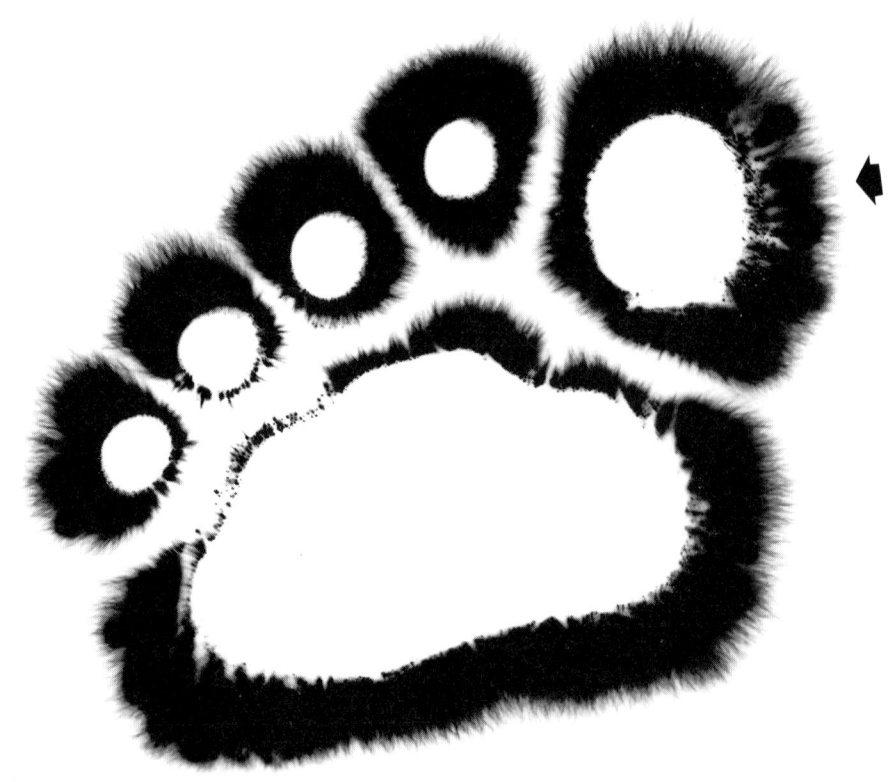

PANKREAS LINKS.
Punktstraße im topographischen Gebiet des Pankreas warnt vor plötzlich auftretenden Stadien einer Pankreaserkrankung. Solchen Phänomenen gehen oft jahrelange entsprechende Beschwerden des Patienten voraus.

Diese Beispiele des sektoralen Punktstraßen-Phänomens sollen genügen, um den Betrachter eines E-T-D-Bildes auf die Wichtigkeit dieses Zeichens aufmerksam zu machen. Durch Therapie (diese ergibt sich immer aus dem Gesamtbild!) verschwindet dieses Zeichen oft und macht Platz für andere Phänomene. Dies bedeutet dann, daß der Sektor belastet bleibt, die Gefahr des plötzlichen Ausfalls und Akutwerdens aber abgemildert ist.

Die von der Strahlung abgesetzte Punktstraße

Abgesetzte Punktstraße im Umfluß Lunge/Lymphe links.

Abgesetzte Punktstraße im Umfluß MP/Leber im linken Fuß.

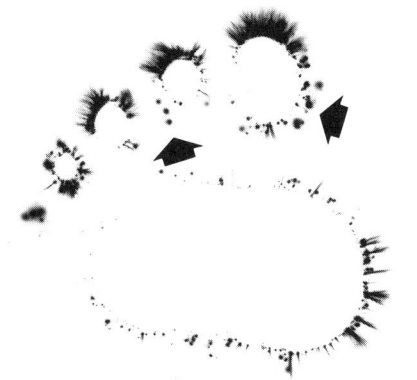

Abgesetzte Punktstraßen in den Umflüssen MP/Leber und Magen/Gelenkdegeneration im linken Fuß.

Die aggressiven Zeichen der Füße

Innerhalb aller das E-T-D-Bild betreffenden aggressiven Zonen (siehe S. 157), haben die entsprechenden Zeichen der Zehenkuppenabstrahlung wichtigen Stellenwert. Sie zeigen sich im Raum unterhalb der Abstrahlungen Magen/Gelenkdegeneration und Bindegewebe/Haut.

Wie alle Zeichen der aggressiven Zonen deuten diese Phänomene die Möglichkeit benigner oder maligner Entartung an. Wenn auch, wie ich später beschreibe, die Malignität kein spezifisches Zeichen hat, so sind diese Phänomene doch auf mögliche Entwicklungsstadien zu beziehen. Das Gesamtbild und seine Phänomenologie geben dann Hinweise, wo sich eine solche Entwicklung anbahnen könnte. In jedem Fall ist Vorsicht geboten.

Nach meinen bisherigen Erfahrungen sind diese Zeichen, wenn sie den rechten Fuß betreffen, vermehrt in Richtung benigner Entartung zu werten, während die Phänomene des linken Fußes verstärkt vor der Möglichkeit maligner Entgleisung warnen.

Hier nun einige Beispiele solcher Phänomene:

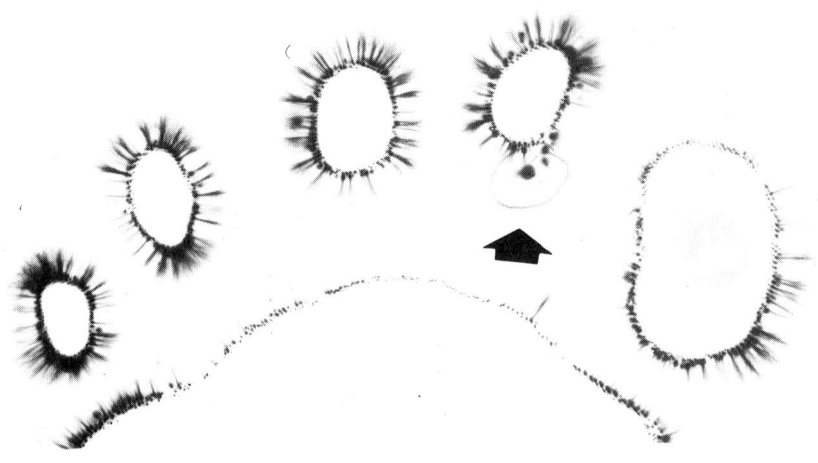

Angststrahlung im Fußbereich links. Wichtigstes Zeichen jedoch ist die abgespaltene Punktprotuberanz unterhalb von Magen/Gelenkdegeneration.

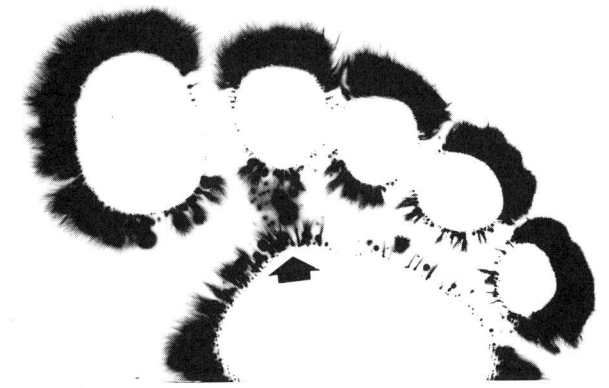

Punkttraube unterhalb von Magen/Gelenk-
degeneration im rechten Fuß.

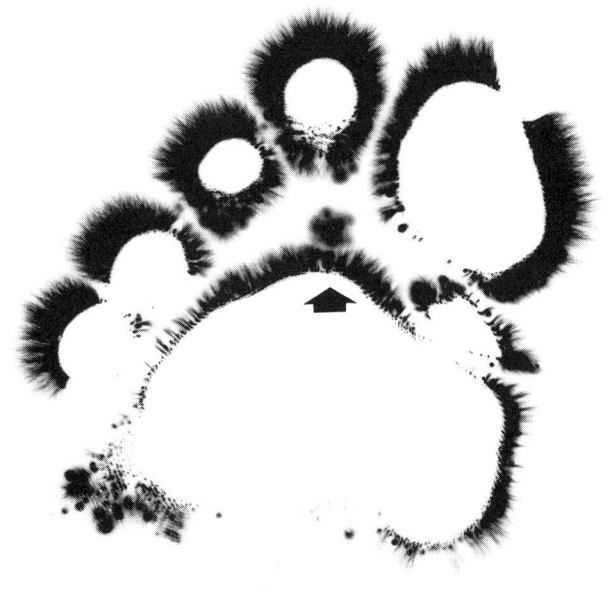

Auflösung der Umflußstrahlung Magen/
Gelenkdegeneration und Bindegewebe/
Haut unterer Anteil mit abgespaltener Protuberanz unterhalb von Magen/Gelenkde-
generation im linken Fuß.

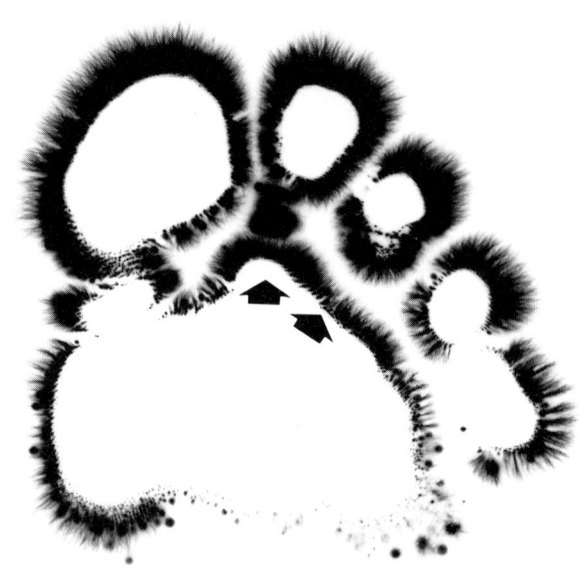

Degeneration unterhalb von Magen/Gelenkdegeneration. Abspaltung Bindegewebe/Haut unterer Anteil im rechten Fuß.

Degeneration unterhalb von Magen/Gelenkdegeneration und Bindegewebe/Haut. Insgesamt degenerative Strahlung im linken Fuß.

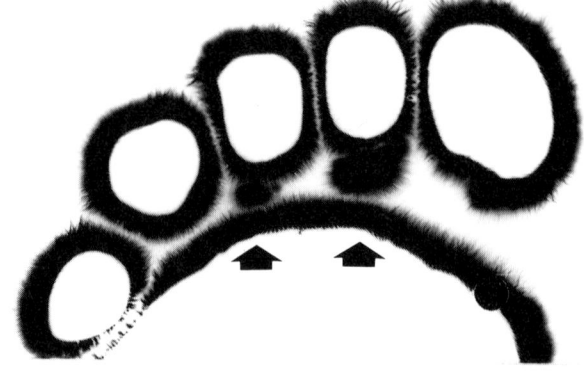

Die toxische oder kompaktförmige Degeneration des Umflusses Leber-Milz-Pankreas links

Ein nicht oft auftretendes, aber nicht minder wichtiges Phänomen stellt die toxische oder degenerative Einschmelzung des energetischen Umflusses Leber-Milz-Pankreas dar. Die Bedeutung des Phänomens bezieht sich ausschließlich auf die Abstrahlung des linken Fußes.

Tritt es auf, so muß mit allen verfügbaren therapeutischen Mitteln der Ausgleich versucht werden. Es handelt sich um ein hochaggressives Phänomen. Klinische Untersuchungen sind angezeigt, besonders in bezug auf Pankreas und Leber, ohne Berücksichtigung der Symptomatik. Laboruntersuchungen sind Pflicht.

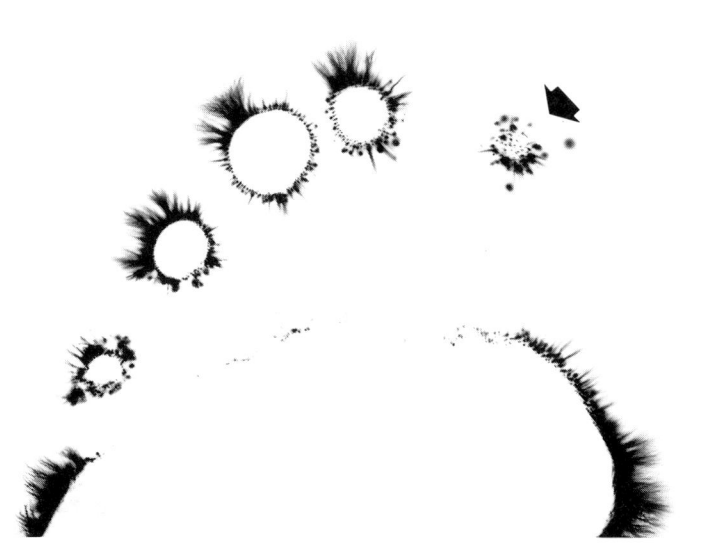

MP/LEBER LINKS.
Toxische Zusammenballung.

MP/LEBER LINKS.
Beginnende Zusammenballung.

MP/LEBER LINKS.
Degeneration.

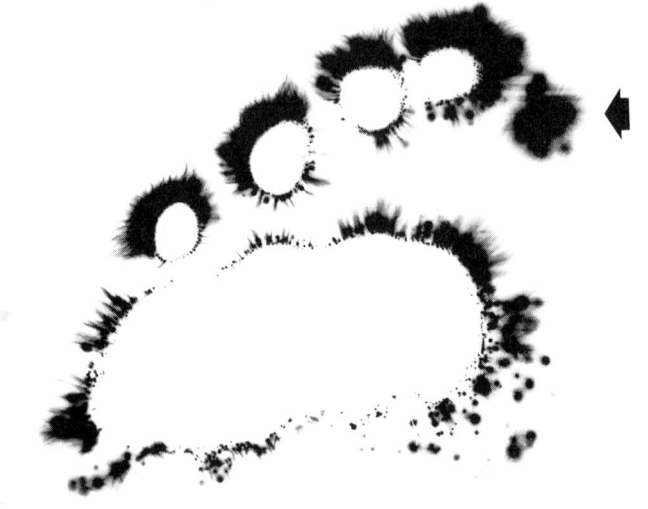

Abflachung und Begradigung der Umflußstrahlung

Jede Begradigung und Abflachung der Umflußstrahlung gilt als Sonderphänomen. Dort wo sich solche Belastungen zeigen, muß der topographische Sektor bei der Gesamtinterpretation besonders berücksichtigt werden. Hierzu einige Beispiele:

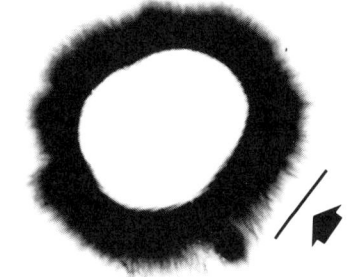

DI/NERVENDEGENERATION LINKS.
Colon sigmoideum bis Rectum = aggressive Zone.

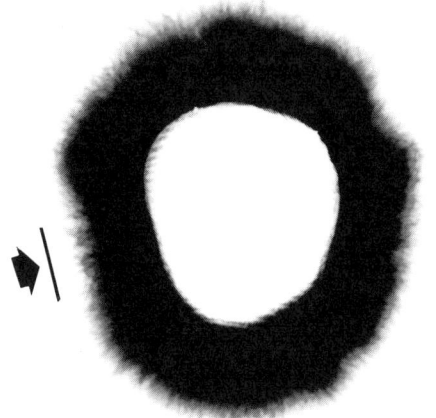

3E/PSYCHE RECHTS.
Begradigung des Umflusses 3E/Psyche.

LUNGE/LYMPHE LINKS.
Begradigung der Abstrahlung durch Punktstraße (zwei Sonderphänomene), Abflachung und Punktstraße im Frontgebiet.
Hier sollte die Situation durch den Zahnarzt
überprüft werden.

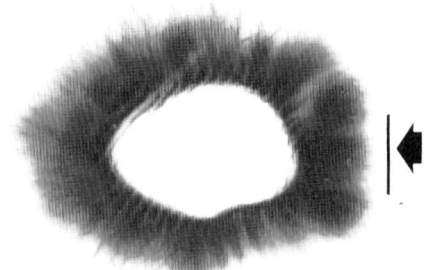

DI/NERVENDEGENERATION
RECHTS.
Abflachung in der Kreuz-Steißbeinregion.
Hier kann man mit großer Sicherheit
Schmerzen beim Patienten in den Kreuz-
Steißbein-Segmenten erwarten.

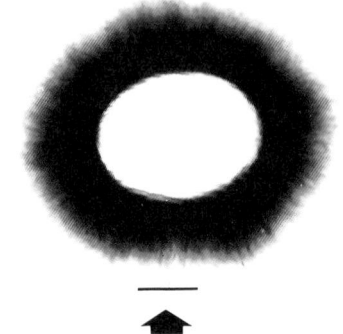

Die Betrachtung einiger Sonderphänomene schien mir bereits in der ersten Anleitung meiner Methode wichtig. Der Lernende sollte unabhängig vom logischen Aufbau der diagnostischen Schritte
auf solche Phänomene achten.

VI. Die sieben Schritte der E-T-D

Um eine energetische Diagnose aus dem Kirlianbild vornehmen zu können, bedarf es bestimmter Interpretationsregeln. Die Vorgehensweise bei der diagnostischen Betrachtung sollte einfach sein, und die einzelnen Regeln müßten ineinander übergehen. In diesem Buch habe ich die ersten sieben Interpretationsschritte zusammengefaßt und bemühe mich, sie so einfach wie möglich darzustellen.

Sieben erste Schritte sind es, die man erlernen muß, um eine Beurteilung des kranken Menschen vornehmen zu können. Hält sich der Lernende an diese Vorgehensweise, so wird er mit etwas Kombinationsgabe am Ende dieses Buches ein E-T-D-Bild grob diagnostizieren können. Bekommt er dann seine Aussage durch Patienten bestätigt, so wird er nicht mehr aufhören wollen, diese Möglichkeit energetischer Diagnostik anzuwenden.

Die Interpretationsschritte beginnen mit dem allgemeinen Überblick, der Festlegung und Auslegung der Strahlungsqualität. Zweiter Schritt ist die Beurteilung von Yang und Yin durch die Gegenüberstellung der energetischen Umflüsse der Hände (Yang) und der Füße (Yin). Die Auswertung der Umflüße Lunge/Lymphe stellt den dritten Schritt der Interpretation dar. Hier werden die Phänomene der fokalen Intoxikation des Kopfes bewertet und mit den energetischen fokalen Wechselbeziehungen, wie sie R. Voll beschreibt, in Verbindung gebracht. Die Analyse negativer Phänomene im energetischen Sektor Nervendegeneration zeigt den vierten Schritt der E-T-D-Diagnose. Es handelt sich dabei um die Beurteilung segmentaler Phänomene in bezug auf das Gesamtsystem. Der fünfte Schritt beschäftigt sich mit dem Umfluß Gefäßdegeneration/KS. Die hier auftauchenden Phänomene geben Hinweis auf sekundäre energetisch-organische Wechselbeziehungen. Die Beurteilung und Einordnung negativer Zeichen im Umfluß 3E/Psyche, stellt den sechsten Schritt der E-T-D-Diagnose dar. Und als letzter und siebter Schritt müssen alle sogenannten aggressiven Zonen der E-T-D auf Phänomene hin untersucht werden. Alle hier gefundenen Anomalien dieser topographischen Segmente müssen immer mit dem Gesamtbild in Verbindung gebracht werden. Weiterhin gehört zu diesem siebten Schritt das Auffinden von Sonderphänomenen, wie ich sie beschrieben habe.

Hält man sich an diese sieben diagnostischen Schritte, so wird man bei der Zusammenfassung der Gemeinsamkeiten Aussagen machen können, die dann, in den meisten Fällen, vom Patienten bestätigt werden.

Erster Schritt: Festlegung und Interpretation der Strahlungsqualität

Man halte sich an die im Kapitel III „Strahlungsqualitäten" gegebenen Hinweise. Schon hier kann der Therapeut den Patienten in eine allgemeine Symptomenkategorie einordnen. Ich wiederhole:

a) *Der endokrine Strahlungstyp* zeigt den nervösen, verkrampften bis depressiven Menschen. Die Patienten klagen über Kreislaufstörungen, Kopfdruck und kalte Füße, Handschweiß, Magenbeschwerden usw. Das Herz ist meist unruhig oder gar tachykard. Ich ordne pauschal alle funktionellen Erkrankungen der endokrinen Strahlungsqualität zu.

b) *Der toxische Strahlungstyp* zeigt ganz allgemein den Menschen, dessen Abwehrmechanismen auf Hochtouren laufen. Hier findet man starke Neigung zu Entzündungen und Aggression. Die fokale Intoxikation (siehe S. 93) beherrscht meist das Bild. Der akute Krankheitszustand eines Menschen spiegelt sich allgemein gesehen in der toxischen Strahlungsqualität wider. Je nach Intensität der Punktprotuberanzen im Gesamtbild kann man den Schweregrad der Entwicklung festlegen.

c) *Der degenerative Strahlungstyp* zeigt die chronisch-degenerativen Verlaufsformen. Ob es sich im Einzelfall um Arteriosklerose, Gelenkbelastungen, Rheuma oder Organdegeneration handelt, erkennt man dann an den einzelnen Umflüssen, wie ich sie bei den Phänomenen beschrieben habe.

Der erste Schritt beim Betrachten eines E-T-D-Bildes ist also die Feststellung der Strahlungsqualität und die Einordnung des Patienten in eine dieser möglichen Symptomkategorien.

Die Betrachtung der Beziehungen von Yang (Hände) und Yin (Füße) stellt den zweiten diagnostischen Schritt in der E-T-D dar. Wie bereits beschrieben werden diese polaren Kräfte im menschlichen Körper durch die mittlere energetische Turbulenz getrennt. Im E-T-D-Bild stehen sich die Umflüsse der Finger- und der Zehenkuppen gegenüber. In der Mitte verläuft die Linie, die am menschlichen Körper die mittlere energetische Turbulenz darstellt. So repräsentieren, ganz allgemein gesagt, die über dieser Linie liegenden energetischen Umflüsse die feinstofflichen Vorgänge, während unterhalb der Linie der Stoffwechsel mit seinen grobstofflichen Vorgängen lokalisiert ist. Gleichgültig ob sich nun ober- oder unterhalb der Mittellinie negative Prozesse abspielen, immer wird das Gegenüber in der einen oder der anderen Form mitbeteiligt sein. Daraus lassen sich diagnostische und therapeutische Konsequenzen ableiten.

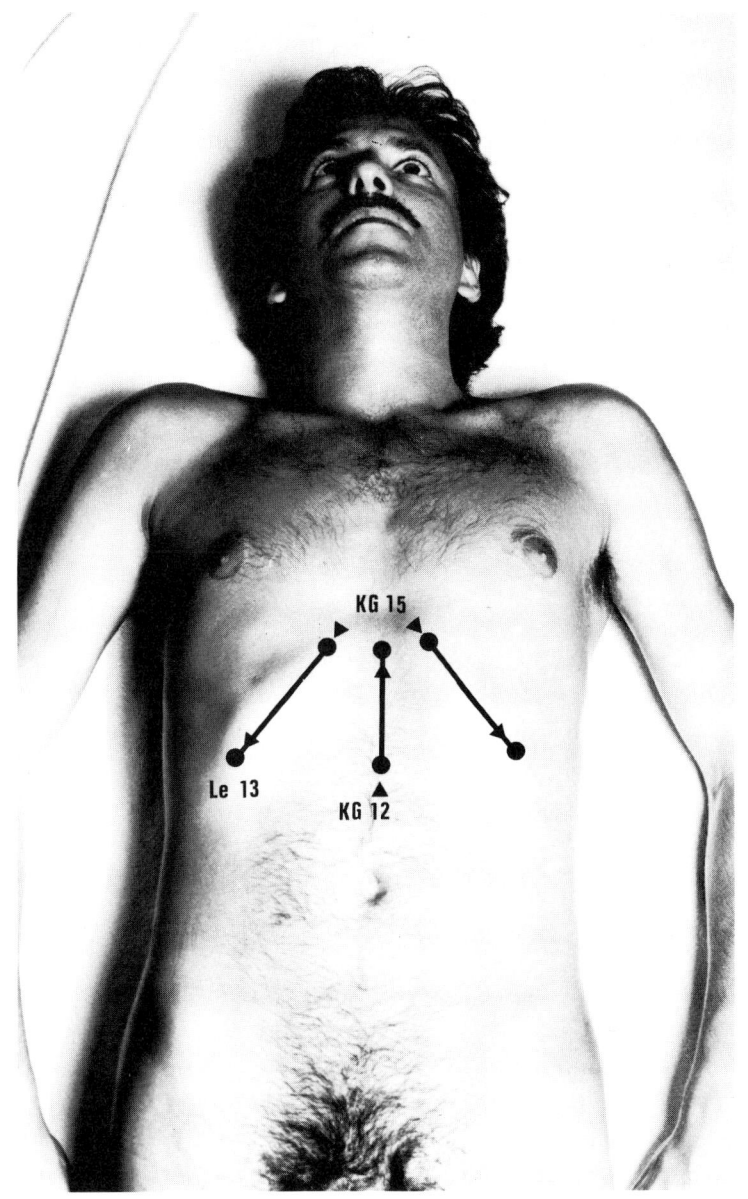

Da ich sehr viele E-T-D-Bilder gesehen habe, drängt sich mir die Überzeugung auf, daß die Mitte des menschlichen Körpers und die dort repräsentierten Organe in irgendeiner Form immer am Gesamtgeschehen beteiligt sind. Daraus ergab sich schon in den Anfängen der Methode eine sehr einfache Therapie, die auf das Yang und auf das Yin gleichermaßen ausgleichend und beruhigend wirkt. Es handelt sich um eine Durchstichakupunktur im Bereich der mittleren energetischen Turbulenz. Diese Drei-Nadeln-Durchstichakupunktur, wie auf der Abbildung zu sehen, wird mit Zweizoll-Nadeln durchgeführt. Die Stichrichtung verläuft einmal entlang des Rippenbogens in Richtung des Akupunkturpunktes Le 13. Die mittlere Nadel verläuft vom Punkt KG 12 in Richtung KG 15. Die Nadeln werden mit geringer Tiefe knapp unter der Haut gestochen und geführt. Die Patienten bleiben dann ca. 15 bis 20 Minuten liegen, um anschließend nach den noch zu beschreibenden Regeln weiterbehandelt zu werden.

Wie bereits gesagt, stellen wir bei der Betrachtung des E-T-D-Bildes zuerst die Strahlenqualität fest. Diese wird durch die Verhältnisse der mittleren Turbulenz mitbestimmt. Ich unterscheide mehrere Möglichkeiten:

Das endokrin-hormonelle E-T-D-Bild

Dieses Bild zeigt sich durch Strahlenverlust im Yang. In vielen Fällen erfaßt diese Strahlenleere ebenfalls das Yin. Trifft dies zu, ist eine globale Insuffizienz aller am Leben beteiligten Systeme anzunehmen. Gleichermaßen verhält es sich mit der toxischen und der degenerativen Strahlenform. Wenn die endokrine, toxische oder degenerative Strahlenform das Yin miterfaßt, so stellt dies eine Verstärkung der Gesamtaussage der jeweiligen Strahlenqualität dar. Immer ist hier die Körpermitte oder mit anderen Worten die mittlere Turbulenz beteiligt. Im folgenden hierfür einige Beispiele:

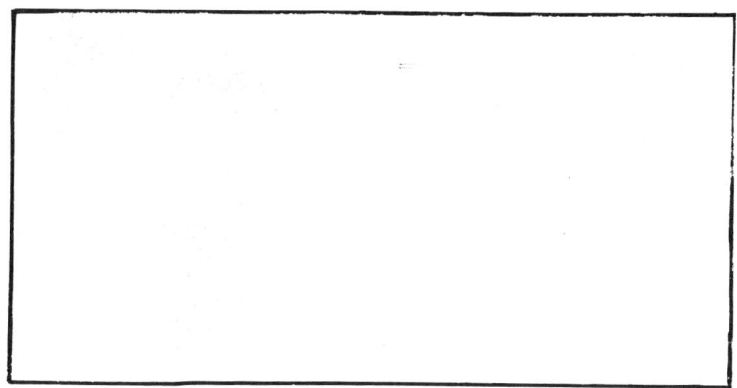

ENERGETISCHE LEERE TOTAL
OBEN UND UNTEN

Dieses Bild ist in seiner Gesamtheit ohne Strahlung. Ich habe die Umrandung des Photopapiers gekennzeichnet. Symptomatisch finden sich beim Patienten die bei der endokrinen Strahlenform beschriebenen Grundbeschwerden. Hinzu kommen Erschöpfungszustände physischer und psychischer Art. Das rote Blutbild zeigt oft Veränderungen in Richtung Anämie. Therapeutisch ist besonders der fehlenden Abstrahlung beider Daumen Rechnung zu tragen. Ich nenne dies *Doppelausfall* und werde die sich daraus ergebenden therapeutischen Maßnahmen (siehe S. 100) später beschreiben. Hinzu kommen die bereits beschriebene Durchstichakupunktur der Mitte und die ebenfalls später zu beschreibende Ohr- und Kopfakupunktur.

Ein E-T-D-Bild ohne Phänomene und Strahlen zeigt den Menschen ohne Reaktion. Das Ziel der Therapie ist es, zunächst den Körper des Patienten in die Reaktionsphasen wieder hineinzubringen, um dann den Aufbau an allen 20 energetischen Umflüssen Stück für Stück zu erreichen.

Folgende Medikamente haben sich als Typenmittel bewährt:

1. Drüsen- und Stoffwechsel-Tabletten der Firma Magnet Activ, Apotheke am Markt, Wiesloch.
2. HB 2 der Firma Zwintscher in Heidelberg.
3. Die hormonellen Phytostimulationsmedikamente der Firma Steierl wie Phyto-Hypophyson C und L sowie Phytocortal.

Diese Mittel stellen eine Auswahl dar, sie können jederzeit durch andere ähnliche Medikamente ersetzt werden. Alle in diesem Buch erwähnten Mittel haben sich in meiner Praxis bewährt. Dies bedeutet nicht, daß andere Mittel aus der Vielzahl biologischer, homöopathischer oder phytotherapeutischer Medikamente nicht die gleiche Wirkung haben können.

Die toxische Gesamtbelastung des E-T-D-Bildes

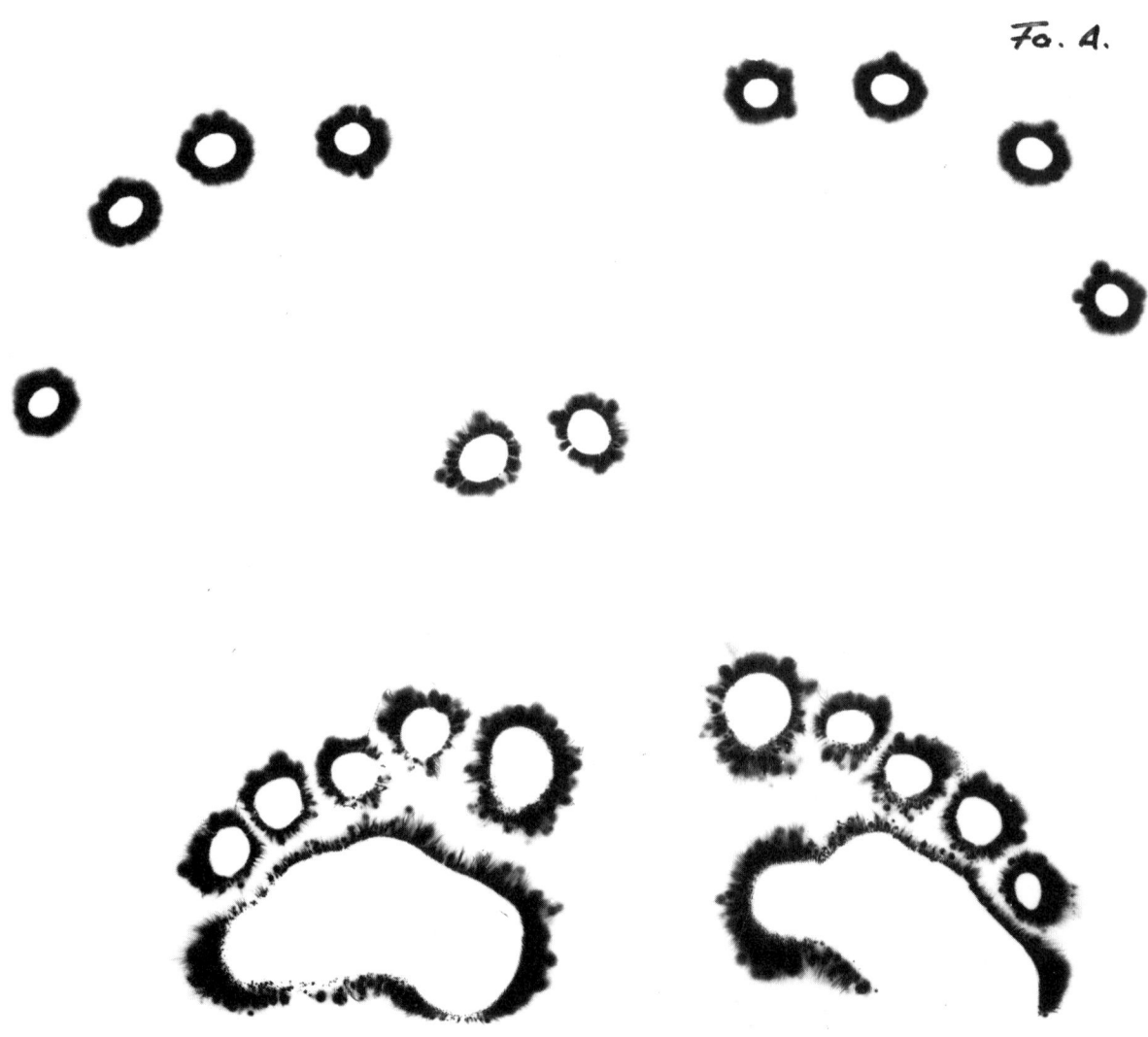

Dieses Bild zeigt an allen 20 Energieumflüssen Punktprotuberanzen. Der toxische Charakter der Strahlenqualität wird unterstrichen, wenn das Yin ebenfalls Punktansammlungen zeigt. Der menschliche Organismus befindet sich dann in einer sehr starken reaktiven Situation. Septische Prozesse, BKS-Erhöhungen und eine Veränderung des weißen Blutbildes sind möglich. Hier kommen vor allen Dingen die Therapien des Lymphsystems zum Tragen, die ich später noch beschreiben werde. Ziel der Therapie muß es zunächst sein, die starken Punktansammlungen zu verringern und den Ausgleich des Wärmekranzes und der Lumineszenzen anzustreben (siehe S. 50).

Häufig kann man solche Bilder auch bei Kindern und Jugendlichen sehen. Befragt man die Eltern, so erfährt man, daß diese jungen Patienten schon sehr früh in großen Mengen Antibiotica bekommen haben. Hier setze ich dann alle 4 Wochen Sulfur D 200 als Injektion ein, was für den Abbau von medikamentösen Restsubstanzen hilfreich sein kann. Beim gesamt-toxischen Bild ist die Zufuhr von Flüssigkeit von sehr großer Wichtigkeit. Meist trinken diese Patienten wenig und müssen zum Trinken angehalten werden. Auch hier kommt die allgemein beruhigende Nadeltherapie der Mitte zur Anwendung.

Folgende oral zu verabreichenden Mittel haben sich in meiner Praxis bewährt. Sie können auch bei der toxischen Strahlungsqualität eingesetzt werden und stellen in gewisser Weise das Konstitionsmittel dar:
1. Die Mischung aus Lymphaden, Hevertox und Berberisol forte MDS. 3 x 15 bis 25 Tropfen vor dem Essen. Alle drei Mittel von der Firma Hevert, Sobernheim.
2. Zellaufbau I von der Firma Magnet Activ, Apotheke am Markt, Wiesloch.
3. Gerner Transit von der Gerner-Apotheke, München.

Das gesamt-degenerative E-T-D-Bild

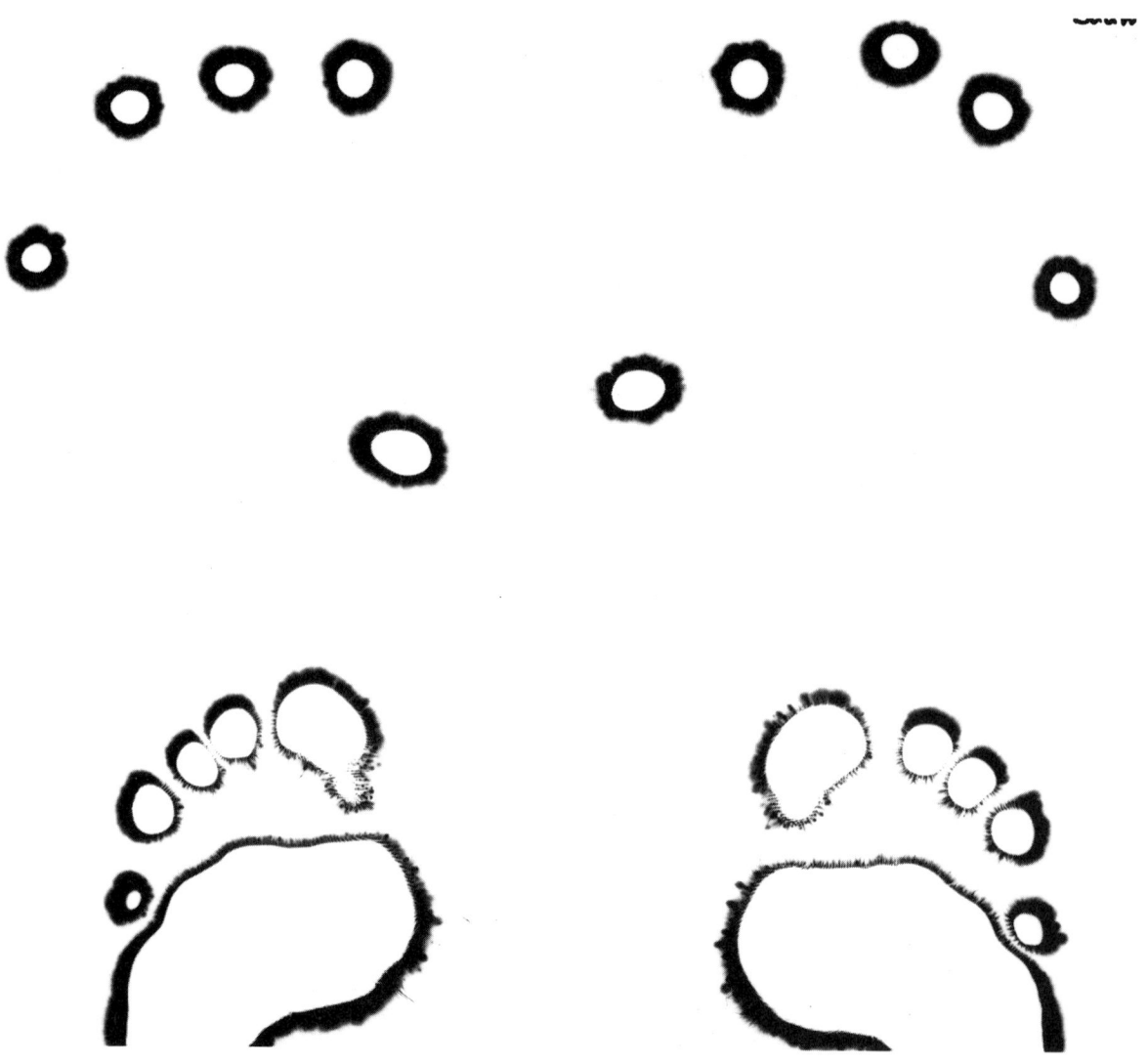

Auch die degenerative Strahlungsqualität, die — wie auch die beiden andern Formen: endokrin und toxisch — ausschließlich vom Yang her festgelegt wird, kann das gesamte E-T-D-Bild erfassen. Dies zeigt dann die völlige Starre des Systems an. Hier kommt es darauf an, diese meist ringförmigen Degenerationen aufzureißen und den Körper des Patienten zu einem reaktiven Verhalten zu bringen. Das heißt, es ist das Ziel, den Weg zurück zu den anderen Strahlungsqualitäten (toxisch = reaktiv und endokrin = Insuffizienz) zu finden. Die Erkrankungen, die sich beim gesamt-degenerativen Bild zeigen, sind oft schwer und in der Regel schon lange vorhanden. Rheumatische Erkrankungen, Sklerosen usw. sind häufig anzutreffen. Ich glaube, daß bei global degenerativen Bildern einerseits die mesenchymale Entschlackung und andrerseits die Zellatmung nicht mehr funktionieren. Alle therapeutischen Maßnahmen, wie ich sie hier beschreibe, können zum Einsatz kommen. Selbstverständlich kann jede andere Therapie ebenfalls angewandt werden, sofern sie die Degeneration zum Rückgang bringen kann. Auch hier ist die Akupunktur der Mitte angezeigt. Kommt dann das E-T-D-Bild in die reaktiven Phasen (toxische Strahlenqualität), so kann spezifisch weiterbehandelt werden.

Bei der degenerativen Strahlenqualität haben sich folgende oral anzuwendenden Mittel bewährt:
1. Die Mischung aus Pancreaticum, Bomaleb forte und Berberisol forte MDS. 3 x 15 Tropfen. Alle drei Mittel von der Firma Hevert, Sobernheim.
2. Zellaufbau II von der Firma Magnet Activ, Apotheke am Markt, Wiesloch.
3. Entgiftungsmittel wie Gerner Transit von der Gerner-Apotheke, München.
4. Ausleitungsmittel wie Geratol 100 von der Firma Jacobi, Berlin.

Die Polarität endokrin — degenerativ

Sehr häufig sieht man E-T-D-Bilder, deren Strahlenqualität endokrin ist und die im Yin degenerative Umflüsse zeigen, wie bei dem folgenden Bild.

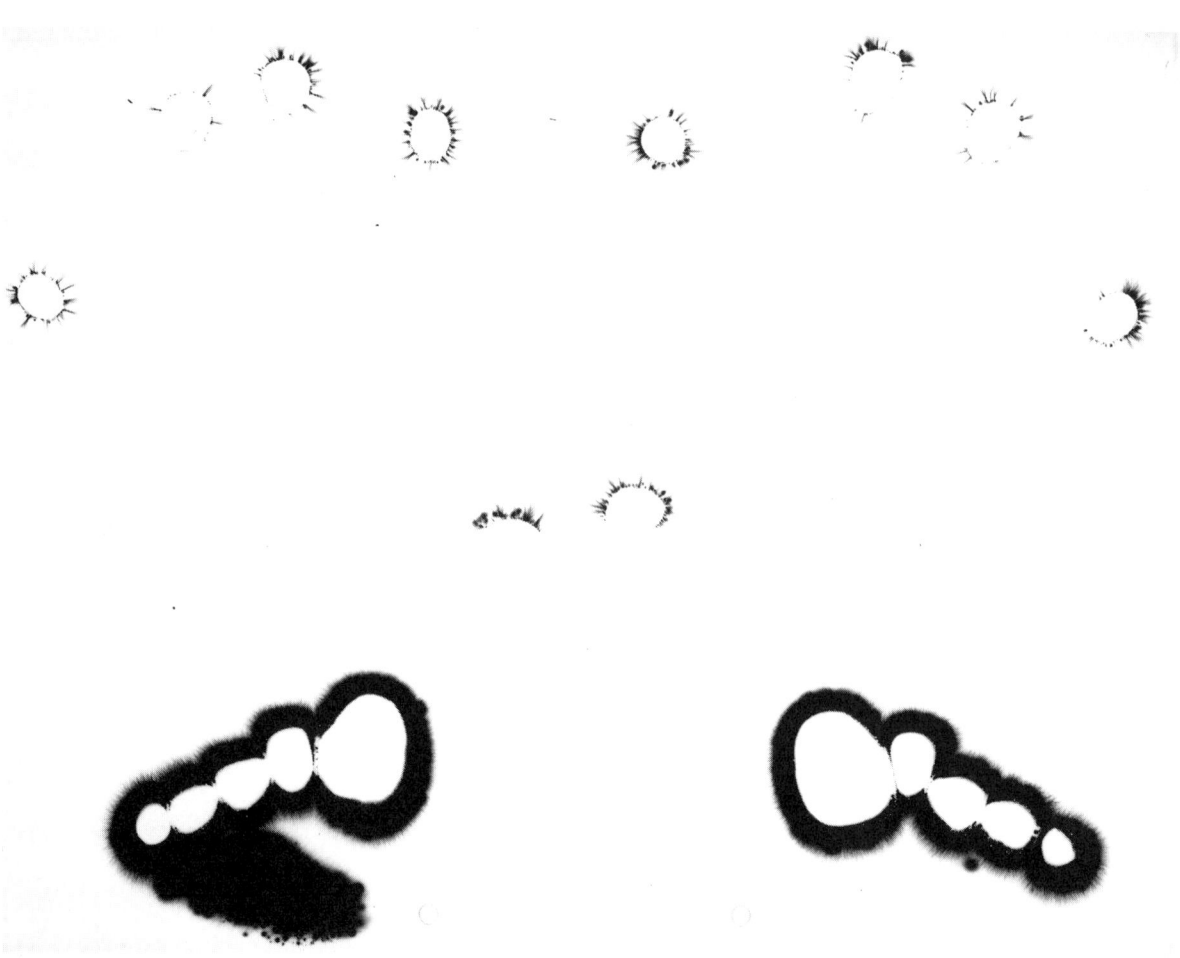

Umgekehrt ist das Yin oft leer, und das Yang zeigt starke degenerative Belastungen.

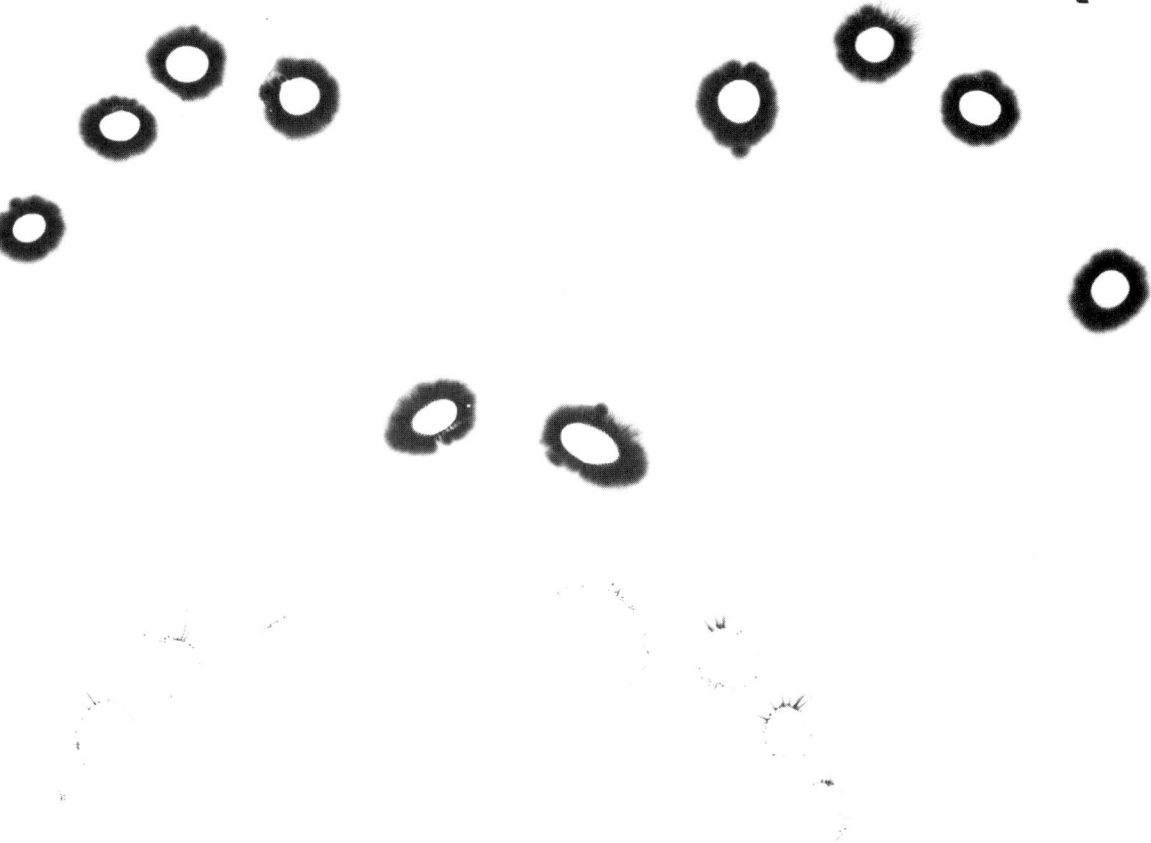

In beiden Fällen ist therapeutisch über die Mitte zu beginnen, wie ich es beschrieben habe. Das Bindeglied beider Formen von Strahlenqualitäten stellt dann das Toxische dar, so daß in den Kontrollbildern in beiden Fällen das Auftreten der toxischen Strahlenqualität erwünscht ist. Diese zeigt den Körper in der Reaktionsphase, und nun erst kann er zum normalen Schwingungsverhalten zurückfinden. Auch sind die spezifischen Schwächen in einem E-T-D-Bild mit toxischer Belastung der Umflüsse besser zu erkennen und zu bewerten. Denken wir an die Punktprotuberanzen, die sich von der Strahlung absetzen. Sie zeigen die Organe oder Systeme an, die am Gesamtgeschehen besonders beteiligt sind. Alle Vorgänge im Organismus brauchen Zeit, bis sie sich in einem E-T-D-Bild zeigen. Es ist deshalb von entscheidender Bedeutung, den Patienten immer wieder zu photographieren, um den Verlauf der Krankheit und die Richtigkeit der Therapie zu überwachen.

Verdeutlichen wir uns noch einmal die energetischen Gesetzmäßigkeiten in einer Skizze, so wird uns klar, welche Anstrengungen wir zu unternehmen haben, um den Ausgleich aller negativen Zeichen eines E-T-D-Bildes zu erreichen.

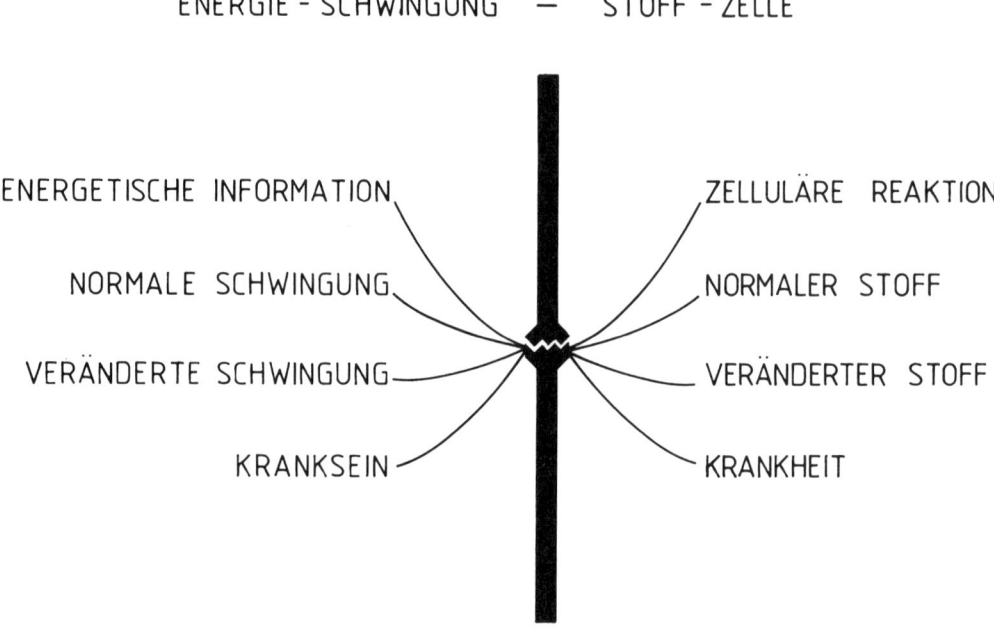

ENERGIE - SCHWINGUNG — STOFF - ZELLE

ENERGETISCHE INFORMATION	ZELLULÄRE REAKTION
NORMALE SCHWINGUNG	NORMALER STOFF
VERÄNDERTE SCHWINGUNG	VERÄNDERTER STOFF
KRANKSEIN	KRANKHEIT

Dritter Schritt: *Der energetische Umfluß Lunge/Lymphe*

Die nächste Abbildung zeigt die Topographie des energetischen Umflusses Lunge/Lymphe.

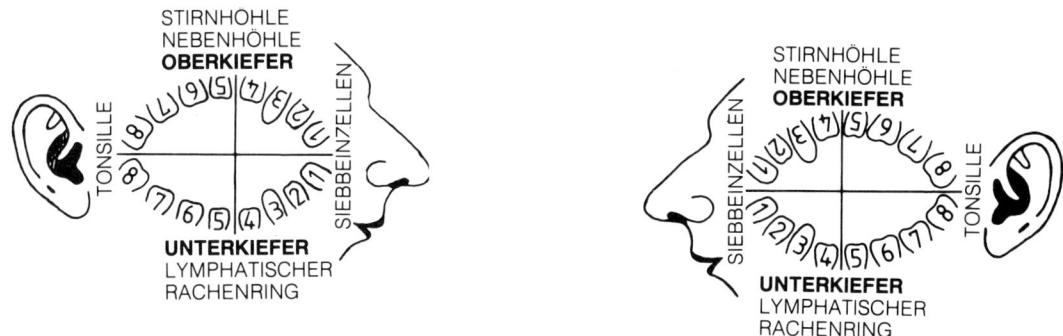

Sie umfaßt folgende Sektoren:

Oberhalb der Mittellinie die Zähne 1 bis 8 oben, die Nebenhöhlen, im vorderen Bereich den nasalen Sektor und die Siebbeinzellen, im hinteren den tonsillären Sektor und das Ohr.

Unterhalb der Mittellinie die Zähne 1 bis 8 unten, den Unterkiefer und den lymphatischen Rachenring derselben Seite.

Phänomene in diesen Sektoren weisen als energetische Information auf die entsprechenden zugeordneten Organsektoren hin. Da sich jedoch alles im E-T-D-Bild polar verhält, müssen die Organe und Systeme ebenfalls gekoppelte Beziehungen zu den fokalen Sektoren haben. Daß dies so ist, beweisen die Bilder der E-T-D. So wurde die Theorie der organischen Wechselbeziehungs-Information entwickelt. Wenn ich die fokale organische Wechselbeziehung verständlich machen will, muß ich zunächst aus der Sicht der E-T-D den Begriff fokale Intoxikation klären. Die E-T-D hat gegenüber anderen bioenergetischen Methoden ihre eigenen Gesetze. Zunächst unterscheide ich zwei Formen der fokalen Intoxikation: die stofflich faßbaren fokalen Intoxikationen und die energetische fokale Belastung.

Die stofflich faßbaren fokalen Intoxikationen

In die Bereiche der stofflichen fokalen Intoxikation gehören Veränderungen in den Anteilen des Kiefers, der Zahnwurzel, z.B. Fremdkörper, Wurzelreste, Granulome usw., Neben- und Stirnhöhlen-Vereiterungen, septische Belastungen des Ohres, der Nase und der Tonsillen. Dies alles ist klar und läßt sich unter Umständen klinisch verifizieren.

Beispiel: Ein röntgenologischer Herd wird in einem Zahn festgestellt und als krankmachende Noxe für die Symptome des Patienten erkannt. Die Extraktion des Zahnes und das Ausräumen des umgebenden Areals ist ein Gebot und für die Gesundung des Patienten von entscheidender Bedeutung. Die gesetzte Wunde verheilt ohne Komplikationen, und die Beschwerden des Patienten bessern sich oder verschwinden ganz. Damit ist das stoffliche Herdproblem gelöst, nicht aber das energetische.

Die energetische fokale Belastung

Den energetischen fokalen Belastungen liegen Störfelder zugrunde, die klinisch nicht oder noch nicht nachgewiesen werden können. Deshalb wird diesen störenden Sektoren normalerweise keine Bedeutung beigemessen. Die bioenergetischen Regulationsverfahren zeigen jedoch immer wieder, daß gerade diese Belastungen es sind, die das Zellmilieu entscheidend stören und somit Erkrankungen auslösen (Pischinger: „Die Grundregulation"). Alle bioenergetischen Methoden versuchen, den Herd, auch wenn er klinisch nicht faßbar ist, festzustellen und auszuschalten. Durch die Beseitigung des störenden Areals sollte jetzt die negative Informationsschiene zum Gewebe unterbrochen und die Krankheit damit geheilt sein. Mit dem Ausschalten des Herdes ist die Aufgabe des Therapeuten aber noch nicht gelöst. Er muß die Beziehungen, die die fokalen Zonen zum Gesamtmilieu besitzen, kennen und die zusammenhängenden Areale gleichzeitig therapeutisch angehen. Das beschreibt R. Voll in seinen Büchern. Es ist dies ein wesentlicher Grundsatz der E-T-D.

Nun möchte ich noch erklären, wie man sich die fokale organische Wechselbeziehung energetisch vorstellen muß. Gehen wir davon aus, daß ein Herd grundsätzlich energetische Störimpulse abgibt, die das normale Energiemuster überschwemmen und verändern. Diese energetischen Störimpulse beziehen sich zunächst auf den Gesamtorganismus, d.h., alle gestörten Energiemuster können fokalen Charkter haben. Zum besseren Verständnis möchte ich folgendes anfügen:

Der primäre Herd

Der primäre Herd (klinisch manifest) bringt durch störende Streuimpulse die Peripherie aufgrund seiner energetischen Beziehungen zum falschen Schwingungsverhalten. Die energietragenden Medien des Organismus führen dann die durch falsche Schwingung veränderte Information in alle Bereiche des Körpers hinein. Hier kommt die genetische Schwäche des einzelnen zum Tragen. Dort wo sich angelegte Gewebsschwächen finden, werden sich energetisch-fokale Fehlinformationen in stoffliches Fehlverhalten umwandeln. Dieses aber bedeutet Krankheit.

Der sekundäre Herd

Nehmen wir an, wir finden in der Anamnese eines Patienten eine infektiöse Hepatitis. Diese Hepatitis wird die Lymphe belasten und damit sekundär den Bereich des sogenannten Lymphtoxinrings erfassen (Umfluß Lunge/Lymphe). Der primär zugeordnete Bezirk in diesem Ring ist der Bereich des dritten fokalen Sektors (dritter Zahn). Nach Ausheilung der Hepatitis bleibt die toxisch-energetische Belastung bestehen und wird, mit ihren Streuimpulsen jetzt zurückgekoppelt, den zugeordneten Organbezirk nicht zur Ruhe kommen lassen. Umgekehrt kann, wie wir wissen, ein primärer Fokus in diesem Bereich der Grund für eine Organschädigung sein (organische Wechselbeziehung).

Bei der Beurteilung der Abstrahlung Lunge/Lymphe ist es deshalb besonders wichtig, nicht von den dort auftretenden Einzelphänomenen auszugehen, vielmehr ist es von entscheidender Bedeutung, den Weg der störenden Impulse im Gesamtbild zu suchen. Das ist möglich aufgrund unserer Einsicht in das Wesen der fokal-organischen Wechselbeziehungen. Diese basiert auf exakten Kenntnissen über die energetischen Beziehungen zwischem dem Lymphtoxinring und der Peripherie und umgekehrt. In den Werken der über die Fokaltoxikose arbeitenden Forscher sind diese Beziehungen genau angegeben. Ich verweise hier auf die Arbeit von Thorsten Hollmann, der diese Forschungsergebnisse zusammengetragen und in einer Übersichtstafel zusammengestellt hat.

Lassen Sie mich die Darstellung der fokalen Intoxikation wie folgt zusammenfassen:

Bei der Fokaltoxikose oder einem Störfeld ist die gesamte energetische Struktur durch das Mitführen einer Fehlinformation im Energiekreislauf und ihren Impakt auf diesen gestört. Der solchermaßen chronisch gestörte Energiekreislauf schädigt in der Folge das gesamte Milieu. Normaler, harmonischer Energiefluß enthält alle lebensnotwendigen Informationen. Erst wenn die normale, lebensgerechte Gesamtinformation durch eine Störinformation von außen oder innen verändert wird, ist der Keim für eine Erkrankung gelegt. Veränderte Information heißt Überlagerung der normalen Impulse und dadurch Ausschalten der vorhandenen Abwehrmechanismen. Fokaltoxikose bedeutet daher gestörte, fehlende oder überlagerte Information der Zellen untereinander, irreguläre Funktionsabläufe und dadurch Schädigung des Gesamtmilieus und Zerstörung der Struktur. Die energetischen organischen Wechselbeziehungen zeigen den Kopplungsrhythmus zwischen Fokus und Zellmilieu und umgekehrt.

Klinisch ausgedrückt bedeutet dies: Der primäre Irritationsherd wirkt auf die subkapitalen Ganglien; über sie werden beständig irritierende Reize zentralwärts in das Kerngebiet des Gehirnstamms geleitet. Dieser wird nun zum sekundären Irritationsherd. Es kommt zur allgemeinen Sensibilisierung. Der entstandene Hirnstammherd entsendet Ausstrahlungen in die Körperperipherie, wo sie in die Reflexsysteme verschiedener Organe einmünden. Die abnormen Impulse kommen vom Truncus cerebri über das Rückenmark, die Rami communicantes — Grenzstrang-Gefäßnervengeflechte und Spinalnerven — in die Reflexsysteme der Organe und rufen dort Veränderungen wie Störungen der Durchblutung bzw. des Stoffwechsels hervor. Die anfänglich funktionellen Veränderungen gehen allmählich in organische Veränderungen über. Es kommt zum klinisch faßbaren Bild und zu einer neuroregulatorischen Fehlentwicklung und Störung.

Die wichtigsten Zeichen des Umflusses Lunge/Lymphe und die dazugehörende Therapie

Doppelausfall Umfluß Lunge/Lymphe

Das wichtigste Phänomen der gesamten E-T-D stellt der Doppelausfall im energetischen Umfluß Lunge/Lymphe dar. Dieses Phänomen bezieht sich nicht auf Beherdungen im Kopfbereich, sondern zeigt den energetischen Fokus im Genitale. Am deutlichsten erkennt man dieses Phänomen beim endokrinen Strahlentyp. Es ist jedoch bei den anderen Strahlentypen ebenfalls zu finden. Theoretisch handelt es sich um energetische Stauungen in der Genitalsphäre mit reflektorischer Belastung nach oben. Die Symptome, die dieses Phänomen begleiten, sind mannigfaltig. Sie reichen von Rückenschmerzen über Bauchbeschwerden bis zur Migräne. Das energetische Zentrum im Genitale hat Beziehungen zur Hypophyse und zu den Steuerungsmechanismen des Gehirns. Solange in einem E-T-D-Bild dieses Phänomen bestehenbleibt, werden die Symptome des Patienten immer wieder auftauchen. Deswegen rangiert der Doppelausfall vor allen anderen Phänomenen und ist therapeutisch vorrangig zu beachten.

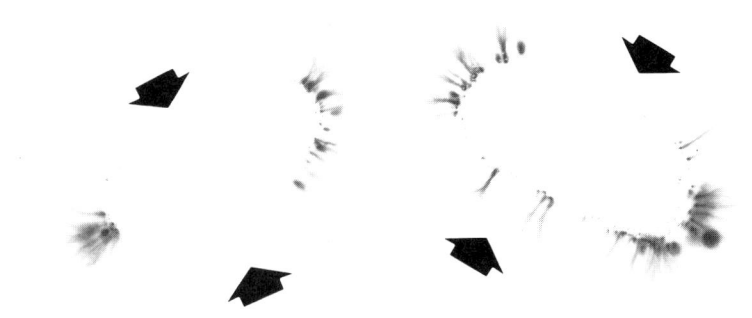

DOPPELAUSFÄLLE

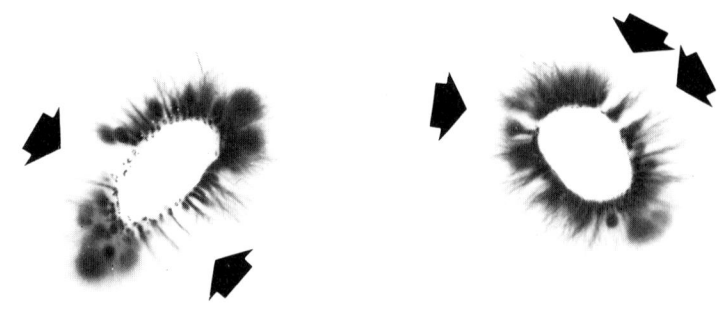

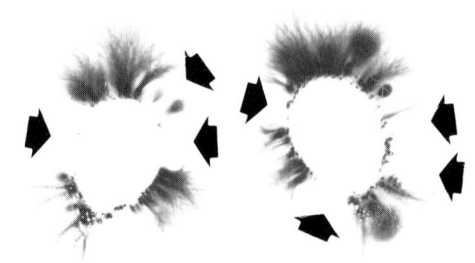

Hierzu ein Fall:

DOPPELAUSFALL IM UMFLUSS
LUNGE/LYMPHE
Bild vor der Behandlung

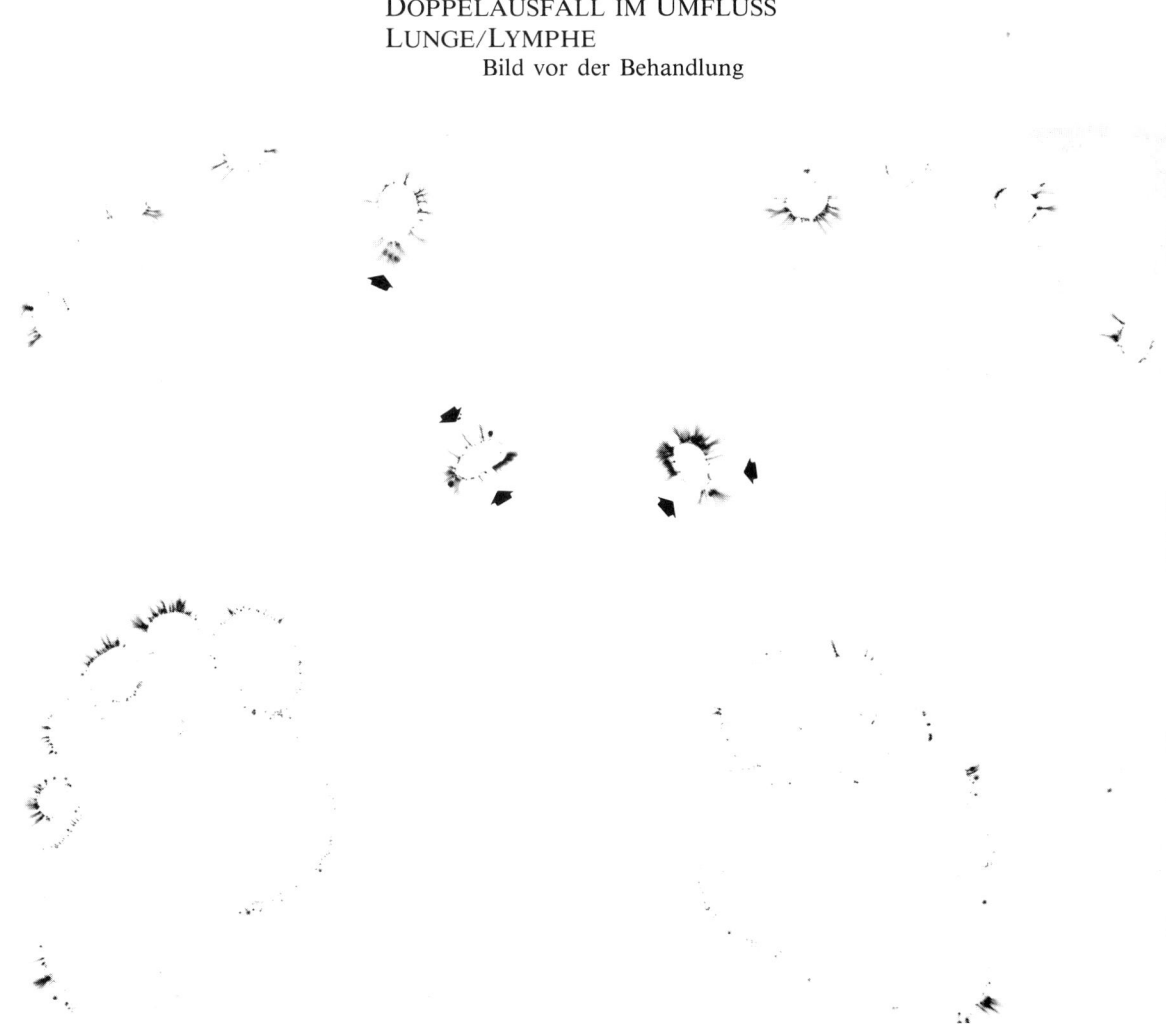

Es handelt sich um den endokrinen Strahlungstyp. Die Patientin gab starke Rückenschmerzen mit Ausstrahlung ins linke Bein als Beschwerde an.

Es besteht Doppelausfall im Umfluß Lunge/Lymphe. Der Doppelausfall bezieht sich auf einen energetischen Fokus im Genitale. Ohne Rücksicht auf die Beschwerden der Patientin muß der Doppelausfall am Anfang einer Therapie stehen.

Ein weiteres gravierendes Phänomen ist die sektorale Punktstraße (noch mit der Strahlung verbunden) im Umfluß Dickdarm/Nervendegeneration links, die vor plötzlichen akuten Phasen warnt.

DI/NERVENDEGENERATION LINKS

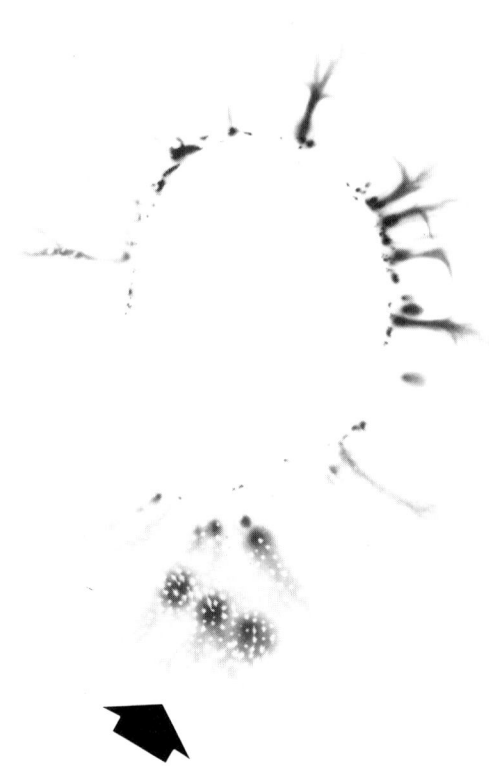

Die Punktstraße liegt topographisch im Sektor des Rectums. Anamnestisch ist dieses Gebiet unauffällig.

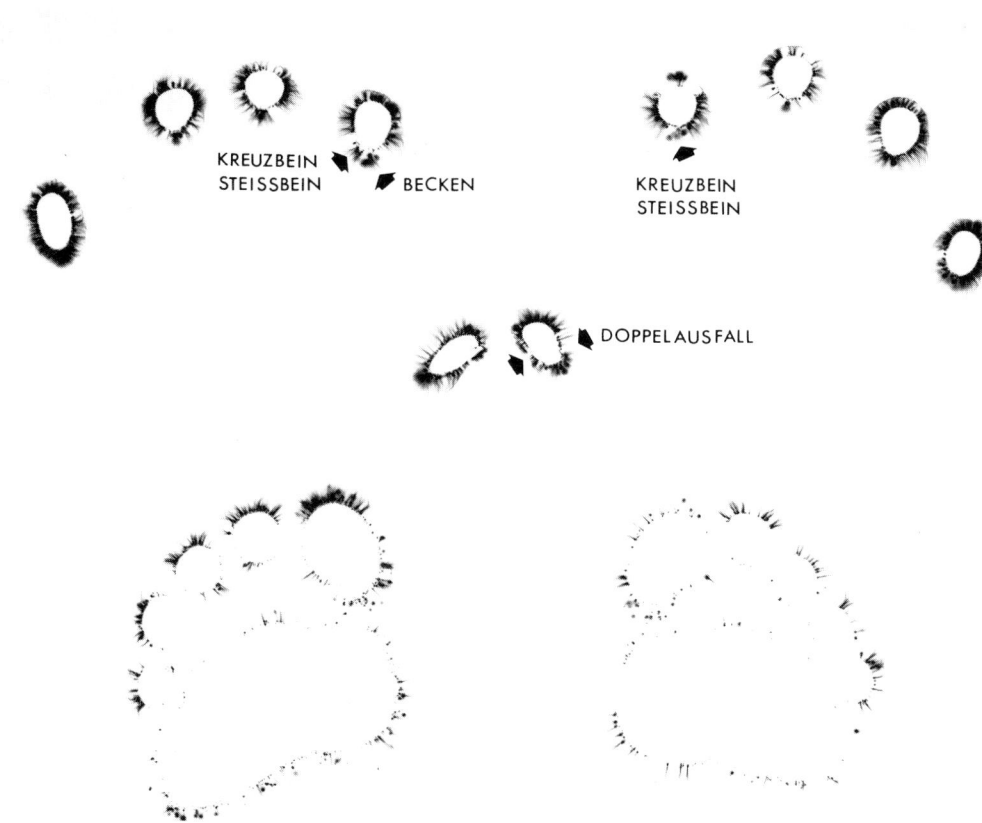

Rechts bleibt das Phänomen Doppelausfall, wenn auch abgeschwächt, bestehen. Auf der linken Seite wandelt sich das Phänomen Punktstraße um in Punktbelastung des gleichen Sektors. Auf der rechten und linken Seite im Umfluß Dickdarm/Nervendegeneration kann man jetzt im Kreuz-Steißbeingebiet Phänomene erkennen, die den Beschwerden der Patientin Rechnung tragen. Grundsätzlich sollte der Enddarm der Patientin klinisch abgeklärt werden.

Die Strahlenform nach Therapie zeigt nun einen Übergang vom Endokrinen zum Toxischen, muß aber noch als Mischtyp angesehen werden. Der Übergang der Strahlenform ins Toxische ist als reaktiv und somit positiv zu bewerten. Der verbleibende Doppelausfall auf der rechten Seite muß bei weiteren Kontrollaufnahmen beobachtet werden und gegebenenfalls am Anfang jeder Therapie stehen.

Die Therapie des Doppelausfalls ist einfach. Im Bereich der Schamhaargrenze verläuft der von mir gefundene horizontale Genitalmeridian („Energetik 4", siehe Literaturverzeichnis). Im vorderen Zentrum zeigen sich drei nebeneinanderliegende Punkte, die im Akupunkturpunkt KG 3 ihre Mitte haben.

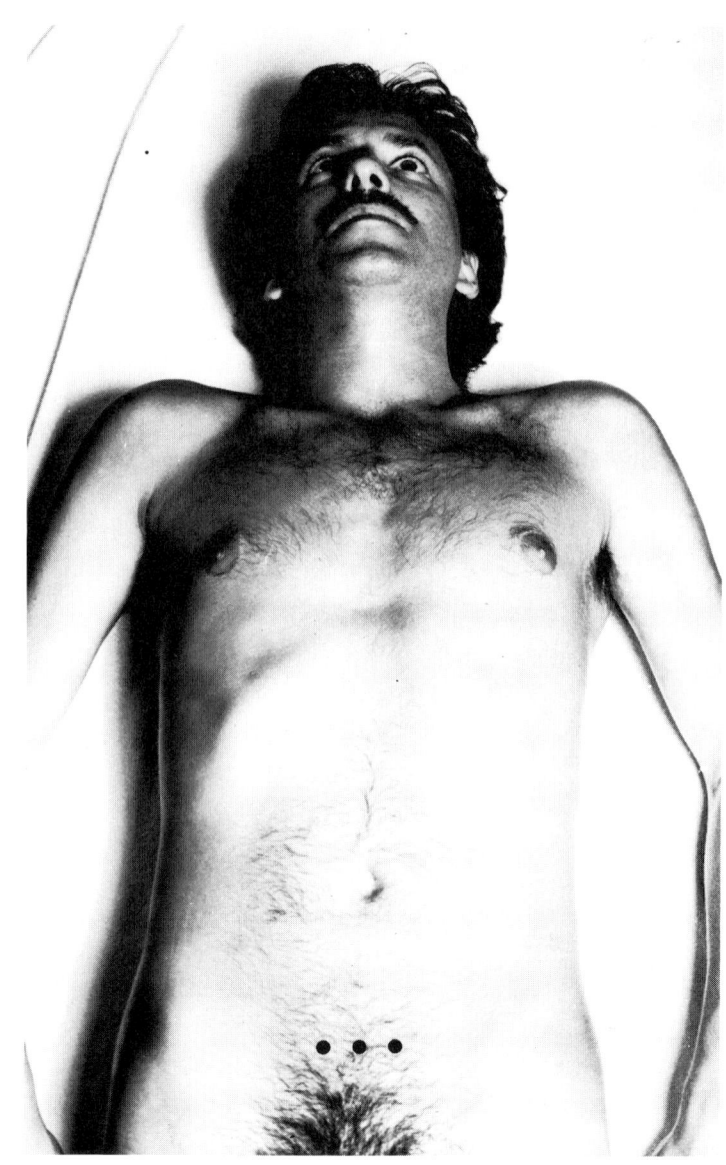

EINSTICHPUNKTE
Phänomen Doppelausfall
Lunge/Lymphe

Die beiden äußeren Punkte liegen etwa 2 cun von der Mitte. In diese drei Punkte injiziert man mit einer kleinen Nadel (18er) ein procainfreies Neuraltherapeuticum. Die Nadel wird in einem Winkel von 30° zur Bauchdecke des Patienten geführt. Pro Punkt reichen circa 0,3 ml der Injektionsflüssigkeit aus. Die anschließende Kontrollaufnahme zeigt meist den energetischen Zusammenschluß des Umflusses Lunge/Lymphe. Erst jetzt werden die anderen krankheitsanzeigenden Phänomene, soweit sie nicht schon durch die eben beschriebene einfache Behandlung beseitigt sind, diagnostisch-therapeutischen Überlegungen unterworfen. Bleibt nach der Injektion im Kontrollbild der Doppelausfall bestehen, so muß die beschriebene Injektion am folgenden und gegebenenfalls an weiteren Behandlungstagen erneut ausgeführt werden und zwar so lange, bis sich der energetische Umfluß Lunge/Lymphe schließt.

Eine unterstützende Therapie kann man über den Akupunkturpunkt Blase 31 durchführen. Diesen findet man über dem ersten Sacralloch. Ich injiziere ihn bei Frauen mit einem Agnus-castus-Präparat und beim Mann mit Sabal serulata D 12. Den Punkt Blase 31, dessen chinesischer Name Shang Liao ist, nennt die klassische Akupunktur auch den Meisterpunkt des Klimakteriums. Er ist ein Punkt mit starker hormoneller Wirkung. Kältegefühl der Extremitäten, Ischias und Lumbago oder Fieberschübe (Bachmann) werden als Indikationen angegeben. Für die E-T-D stellt dieser Punkt zunächst einmal das therapeutische Polaritätsareal für den Doppelausfall Lunge/Lymphe dar. Er ist außerdem der Generalpunkt für alle von hinten über den Nacken aufsteigenden Kopfschmerzen und Migränen.

Lassen Sie mich die Beschreibung des Doppelausfalls in einem Merksatz zusammenfassen: Das wichtigste Phämonen des E-T-D-Bildes stellt der Doppelausfall im energetischen Umfluß Lunge/Lymphe dar. Ohne eine Beseitigung dieses Phänomens kann sich das Gesamtbild nicht regulieren. Bei allen therapeutischen Überlegungen ist die Injektion in das Zentrum des Doppelausfalls, wie beschrieben, die erste Maßnahme. Erst wenn sich der Umfluß Lunge/Lymphe energetisch schließt, kann man mit einer Besserung des Gesamtbildes und der Symptomatik des Patienten rechnen. Schließt sich der Doppelausfall nach einmaliger Behandlung nicht, dann ist die Therapie so lange zu wiederholen, bis sich der Ausgleich im E-T-D-Bild zeigt. Therapeutisches Hilfsareal ist der Akupunkturpunkt Blase 31.

Hierzu der Fall:

Familienanamnese: Schwester der Mutter Diabetes.

Eigenanamnese: Mit 4 Jahren schwere Masern mit nachfolgender Augenmuskellähmung rechts; mit 7 Jahren Pneumonie, später Appendektomie; 1962 bei der ersten Entbindung Kaiserschnitt und Puerperalsepsis; 1 Jahr danach Thrombophlebitis rechts; 1964 schwere fieberhafte Bronchitis und Angina; 1968 zweite Entbindung mittels Saugglocke, dabei Kreislaufkollaps und 72 Stunden dauernde Bewußtlosigkeit.

Allmählich stellten sich folgende Krankheitssymptome ein: Obstipation, Druck im Oberbauch, Gebärmuttersenkung. Für die Patientin aber wesentlich unangenehmer waren: beim Autofahren das Gefühl, das Auto würde rückwärts fahren; Auftreten von Schwindelanfällen, bei denen sie selber dann nach hinten umfiel.

Befunde: Eine Röntgenkontrolle ergab eine bohnengroße Verdunkelung in der Gegend des Kleinhirns. Sämtliche fachärztlichen Untersuchungen und diagnostischen Klinikaufenthalte mit allen heute zur Verfügung stehenden Methoden brachten keine Klärung der Krankheitsursache, sondern nur neue Beschwerden, die nach der zweiten Myelographie auftraten:

1. Jede körperliche Bewegung nach links — auch nur leichtes Kopfdrehen — hatte zur Folge, daß die Patientin nach hinten stürzte.
2. Zunehmende starke Schreckhaftigkeit und Angst mit Lähmungsgefühl hinterher.

Jegliche Behandlung, gleich welcher Art, ob Chiropraktik, Injektionen nach neuraltherapeutischen Richtlinien, homöopathische oder allopathische Medikamente blieben ohne Erfolg.

Die Abbildung zeigt die Abstrahlung aller Energieumflüsse der Finger und Zehenkuppen, aufgenommen vor der Untersuchung und Behandlung.

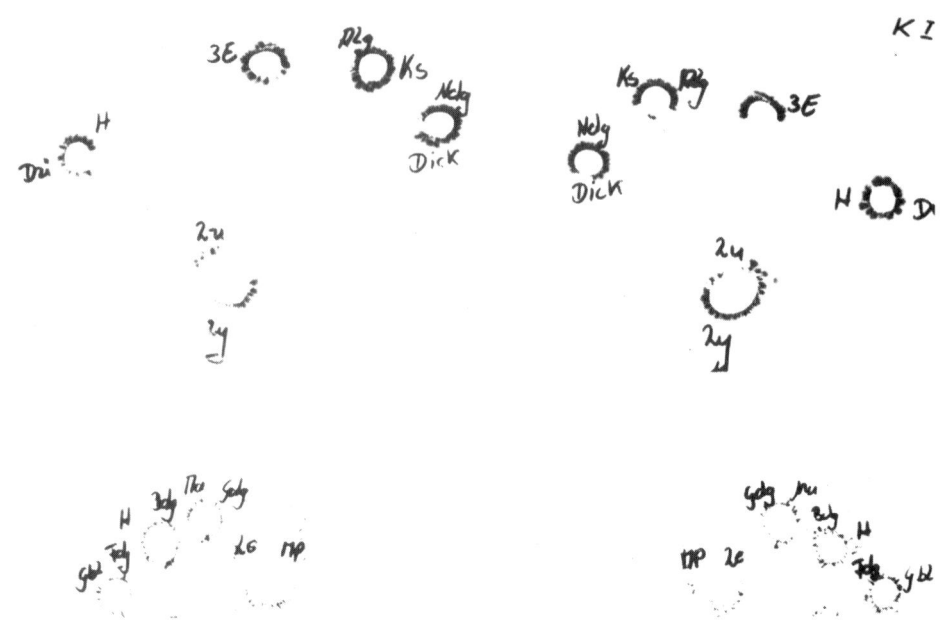

Wie bereits beschrieben, hat das Phänomen des Doppelausfalls absolute Priorität gegenüber allen anderen im E-T-D-Bild auftauchenden Phänomenen. Im Bild (siehe oben, Pfeil) zeigt sich der Doppelausfall auf der linken Seite.

Ich therapierte die Patientin mit einer Injektion in die bereits erörterten drei Punkte im Genitalbereich.

Die Kontrollphotographie (siehe unten) zeigt eine Beseitigung des Phänomens und einen Ausgleich in allen Energieumflüssen. Die Patientin erlebte ein Sekundenphänomen und ist bis zum heutigen Tage ohne Beschwerden.

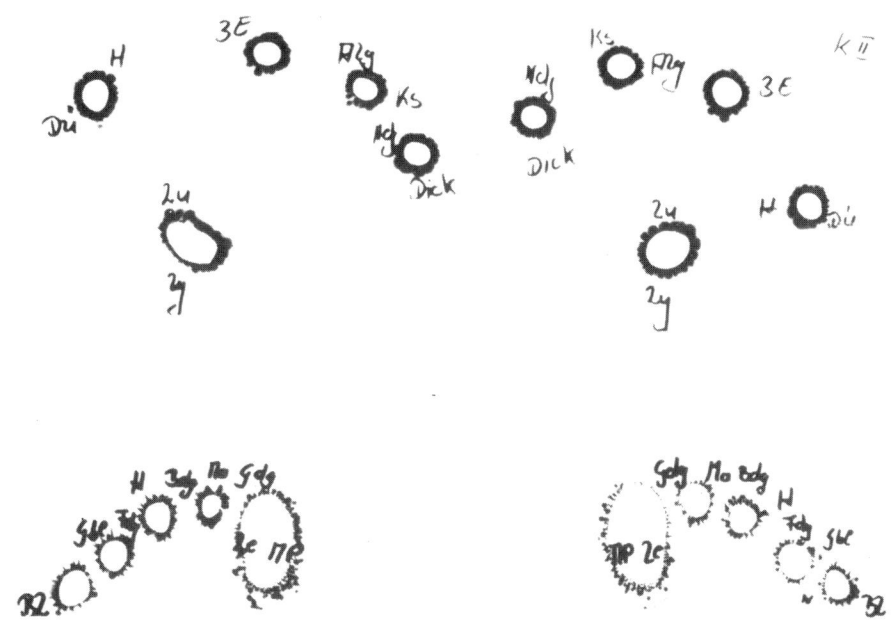

Toxische Phänomene im Umfluß Lunge/Lymphe

Die toxischen Phänomene im Umfluß Lunge/Lymphe können den gesamten Umfluß oder einzelne fokale Sektoren erfassen. Von Wichtigkeit sind die einzelnen Punkte besonders dann, wenn sie sich von der Strahlung absetzen. Die toxische Belastung des Umflusses zieht den gesamten Lymphfluß des Kopfes in Mitleidenschaft. Die therapeutischen Überlegungen müssen diesen Sachverhalt berücksichtigen.

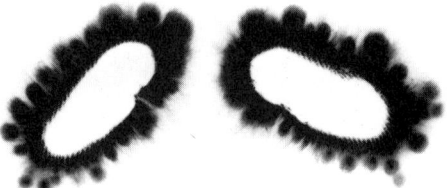

Ist der gesamt-energetische Umfluß Lunge/Lymphe toxisch belastet, so handelt es sich um eine Gesamtintoxikation des Lymphtoxinrings und aller seiner Areale. Diese allgemeine Intoxikation stellt in sich einen gravierenden Fokus dar, der den Gesamtorganismus und demnach auch das ganze E-T-D-Bild negativ beeinflußt. Aus diesem gewinnen wir dann unsere therapeutischen Hinweise. Die Therapie des Kopf-Lymphbereichs nenne ich: *Injektion in den Lymphfluß.*

Die Allgemeinbelastung des Umflusses Lunge/Lymphe verlangt eine Medikamentenmischung, die auf das Lymphsystem wirkt. Ich verwende in der Regel folgende Zusammensetzungen:

1. Möglichkeit: 1. Nosode Infizierte Lymphe D 12,
2. Nosode Katarrhalische Mischflora D 30,
3. Nosode chron. Tonsillitis D 30,
4. Formisoton D 15,
5. Nosode Influenzinum D 200.
Alle Mittel von Firma Staufen-Pharma, Göppingen.

2. Möglichkeit: 1. Schwörosin,
2. Schwörotox.
Beide Mittel von Firma Schwörer, Wiesenbach bei Heidelberg.

Diese Medikamentenmischungen verwende ich besonders dann, wenn der Umfluß Lunge/Lymphe Hinweise auf chronische Belastungen der Neben- und Stirnhöhlen gibt.

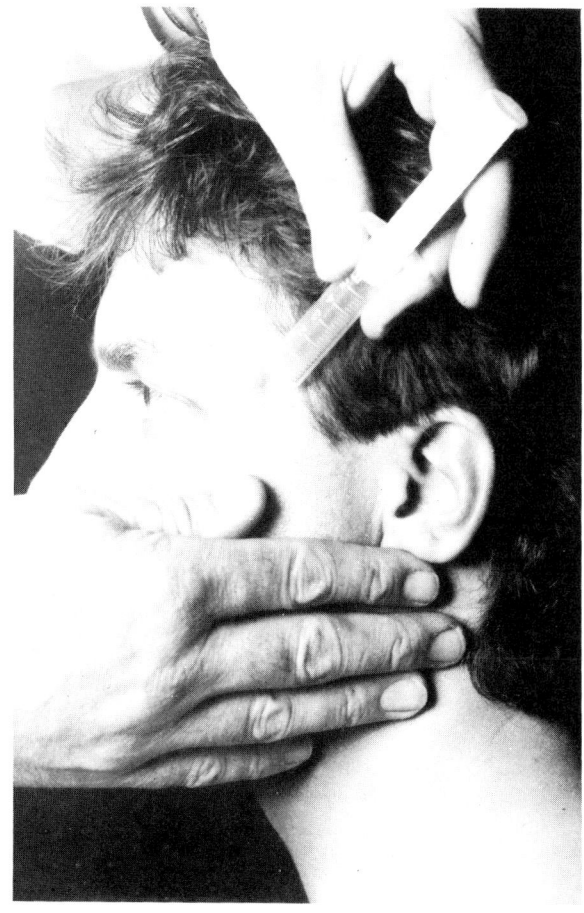
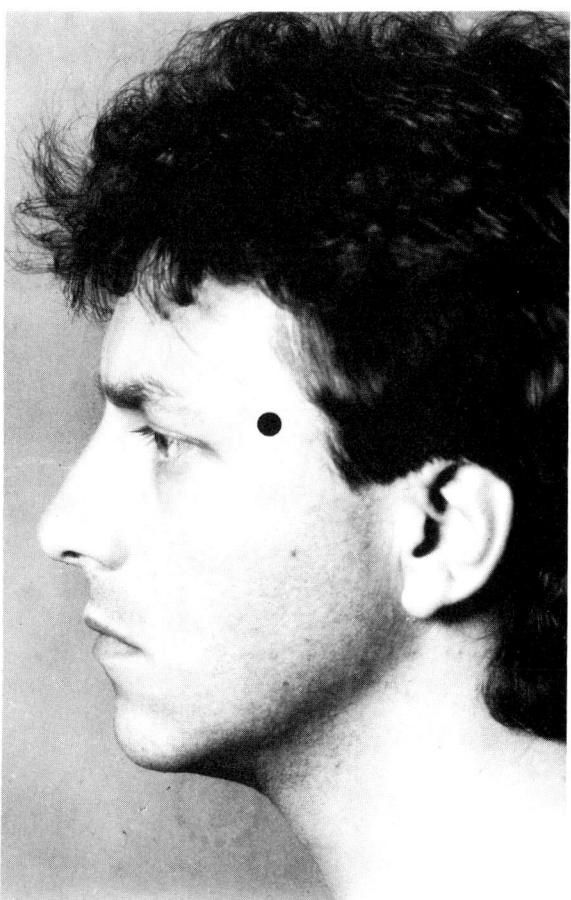

Injektion in den
Lymphfluß

EINSTICHPUNKT
Injektion in den Lymphfluß

3. Möglichkeit: 1. Lymphaden 2,0 ml von Firma Hevert, Sobernheim,
2. Nosoden-Injektion Infirmarius 2,0 ml von Firma Infirmarius-Rovit, Uhingen.

Diese Medikamentenmischung bewährt sich besonders bei den kompaktförmigen Verdichtungen im Umfluß Lunge/Lymphe.

Diese drei Möglichkeiten sind Grundmischungen. Arbeitet man schon länger mit meiner Methode, so spiegelt sich dann die Phänomenologie des Gesamtbildes in diesen Medikamentenmischungen wider.

Die Technik der Injektion, wie sie die Abbildung zeigt, läßt sich folgendermaßen beschreiben: Der Therapeut steht vor dem Patienten. Der spritzenführende Arm liegt auf dem Kopf des Patienten (rechte oder linke Seite). Einstichpunkt ist der Akupunkturpunkt Tai Yang rechts und links. Die Stichrichtung geht zum Akupunkturpunkt Dickdarm 20 in einem Neigungswinkel zum Schädel von 30°. Die Injektion wird mit einer kleinen Nadel (18er) durchgeführt.

In letzter Zeit habe ich mir angewöhnt, gleichzeitig mit derselben Injektionslösung die Mucosa des lymphatischen Rachenrings mit 0,2 ml pro Injektion und pro Seite zu injizieren, oder ich injiziere das Mittel Nosoden-Injektion Infirmarius allein rechts und links je 0,5 ml in die Mucosa des lymphatischen Rachenrings.

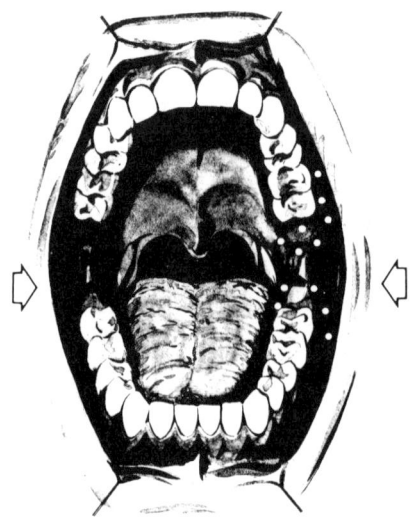

Bildquelle: Dr. Jochen Gleditsch: Mundakupunktur. WBV Biologisch-Medizinische Verlagsgesellschaft, Schorndorf

Ich verweise hierbei auf die hervorragende Arbeit von Jochen M. Gleditsch, die er in seinem Buch „Mundakupunktur" veröffentlicht hat. Damit habe ich den gesamten Lymphtoxinring erreicht, der sowohl die Nasen-Nebenhöhlen, Zähne, Nase, Ohr als auch den lymphatischen Rachenring erfaßt. Ich wiederhole: Die toxische Ringbelastung zeigt auf Gesamtintoxikationen des Körpers hin. Die Therapie erfolgt über den Lymphtoxinring mit der angegebenen oder einer entsprechenden Injektionsmischung. Hinzu kommt die Injektion an die Mucosa des lymphatischen Rachenrings.

Dadurch normalisiere ich das gesamttoxische Verhalten des Organismus und zwar wahrscheinlich über ein unbekanntes Relais, welches die Normalisierungsimpulse der Injektionsmischung an alle Bereiche des Körpers weiterträgt.

Die sektorale fokale Belastung im Umfluß Lunge/Lymphe

Hier kommt die beschriebene fokal-organische Wechselbeziehung zum Tragen. Einzelne Punkt-protuberanzen zeigen sich im Umfluß Lunge/Lymphe. Diese Phänomene werden in Übereinstimmung mit den energetischen Beziehungen auf das Gesamtbild übertragen, d.h., der belastete fokale Sektor, der spezifisch-energetische Beziehungen zu ebenfalls spezifischen Zellen, Geweben, Organen oder Systemen hat, wird in der Regel an den betreffenden topographischen Stellen ebenfalls Phänomene aufweisen. Zum besseren Verständnis möchte ich Ihnen hierzu einen Fall zeigen:

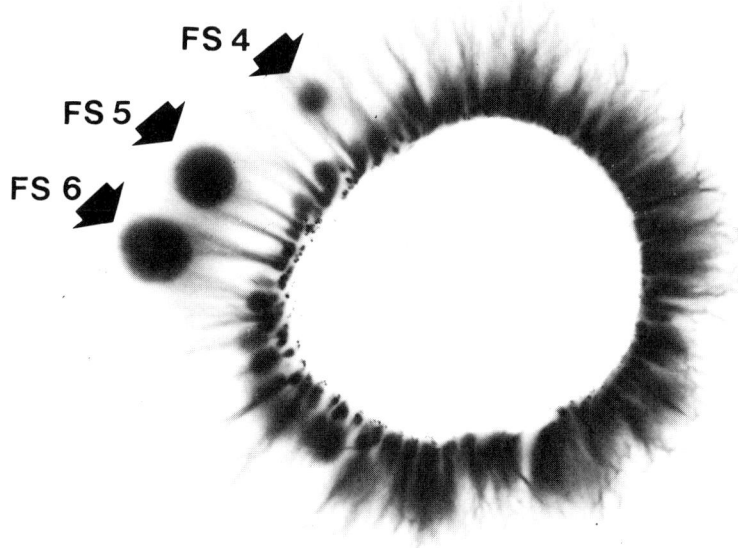

Auf der linken Seite des Umflusses dominieren die abgesetzten Punktprotuberanzen. Es handelt sich um die Sektoren 4, 5 und 6, wobei 5 und 6 die größte Belastung zeigen. Nach R. Volls Odontontafeln haben diese Sektoren unter anderem folgende Beziehungen:

Odonton 4 (bei der E-T-D = fokaler Sektor 4 = FS 4) zum Hypophysen-Hinterlappen,
Odonton 5 (FS 5) zum Thymus und zur Mamma,
Odonton 6 (FS 6) zur Niere, Mamma, Thyreoidea.

Diese Beziehungen sind nun auf das Gesamtbild zu übertragen:

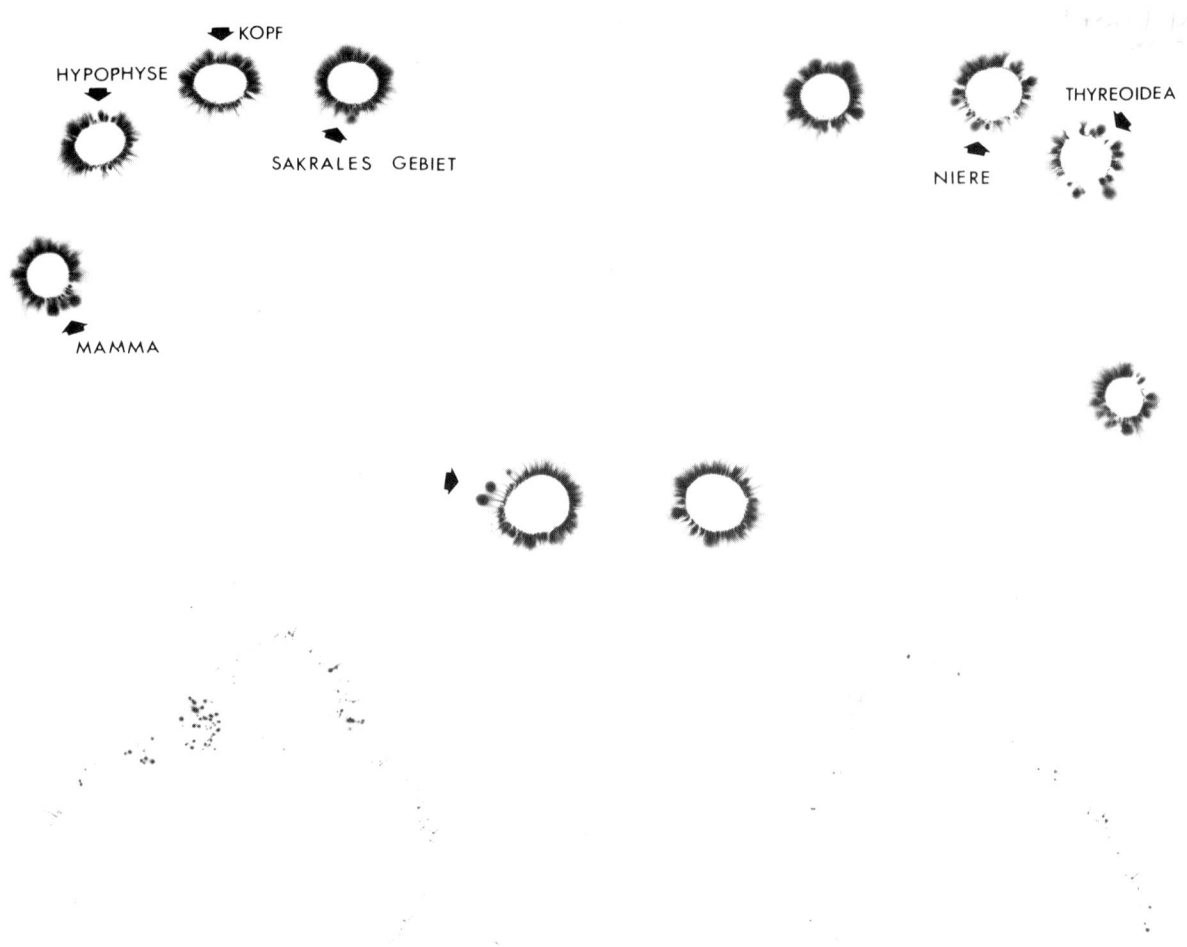

Ich habe die Verbindungen zum Gesamtbild mit Pfeilen markiert. Es handelt sich hier untereinander um die Wechselbeziehungen Hypophyse (FS 4) — Thymus und Mamma (FS 5) — Niere-Mamma-Thyreoidea (FS 6). Man erkennt die organischen Wechselbeziehungen besonders deutlich an den Sektoren FS 5 und FS 6.

Die 56jährige Patientin kam mit folgenden Beschwerden in die Praxis: Seit langer Zeit klagt sie über Kopfschmerzen, starke Unruhezustände, Stauungen in beiden Brüsten, besonders links. Links wurde bei der letzten Mammographie ein kleiner Knoten entdeckt. Sie klagt über starkes

Völlegefühl und Druck im Oberbauch, Schmerzattacken in der Wirbelsäule, besonders im unteren lumbalen Anteil, außerdem ab und zu über Migräne sowie dauernden Kopfdruck. Die Mamma war also belastet sowie die Thyreoidea, die Hypophyse und die Niere, also alle Sektoren, wie sie die fokal-organische Wechselbeziehung angibt (siehe Topographie). Auch alle anderen Beschwerden lassen sich durch die Phänomene im Gesamtbild erkennen und erklären. Hier geht es jedoch darum zu zeigen, wie die Therapie, die sich aufgrund der Phänomene in Lunge/Lymphe ergibt, das Gesamtgeschehen miterfaßt.

Die bereits beschriebene Injektion in den Lymphfluß ist hier das therapeutische Mittel der Wahl. Die Injektionsmischung muß diesmal jedoch spezifisch sein und den fokal-organischen Wechselbeziehungen gerecht werden, d.h., die belasteten Fokalsektoren und ihre energetischen Beziehungen müssen auf Medikamente übertragen werden. Hier wird also ein Hypophysen-, Lymph-, Nieren- und Thyreoidea-Medikament zusammengemischt und in den Lymphfluß und an die Mucosa des lymphatischen Rachenrings injiziert. Selbstverständlich muß das Geschehen im linken Oberkiefer der Patientin auch klinisch überprüft werden. Diese Untersuchung wurde in der Klinik durchgeführt, und die Zähne 5 und 6 wurden extrahiert. Beide Wurzeln hatten Granulome. Erst nach diesem Eingriff erfolgte eine Intensivbehandlung, die erstens von allen fokalen Resonanzzonen insgesamt (siehe dort) und zweitens von den durch die organische Wechselbeziehungs-Information im E-T-D-Bild sichtbaren Organfeldern ausging.

Fassen wir zusammen:

Die ablesbaren Phänomene zeigen eine Übereinstimmung mit der Symptomatik der Patientin. Die wichtigsten Zeichen sind hier die abgesetzten Punkte im Sektor Lunge/Lymphe. Die energetischen Beziehungen, die sich aus diesen Sektoren ablesen lassen, zeigen sich nun im Gesamtbild. Die Bedeutung der organischen Wechselbeziehungs-Information ergibt sich, wenn die Verbindungsareale gemäß der Topographie festgestellt werden.

Grundsätzlich müssen Phänomene im Sektor Lunge/Lymphe wie bei diesem Fall besonders, wenn sie sich weit absetzen, klinisch überprüft werden. Eventuell verifizierbare Herde sind zu entfernen. Die Nachbehandlung bezieht sich nicht nur auf das Operationsgebiet, sondern schließt alle durch die organische Wechselbeziehungs-Information angezeigten Organe und Systeme ein.

Die kompaktförmige Degeneration der Daumen

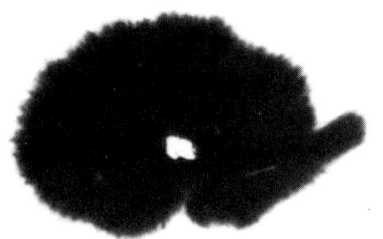 

Ein drittes immer wieder auftauchendes Lunge/Lymphe-Phänomen sind die degenerativen kompaktförmigen Umflüsse von Lunge/Lymphe. Hierbei handelt es sich um eine Starre des lymphatischen Umflusses, welche die Therapie der Lymphe durch die beschriebene Injektion in den Lymphfluß verlangt. Ohne die Auflösung der Degeneration kann keine Besserung der Gesamtsituation des Patienten erwartet werden. Besonders wichtig ist dieses Phänomen, wenn es auf der linken Seite auftritt. Zusätzlich kann man dann beginnende oder bereits kompaktförmige Degenerationen im Umfluß Dickdarm/Nervendegeneration links beobachten. Hierbei ist besonders auf Systemerkrankungen zu achten wie z.B. Multiple Sklerose, Lateralsklerose, Ataxie etc. Nicht alle diese Erkrankungen zeigen sich allerdings durch solche Phänomene; doch wenn sich in einem E-T-D-Bild die oben beschriebene Situation so zeigt, ist auch an diese schweren Erkrankungen zu denken. Es gilt in jedem Fall der Grundsatz, daß degenerative Strahlungsstrukturen rückläufig werden müssen. Die beschriebenen und weiter noch zu beschreibenden Therapien sollen die Degenerationen aufreißen und rückläufig machen, d.h., zum *toxischen* oder *endokrinen* Strahlenniveau zurückführen.

Abschließend ist zu sagen, daß eine Reihe besonderer Phänomene im Umfluß Lunge/Lymphe auftauchen können, die dann eine spezifische Aussagekraft haben. Für den Anfang jedoch reicht es aus, sich an die hier beschriebenen Phänomene und die dazugehörigen Therapien zu halten. Die Behandlungen mit den Injektionen in den Lymphfluß und an die Mucosa des lymphatischen Rachenrings sind eine segensreiche Entdeckung, und ich kann nur jedem Therapeuten raten, diese bei therapieresistenten Krankheiten anzuwenden. Es ist meine Erfahrung, daß gerade Menschen mit klinisch nicht verifizierbaren Beherdungen des Kopfes oder anderer Areale besonders gut auf diese therapeutischen Maßnahmen ansprechen.

Hierzu ein Fall:

Bei diesem Patienten handelt es sich um den 56jährigen Mann einer Kollegin. Die Kollegin war so freundlich, mir die genaue Anamnese ihres Mannes zu erstellen.

Eigenanamnese und Befunde:

1928	Operation an vereiterten Halslymphknoten
1929	über mehrere Monate schwerer Keuchhusten
1943	Beckendurchschuß und Unterschenkel-Schußbruch
1945	Scharlach (in Gefangenschaft), anschließend Gelenkrheumatismus (Aspirin-Kur, mehrmals täglich 10 Tabletten), seitdem Herzrhythmusstörungen
1952	Knochenmarkfistel an der Unterschenkel-Schußnarbe mit operativer Behandlung
1955	Nierensteinkolik mit spontanem Steinabgang
1955—73	in unregelmäßiger hausärztlicher Behandlung wegen Arhythmie, Coronarspasmen und essentieller Hypertonie ohne Besserung des Befindens bei zunehmend depressiver und mutloser Gemütsverfassung
1973—77	Einnahme von biologischen Herz- und Nierenmitteln ohne Antihypertonica — relativ beschwerdearm bei RR-Werten um 160/90—95
1977	Mitte Januar erhöht sich der RR sprunghaft auf 190/110. Nach Blutegeleinsatz gesenkt auf 190/100. — Eine Woche später bei Wettersturz plus Streß abends plötzlicher, aufsteigender Schmerz von übelkeiterregender Stärke in Richtung Schädeldach, der sich 4 Stunden später mit dem Gefühl eines sprudelnden Springbrunnens wiederholt, gefolgt von schlagartig einsetzender Bewußtlosigkeit. Bei dem schweren Sturz hintenüber in gestreckter Haltung schlug der Hinterkopf auf die Balkonbrüstung auf. Die dabei entstandene breite Platzwunde brachte eine starke Entlastungsblutung. Der Notarzt diagnostizierte noch eine rechtsseitige Hemiplegie, die in der Ambulanz der Klinik bereits als abklingend bezeichnet wurde und auf der Intensivstation, trotz täglicher Hinweise auf ein Gehirngeschehen, weder diagnostisch noch therapeutisch beachtet wurde.
Diagnose:	Infarkt vom seltenen Typ nach Adams-Stokes-Anfall, kein Anhalt für einen Hirnprozeß. Wie nach einem Infarkt mußte der Patient nach einigen Tagen aufstehen, sich waschen, zur Toilette gehen und leichte Gymnastik machen. Erst nach Intervention eines befreundeten Arztes, der sich sehr nachdrücklich nach dem Ergebnis einer Lumbalpunktion erkundigte und sein Erstaunen darüber ausdrückte, daß man trotz des Vorliegens einer — wenn auch passageren — Hemiplegie keine vorgenommen habe, wurde einen Tag später punktiert und man fand Blut im Liquor.

Diagnose: Subarachnoidalblutung.

Es erfolgte eine Verlegung in die Neurologie. In der Zwischenzeit durfte sich der Patient in seinem Bett plötzlich nicht mehr bewegen, geschweige es verlassen.

Es folgten EEG und Gehirn-Szintigramm. Es ergab sich kein Hinweis auf ein operationswürdiges Aneurysma, wohl aber fanden sich starke Schlängelungen und Kaliberschwankungen der Arterien mit auffallenden sklerotischen Wandeinlagerungen.

Der Blutdruck stieg immer wieder auf hypertone Werte an, die aber keine Beachtung fanden, ebensowenig wie Gesichtsödeme und empfindliche Fußreflexe, die auf eine Nierenbeteiligung hinwiesen. Die Nieren seien in Ordnung, der Harn o.B.

1977   Am 1. März nach 5 1/2 Wochen Klinikaufenthalt Entlassung. Die erste Harnuntersuchung danach ergab: Eiweiß, Blut, Bakterien, Leukozyten. Der Befund des Urologen: chronisch intermittierende aufsteigende Pyelonephritis mit nephrotischem Einschlag. Keine Steine.

Vom 1. April 1977 an wieder voll im Dienst.

Im Juli 1977, nach biologischer und homöopathischer Behandlung und Fußreflexzonenbehandlung, ging ohne Kolik ein 1 cm langer, ausgewaschener, bröckeliger, sehr schmaler Nierenstein ab.

In der Folgezeit normalisierten sich zwar alle Laborwerte weitgehend, jedoch blieb das Allgemeinbefinden unbefriedigend: schnelle geistige Ermüdbarkeit, Reizbarkeit, Lustlosigkeit, unüberwindliche Tagesschläfrigkeit.

1977   September: Erstmalige Vorstellung des Patienten in meiner Praxis.

Die erste Abbildung zeigt die Abstrahlung aller Terminalpunkte der Finger und Zehen, aufgenommen vor der Untersuchung und Behandlung.

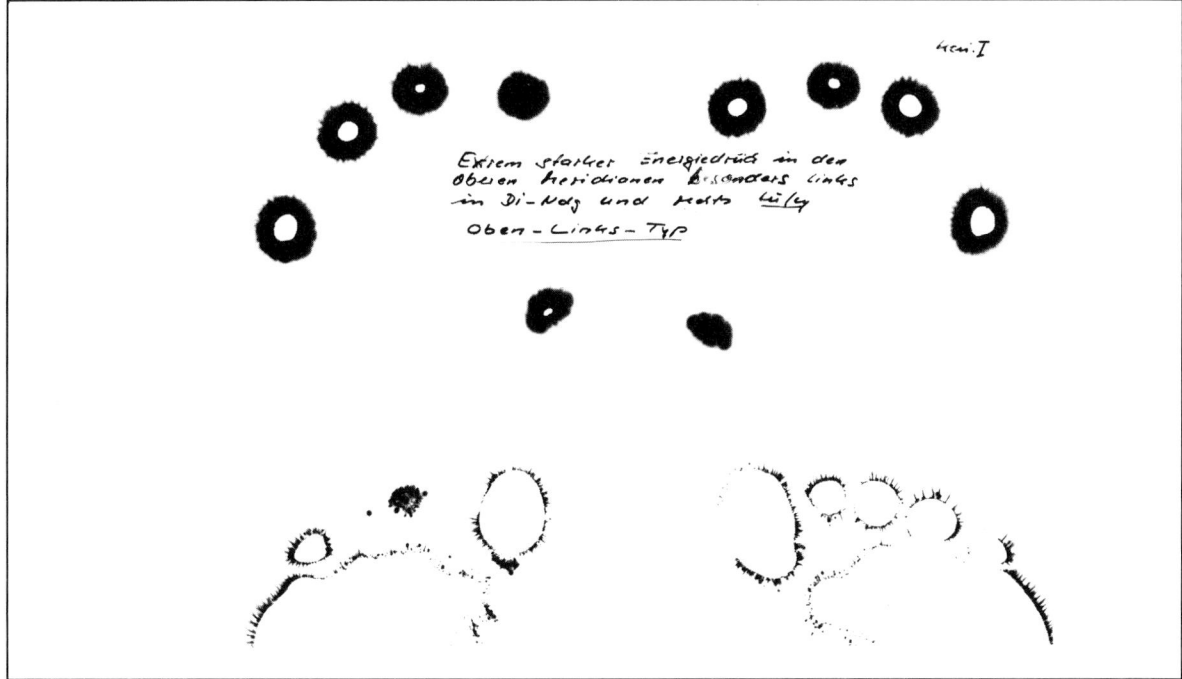

Das Bild zeigt eine allgemein degenerative Strahlenqualität. Der dritte Schritt diagnostischer Überlegungen bezieht sich besonders auf die Abstrahlungen beider Daumen, die in diesem Fall degenerativ verändert sind. Dies bezeichnet eine Blockade im Lymphfluß des Kopfes (siehe Topographie). Gleichgültig, welches Beschwerdebild ein Patient haben mag, muß bei einer derart gravierenden Phänomenologie in Lunge/Lymphe zuerst dieser Sektor ausgeglichen werden. Hierzu bedient man sich der vorher beschriebenen Therapie.

Das Kontrollbild, das ich ca. 20 Minuten nach dieser Manipulation anfertigte, zeigt die Richtigkeit dieser Überlegungen.

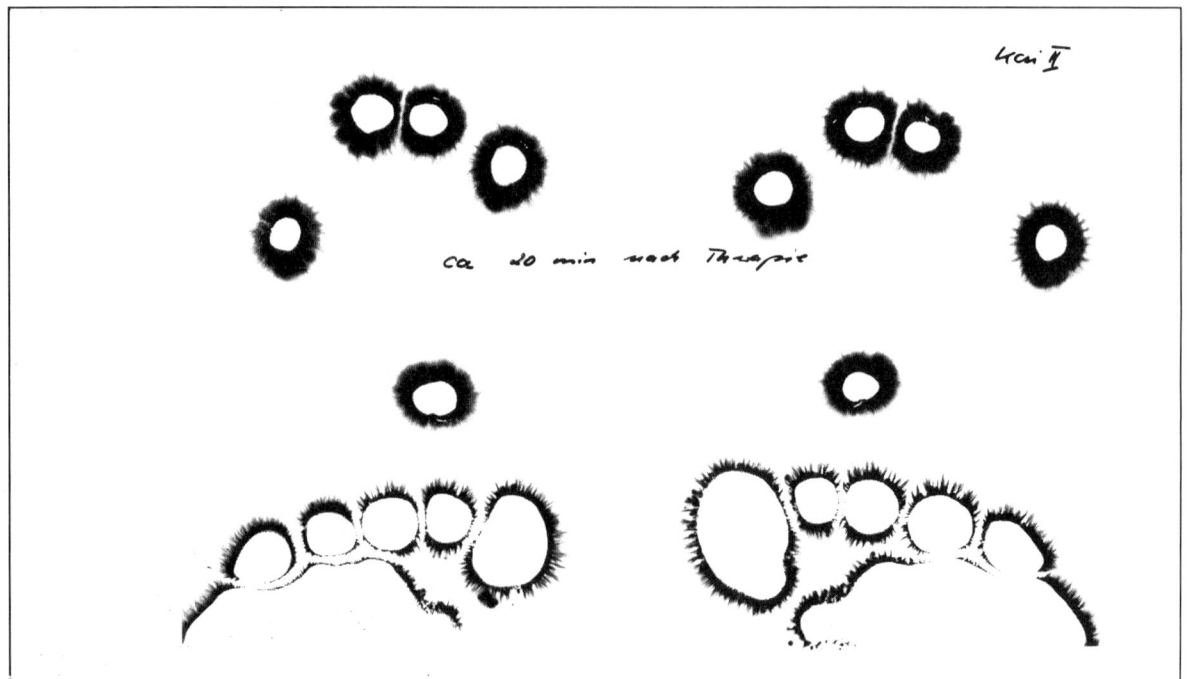

In dieser Kontrollaufnahme können Sie die Auflösung aller wichtigen negativen Phänomene sehen. Die Kompaktstrahlung oben und die Phänomene des linken Fußes sind verschwunden. Das Befinden des Patienten stimmte mit diesem Bild überein, und die Kollegin sagte mir, daß sie bereits auf dem Heimweg eine deutliche Änderung in der Haltung ihres Mannes wahrnehmen konnte. Er war heiter, gelassener, hoffnungsvoller, und sie konnte auch eine Veränderung in Richtung der ursprünglichen Wesensart feststellen.

Interessant war es für mich, den Patienten zwei Monate später wiederzusehen. Die Kollegin behandelte ihren Mann in der Zwischenzeit nach meinen Angaben, so wie sie es auf meinem Seminar gelernt hatte.

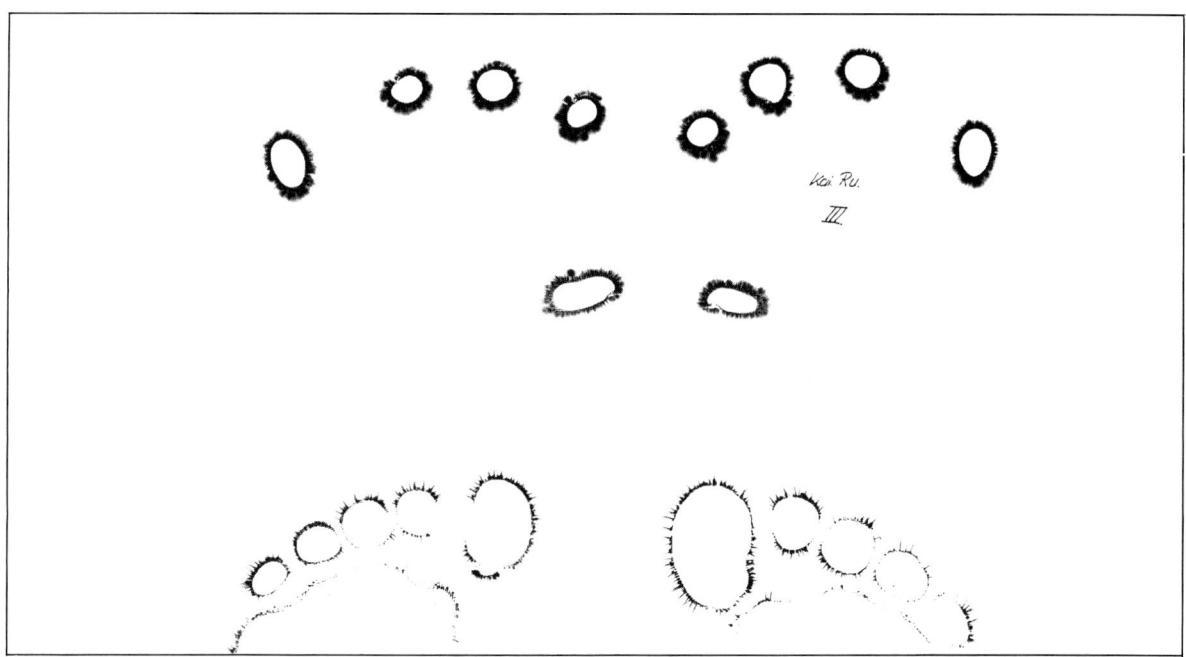

Dieses Bild zeigt einen verblüffenden Ausgleich aller Abstrahlungen. Im energetischen Umfluß Lunge/Lymphe zeigen sich jetzt Punktprotuberanzen, die eine Weiterführung der Therapie (Injektion in den Lymphfluß und an die Mucosa des lymphatischen Rachenrings) verlangen.

Das Kontrollbild zeigt die Richtigkeit dieser therapeutischen Überlegung.

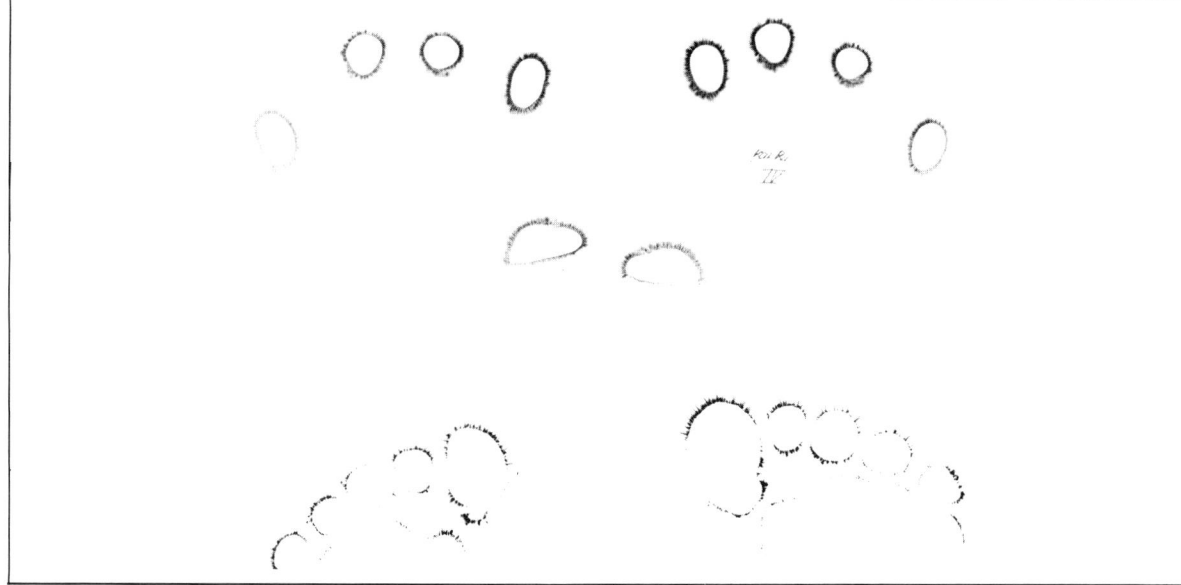

Vierter Schritt: *Die segmentale oder spinale organische Wechselbeziehung*

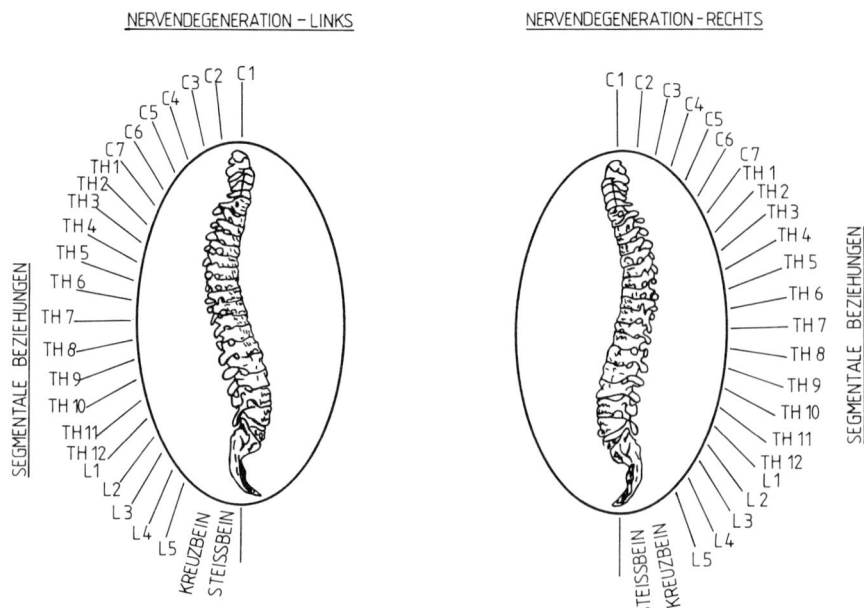

NERVENDEGENERATION – LINKS

NERVENDEGENERATION – RECHTS

Der vierte Schritt der Diagnose aus dem E-T-D-Bild betrifft die Betrachtung einer weiteren organischen Wechselbeziehung. Es sind dies die energetischen Impulse aus und zum spinalen System. Das spinale System zeigt sich in der Abstrahlung Nervendegeneration rechts und links, vornehmlich jedoch auf der linken Seite. Treten auf der linken Seite Phänomene im Abstrahlungsgebiet Nervendegeneration auf, so ist hier erst in zweiter Linie an vertebragene Erkrankungen zu denken. Die krankhaften Veränderungen der Wirbelsäule zeigen sich vermehrt auf der rechten Seite in den Sektoren Nervendegeneration.

Wie bei der fokalen organischen Wechselbeziehung gilt auch hier, daß die aufgefundenen Phänomene mit den Beziehungen des Segments zum Gesamtorganismus in Verbindung gebracht werden und umgekehrt. Zeigen sich Phänomene im zugeordneten Organsektor, dann ist eine krankhafte Belastung der entsprechenden Bereiche anzunehmen. Wie bei der fokalen organischen Wechselbeziehung bieten sich beide Seiten der Belastung als therapeutische Zonen an. Ja, es müssen sogar beide Sektoren, sowohl der segmentale wie der zugeordnete Organsektor, zur gleichen Zeit behandelt werden.

Im folgenden nun einige Beispiele im Bild, die das Beschriebene verdeutlichen sollen:

118

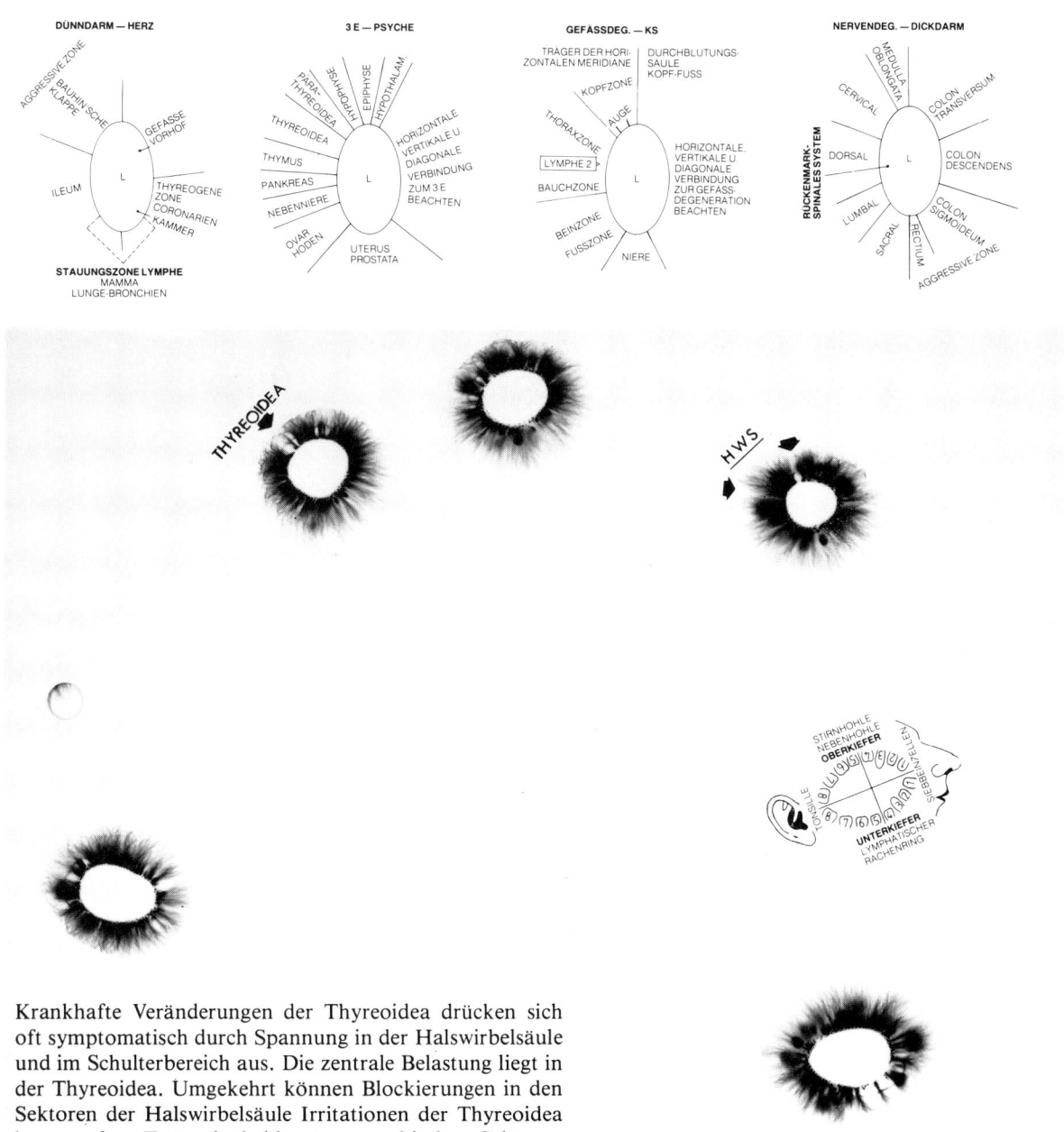

DÜNNDARM — HERZ

AGGRESSIVE ZONE
BAUHIN'SCHE KLAPPE
GEFÄSSE VORHOF
ILEUM
THYREOGENE ZONE
CORONARIEN KAMMER
L

STAUUNGSZONE LYMPHE
MAMMA
LUNGE-BRONCHIEN

3 E — PSYCHE

PARA-THYREOIDEA
HYPOPHYSE
EPIPHYSE
HYPOTHALAM.
THYREOIDEA
THYMUS
PANKREAS
NEBENNIERE
OVAR HODEN
HORIZONTALE, VERTIKALE U. DIAGONALE VERBINDUNG ZUM 3 E BEACHTEN
UTERUS PROSTATA
L

GEFÄSSDEG. — KS

TRAGER DER HORIZONTALEN MERIDIANE
DURCHBLUTUNGS-SAULE KOPF-FUSS
KOPFZONE
AUGE
THORAXZONE
LYMPHE 2
BAUCHZONE
BEINZONE
FUSSZONE
NIERE
HORIZONTALE, VERTIKALE U. DIAGONALE VERBINDUNG ZUR GEFASS-DEGENERATION BEACHTEN
L

NERVENDEG. — DICKDARM

MEDULLA OBLONGATA
CERVICAL
COLON TRANSVERSUM
DORSAL
COLON DESCENDENS
LUMBAL
COLON SIGMOIDEUM
SACRAL
RECTUM
AGGRESSIVE ZONE
RÜCKENMARK, SPINALES SYSTEM
L

THYREOIDEA

HWS

STIRNHOHLE
NEBENHOHLE
OBERKIEFER
TONSILLE
UNTERKIEFER
LYMPHATISCHER RACHENRING

Krankhafte Veränderungen der Thyreoidea drücken sich oft symptomatisch durch Spannung in der Halswirbelsäule und im Schulterbereich aus. Die zentrale Belastung liegt in der Thyreoidea. Umgekehrt können Blockierungen in den Sektoren der Halswirbelsäule Irritationen der Thyreoidea hervorrufen. Treten in beiden topographischen Sektoren Phänomene auf, so ist die Möglichkeit der segmentalen Therapie gegeben.

119

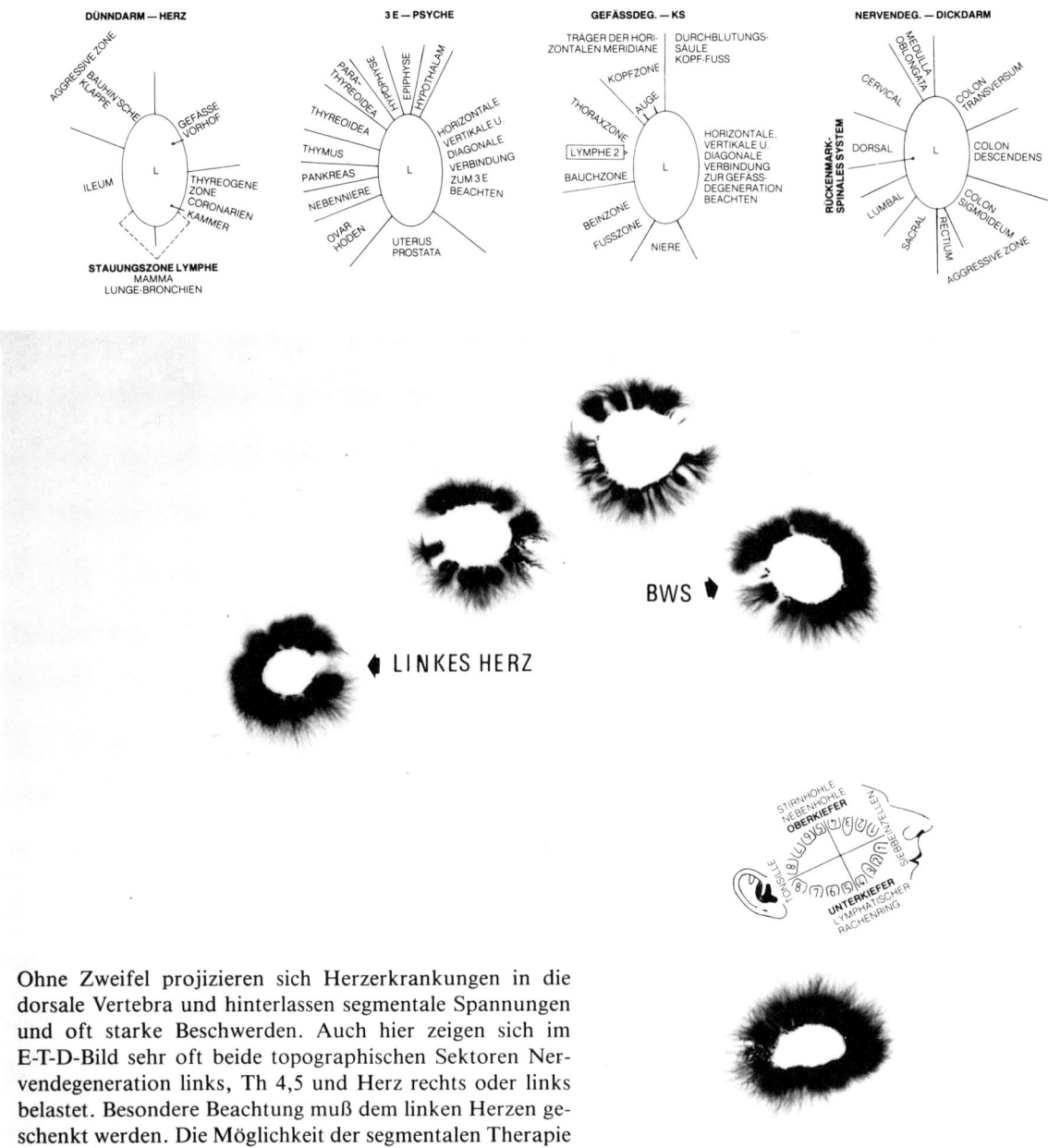

DÜNNDARM — HERZ

AGGRESSIVE ZONE · BAUHIN'SCHE KLAPPE · GEFÄSSE VORHOF · ILEUM · THYREOGENE ZONE · CORONARIEN KAMMER
L
STAUUNGSZONE LYMPHE
MAMMA
LUNGE-BRONCHIEN

3 E — PSYCHE

PARA-THYREOIDEA · HYPOPHYSE · EPIPHYSE · HYPOTHALAM · THYREOIDEA · THYMUS · PANKREAS · NEBENNIERE · OVAR HODEN · UTERUS PROSTATA
L
HORIZONTALE VERTIKALE U. DIAGONALE VERBINDUNG ZUM 3 E BEACHTEN

GEFÄSSDEG. — KS

TRÄGER DER HORIZONTALEN MERIDIANE · DURCHBLUTUNGS-SÄULE KOPF-FUSS · KOPFZONE · AUGE · THORAXZONE · LYMPHE 2 · BAUCHZONE · BEINZONE · FUSSZONE · NIERE
L
HORIZONTALE, VERTIKALE U. DIAGONALE VERBINDUNG ZUR GEFÄSS-DEGENERATION BEACHTEN

NERVENDEG. — DICKDARM

MEDULLA OBLONGATA · CERVICAL · COLON TRANSVERSUM · DORSAL · COLON DESCENDENS · RÜCKENMARK-SPINALES SYSTEM · LUMBAL · SACRAL · RECTUM · COLON SIGMOIDEUM · AGGRESSIVE ZONE
L

◀ LINKES HERZ

BWS ▶

STIRNHÖHLE · NEBENHÖHLE · OBERKIEFER · SEITENZELLEN · TONSILLE · UNTERKIEFER · LYMPHATISCHER RACHENRING

Ohne Zweifel projizieren sich Herzerkrankungen in die dorsale Vertebra und hinterlassen segmentale Spannungen und oft starke Beschwerden. Auch hier zeigen sich im E-T-D-Bild sehr oft beide topographischen Sektoren Nervendegeneration links, Th 4,5 und Herz rechts oder links belastet. Besondere Beachtung muß dem linken Herzen geschenkt werden. Die Möglichkeit der segmentalen Therapie ist hier ebenfalls angezeigt, selbstverständlich unter Berücksichtigung des Geschehens am Herzen.

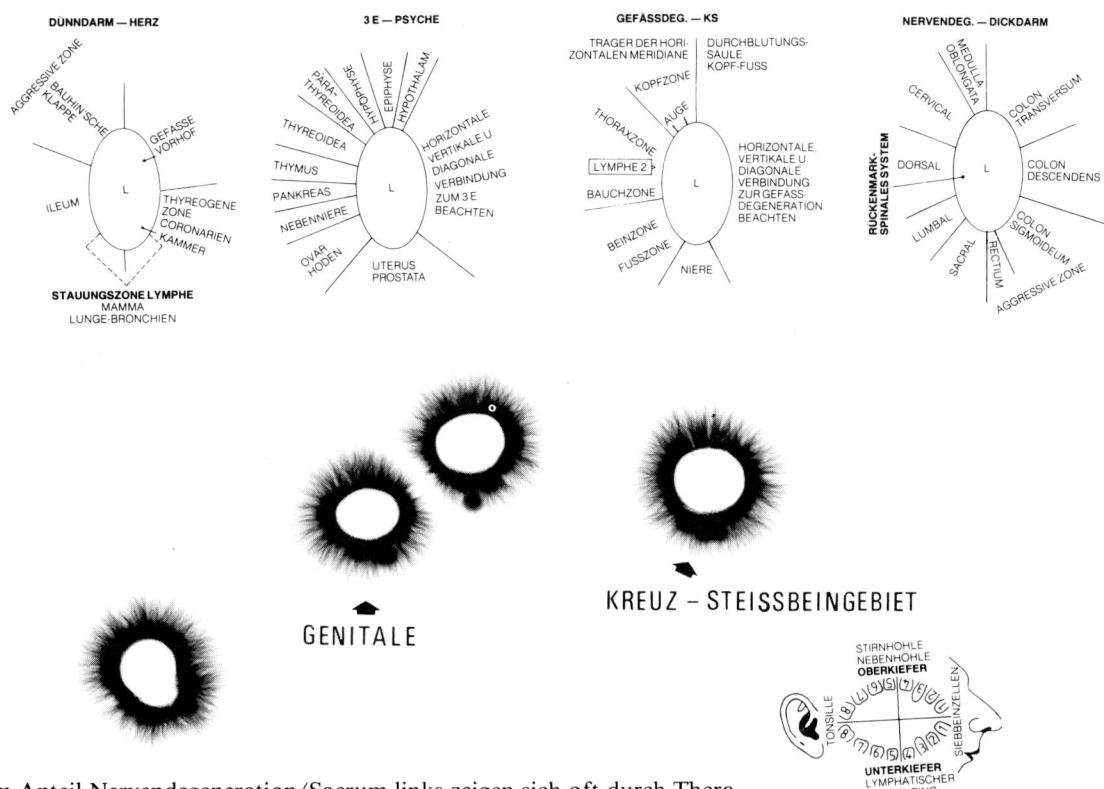

DÜNNDARM — HERZ

AGGRESSIVE ZONE
BAUHIN'SCHE KLAPPE
GEFÄSSE VORHOF
ILEUM
L
THYREOGENE ZONE CORONARIEN KAMMER

STAUUNGSZONE LYMPHE
MAMMA
LUNGE-BRONCHIEN

3 E — PSYCHE

PARA THYREOIDEA
EPIPHYSE
HYPOPHYSE
HYPOTHALAM
THYREOIDEA
THYMUS
PANKREAS
NEBENNIERE
OVAR HODEN
L
HORIZONTALE U. VERTIKALE U. DIAGONALE VERBINDUNG ZUM 3 E BEACHTEN
UTERUS PROSTATA

GEFÄSSDEG. — KS

TRÄGER DER HORIZONTALEN MERIDIANE
DURCHBLUTUNGS-SÄULE KOPF-FUSS
KOPFZONE
AUGE
THORAXZONE
LYMPHE 2
BAUCHZONE
L
HORIZONTALE, VERTIKALE U. DIAGONALE VERBINDUNG ZUR GEFÄSS-DEGENERATION BEACHTEN
BEINZONE
FUSSZONE
NIERE

NERVENDEG. — DICKDARM

MEDULLA OBLONGATA
CERVICAL
COLON TRANSVERSUM
DORSAL
L
COLON DESCENDENS
LUMBAL
RECTUM
SACRAL
COLON SIGMOIDEUM
RÜCKENMARK-SPINALES SYSTEM
AGGRESSIVE ZONE

GENITALE

KREUZ – STEISSBEINGEBIET

STIRNHÖHLE
NEBENHÖHLE
OBERKIEFER
TONSILLE
SIEBBEINZELLEN
UNTERKIEFER
LYMPHATISCHER RACHENRING

Im Anteil Nervendegeneration/Sacrum links zeigen sich oft durch Therapie nicht auflösbare Phänomene. Hier ist in jedem Fall das Genitale mitzubeachten. Die Patienten klagen über Beschwerden der Wirbelsäule und des Beckens. In Wirklichkeit maskiert sich das Genitalgeschehen durch gravierende Symptomatik im Hüft- und Beckenbereich. Im E-T-D-Bild reagiert immer die organische Wechselbeziehung, wenn die Symptome im Rückenbereich liegen. In jedem Fall, in dem Phänomene in beiden Sektoren auftreten, muß die Situation gynäkologisch oder urologisch abgeklärt werden. Grundsätzlich sollen also Phänomene im Abstrahlungsgebiet Nervendegeneration links mit den dazugehörenden Organsektoren in Verbindung gebracht und abgeklärt werden.

Die Beispiele zeigen, wie wichtig die Beachtung der segmental-organischen Wechselbeziehung ist. Treten in den zusammengehörenden Arealen Phänomene auf, so ist die Belastung des Organsektors sicher. Mittels der segmentalen Therapien wie Neuraltherapie, Chiropraktik, Akupunktur, Baunscheidt, Schröpfen usw. können über die energetischen Wechselbeziehungen regulierende Informationsreize geleitet werden, die dazu beitragen, die Organbelastung je nach Schwere ihres Auftretens zu verringern oder gar aufzuheben.

Fünfter Schritt: Die Abstrahlung Gefäßdegeneration/KS

GEFÄSSDEG. — KS

TRÄGER DER HORIZONTALEN MERIDIANE
KOPFZONE
AUGE
THORAXZONE
LYMPHE 2
BAUCHZONE
BEINZONE
FUSSZONE
L
DURCHBLUTUNGSSÄULE KOPF-FUSS
HORIZONTALE, VERTIKALE U. DIAGONALE VERBINDUNG ZUR GEFÄSSDEGENERATION BEACHTEN
NIERE

KS — GEFÄSSDEG.

DURCHBLUTUNGSSÄULE KOPF-FUSS
TRÄGER DER HORIZONTALEN MERIDIANE
KOPFZONE
AUGE
THORAXZONE
LYMPHE 2
BAUCHZONE
BEINZONE
FUSSZONE
R
HORIZONTALE, VERTIKALE U. DIAGONALE VERBINDUNG ZUR GEFÄSSDEGENERATION BEACHTEN
NIERE

Bei der Betrachtung eines E-T-D-Bildes stellt der energetische Umfluß des Mittelfingers Gefäßdegeneration/KS rechts und links sowohl für die Diagnose als auch für die Therapie ein wichtiges Zentrum dar. Hier handelt es sich um die dritte große organische Wechselbeziehung der E-T-D. Man muß sich den Menschen innerhalb dieser Abstrahlung aufrecht stehend vorstellen.

Zur Erleichterung der Diagnostik im Umfluß Gefäßdegeneration/KS habe ich den aufrechtstehenden Menschen skizziert in die Abstrahlung hineingestellt und verschiedene Umflußgrößen auf ein Lineal projiziert. Die Linien zeigen die Boden- und Kopflinie sowie die sieben horizontalen Energieschnitte. Man sucht sich auf dem Lineal die für die Abstrahlung passende Schablone heraus und kann unmittelbar danach ablesen, welche Region des Körpers belastet ist. Diese Belastungen wiederum überträgt man auf das Gesamtbild.

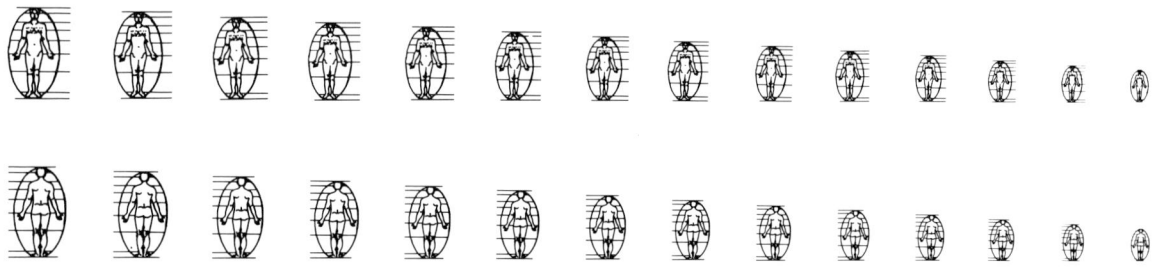

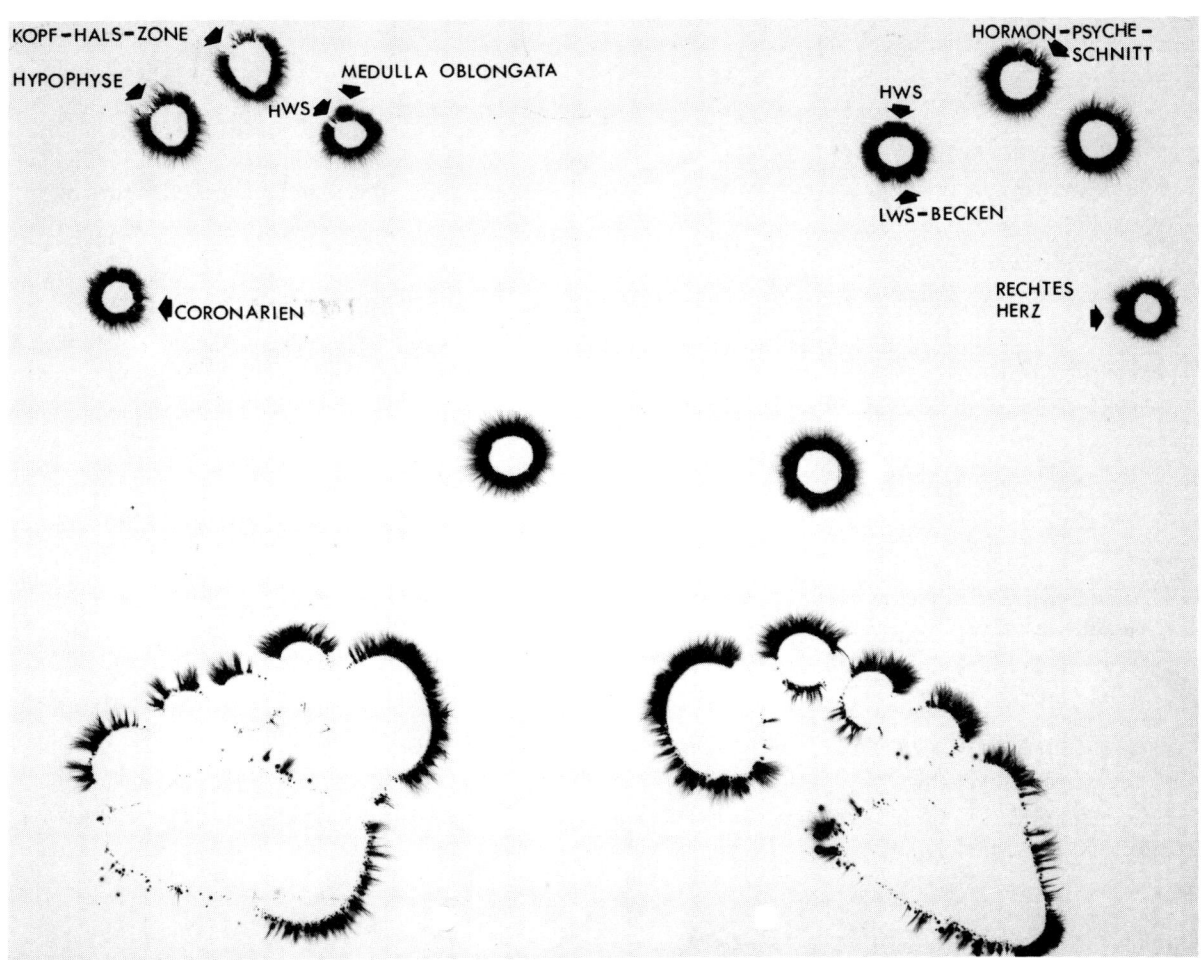

Zunächst zeigen die Phänomene die Kreislaufsituation, d.h. die Durchblutungsverhältnisse des Körpers von oben nach unten in den einzelnen Körperregionen. Nach Projektion des in aufrechter Stellung gedachten Menschen in die Abstrahlung Gefäßdegeneration/KS kann man durch horizontale Schnitte die krankhaft belasteten Körperregionen des Menschen erkennen. So kann man die auf dieser Linie projizierten belasteten Organe finden. Das setzt voraus, daß an den topographischen Arealen der betreffenden Organe ebenfalls Belastungen zu erkennen sind. Somit stellt dieser Umfluß eine sekundäre organische Wechselbeziehung dar und gibt gleichzeitig wichtige therapeutische Hinweise.

Es handelt sich um das Bild einer 32jährigen Frau.

Als Beschwerden gibt sie an: starke Unruhe, Schlafstörungen, Herzdruck, Kreislaufstörungen mit Schwindel und Kopfdruck. Starke Schweiße. Die Periode ist unregelmäßig und während der Periode Kreuzschmerzen.

Anamnese: keine Auffälligkeit.

Familien-Anamnese: Mutter hat Depressionen.

Alle klinischen Untersuchungen o.B.

Klinische Diagnose: vegetative Dystonie.

Das E-T-D-Bild zeigt alle drei Strahlungsqualitäten, überwiegend toxisch-degenerativ. Ich lasse die anderen diagnostischen Schritte unberücksichtigt und widme mich der Abstrahlung Gefäßdegeneration/KS.

In diesem Fall zeigt sich die Verletzung der Umflußstrahlung Gefäßdegeneration/KS in den oberen Segmenten links und rechts. Es dominiert die Kopf-Hals-Zone (siehe S. 126).

Die Hinweise beziehen sich also auf das Gebiet der Hormon-Psyche-Horizontale und der Lymph-Horizontale (siehe dort). Nun müssen die Phänomene des energetischen Umflusses Gefäßdegeneration/KS auf das Gesamtbild übertragen werden. Es handelt sich wie vorher gezeigt um den Bereich Kopf-Hals.

Folgende anderen Umflüsse werden auf negative Belastungen untersucht:

1. 3E/Psyche rechts und links,
2. Lunge/Lymphe rechts und links,
3. Nervendegeneration rechts und links.

Hier zeigen sich nun folgende Belastungen:

1. 3E/Psyche links: Krampflumineszenzen von Hypophyse bis Thyreoidea,
2. Lunge/Lymphe rechts: toxische Belastung,
3. Nervendegeneration links: Medulla oblongata und das Gebiet um C 7.

Zusammengefaßt bedeutet dies, daß besonders das Endokrinium, konkret die Hypophyse, die Parathyreoidea und die Thyreoidea für das Beschwerdebild der Patientin mitverantwortlich sind.

Auch alle anderen Beschwerden zeigen sich durch Phämonene an den zuständigen topographischen Sektoren. Auf der rechten Seite im Gefäßdegeneration/KS erkennt man noch den Beckenschnitt, der auf Unregelmäßigkeiten der dort repräsentierten Organe hinweist.

Das Resümee wäre, unter Berücksichtigung aller Veränderungen im Gesamtbild, die Therapie des Endokriniums (siehe S. 156, 3E/Psyche). Durch die horizontalen Schnitte bietet sich außerdem die Therapie über die Hormon-Psyche- und Lymphhorizontalen an (siehe S. 135).

Hier nun nochmals die energetischen Umflüsse Gefäßdegeneration/KS in der Einzelprojektion. Sehr deutlich kann man den Umfang der energetischen Verletzungen der Umflüsse durch die aufgelegte Schablone erkennen.

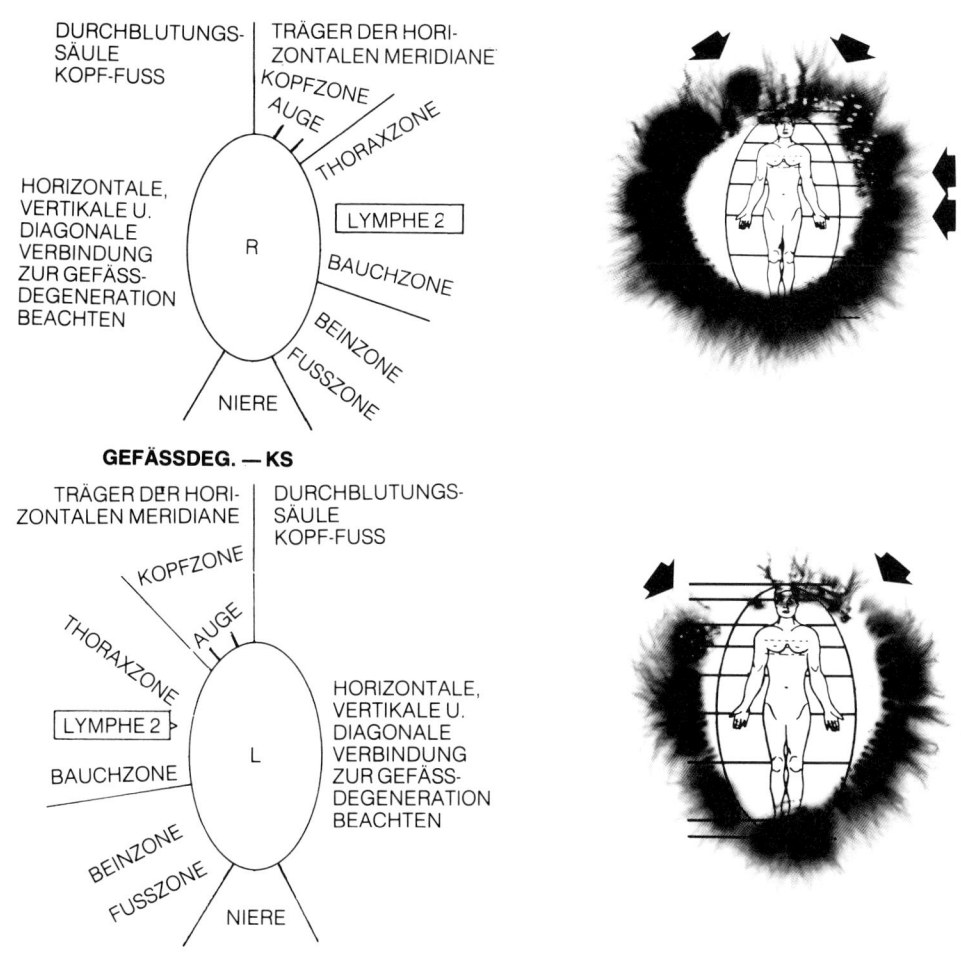

KS — GEFÄSSDEG.

GEFÄSSDEG. — KS

Die horizontalen Schnitte und ihre Beziehungen zum Gesamtbild

Die nächsten Skizzen zeigen die einzelnen horizontalen Schnitte und die Beziehungen zum Gesamtbild. Sie sind Beispiele dafür, wie man die Abstrahlung Gefäßdegeneration/KS auf die energetischen Umflüsse des Gesamtbildes übertragen kann. Immer wenn Phänomene innerhalb dieser Zonen auftreten, muß man sie mit den beschriebenen anderen topographischen Sektoren in Verbindung bringen. Die Auswahl der therapeutischen Möglichkeiten ergibt sich einerseits aus der Phänomenologie der jeweils aufgeführten Umflüsse oder andererseits aus den horizontalen Energielinien (siehe Seite 132).

Erster Zusammenhang: Kopf-Hals-Zone

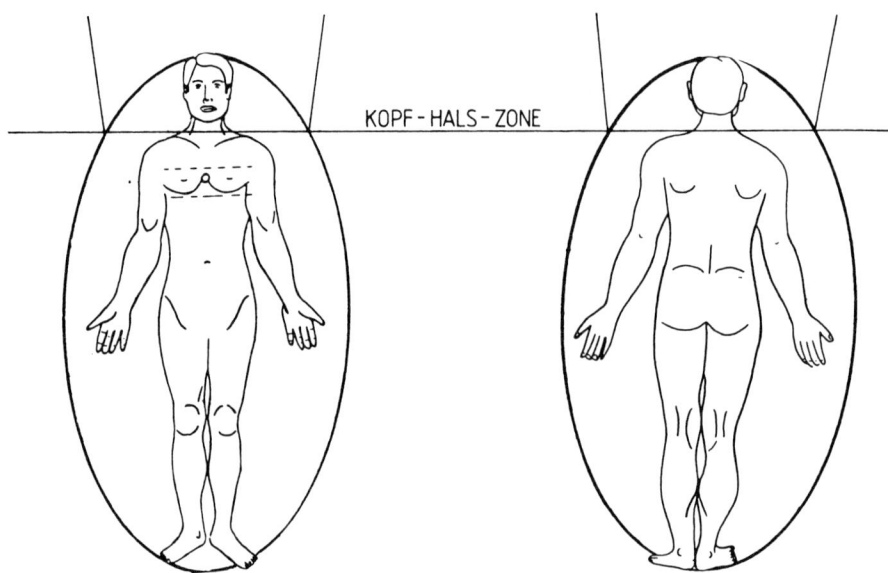

KOPF - HALS - ZONE

Im Abstrahlungsgebiet der *Hände* sind folgende Umflüsse auf Phänomene zu überprüfen:
1. Lunge/Lymphe,
2. Di/Nervendegeneration,
3. 3E/Psyche.

Im Abstrahlungsgebiet der *Füße* müssen folgende Umflüsse auf Phänomene überprüft werden:
1. Milz/Pankreas/Leber,
2. Blase/Niere.

Zweiter Zusammenhang: Brust-Thorax-Zone

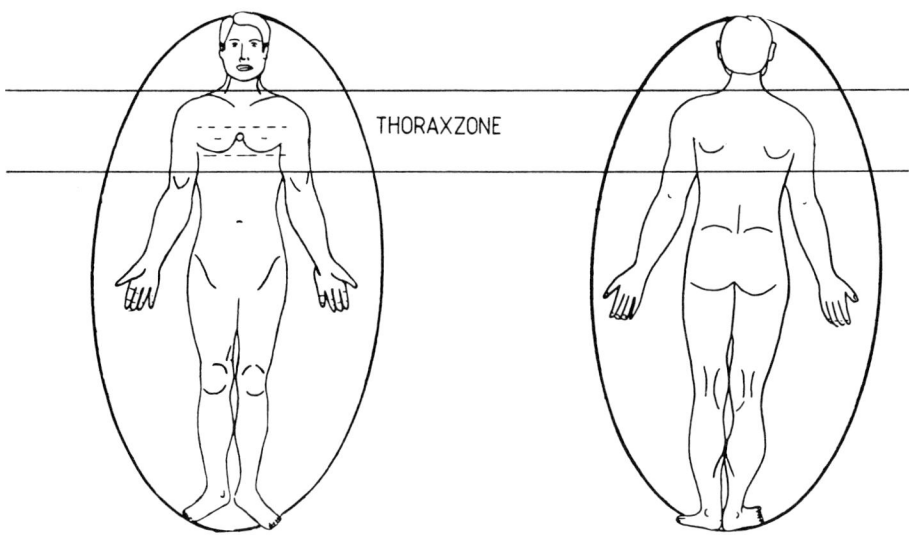

THORAXZONE

Im Abstrahlungsgebiet der *Hände* ist auf folgende Zusammenhänge zu achten:
1. Lunge/Lymphe (fokal-organische Wechselbeziehung),
2. Nervendegeneration besonders links (segmental-organische Wechselbeziehung),
3. 3E/Psyche (Thyreoidea, Thymus),
4. Herz rechts und links.

Im Abstrahlungsgebiet der *Füße* ist auf folgende Zusammenhänge zu achten:
1. Leere im Yin (Druck über das Zwerchfell nach oben),
2. Leere rechter oder linker Fuß.

Dritter Zusammenhang: Bauch-Zone

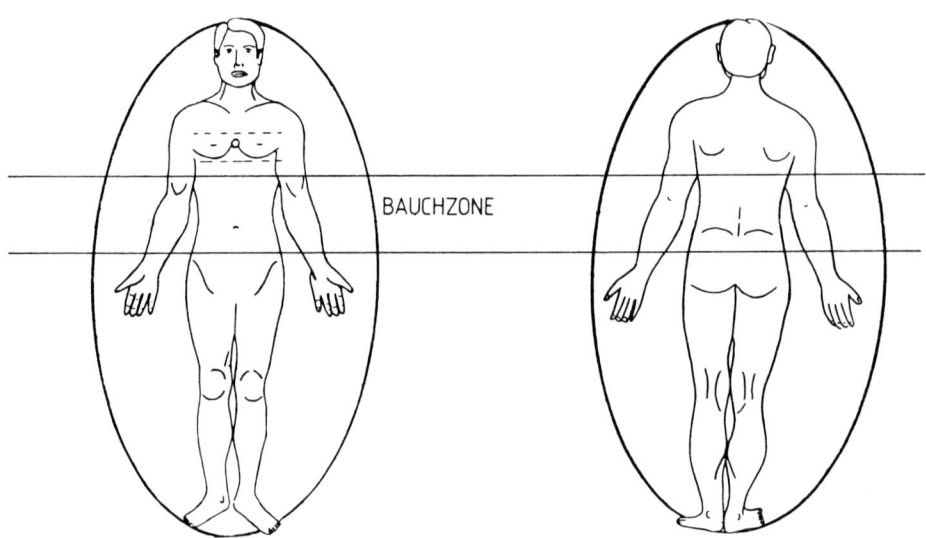

BAUCHZONE

Im Abstrahlungsgebiet der *Hände:*
1. Lunge/Lymphe (fokal-organische Wechselbeziehung),
2. Nervendegeneration besonders links (segmental-organische Wechselbeziehung),
3. Dickdarm rechts und links (besonders die aggressiven Zonen),
4. 3E/Psyche (Sektoren: Pankreas, Nebenniere),
5. Dünndarm rechts und links (besonders die aggressiven Zonen).

Im Abstrahlungsgebiet der *Füße:*
1. Leber/Milz/Pankreas,
2. die aggressiven Zonen der Füße,
3. Magen/Gelenkdegeneration rechts und links,
4. Galle/fettige Degeneration,
5. Blase/Niere.

Vierter Zusammenhang: Genitale Becken-Zone

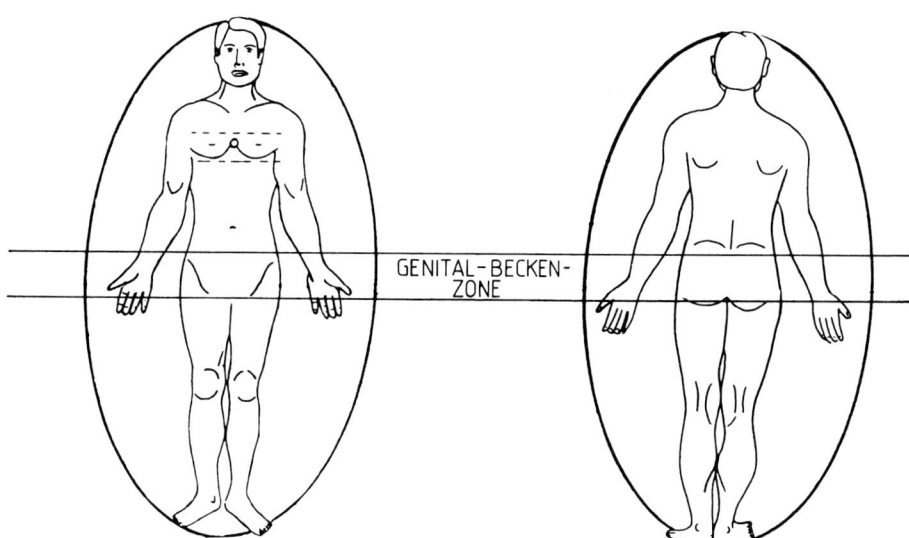

Im Abstrahlungsgebiet der *Hände:*

1. Lunge/Lymphe (fokal-organische Wechselbeziehung),
2. Dickdarm rechts und links,
3. Nervendegeneration rechts und links, besonders LWS und Becken,
4. 3E/Psyche — Genitalsektor,
5. alle aggressiven Zonen an Händen und Füßen.

Fünfter Zusammenhang: Bein-Zone

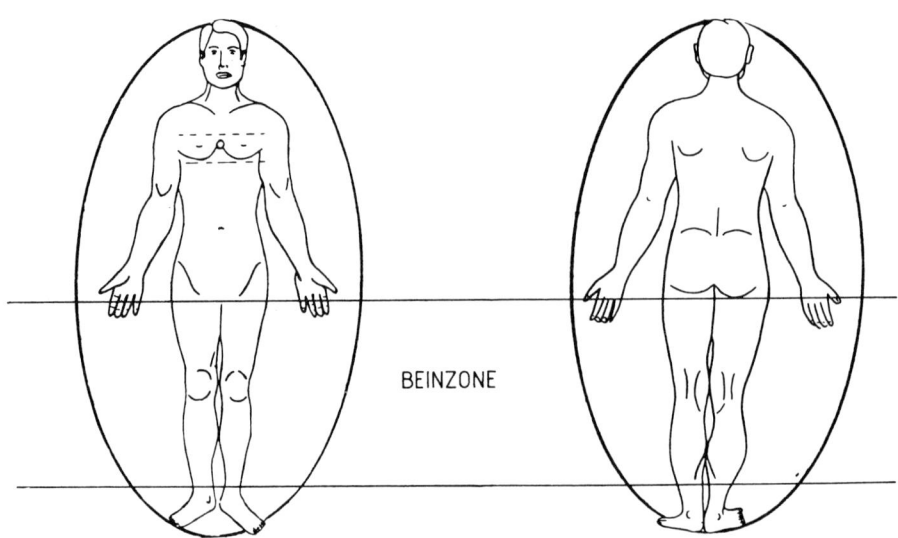

BEINZONE

Im Abstrahlungsgebiet der *Hände:*

1. Lunge/Lymphe (fokal-organische Wechselbeziehung),
2. Dickdarm rechts und links, besonders die Lympheckpunkte,
3. Nervendegeneration rechts und links — Becken, LWS,
4. 3E/Psyche (verdrängende Genitalprozesse),
5. Herz rechts und links (Ödeme).

Im Abstrahlungsgebiet der *Füße:*

1. Gesamtleere im Yin,
2. Leere rechter oder linker Fuß,
3. besonders beachten: Milz/Pankreas/Leber,
4. Galle/fettige Degeneration (Pfortaderstauung).

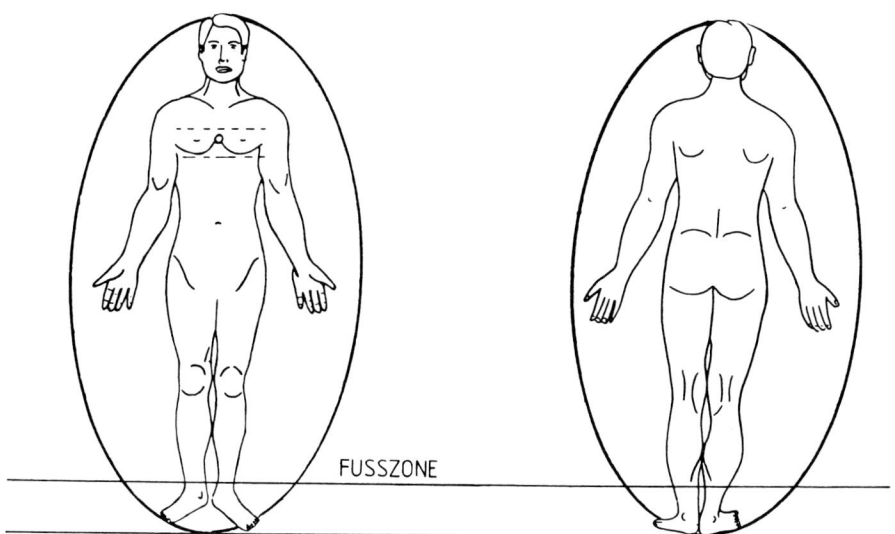

FUSSZONE

Die Fuß-Zone entspricht vor allen Dingen den Nieren. Trotzdem sollten die Abstrahlungen, wie ich sie bei der Bein-Zone beschrieben habe, mitbeachtet werden.

Die Therapie über die horizontalen Energielinien

Nach langjähriger Beobachtung kranker Menschen und ihrer E-T-D-Bilder erkannte ich, daß Energielinien nicht nur vertikale, sondern ebenso horizontale und diagonale Verlaufsrichtungen haben. Das gab den Anstoß zu therapeutischen Überlegungen und Versuchen. Ich fand Therapiezonen, die auf horizontal und diagonal verlaufenden Energiebändern zu finden sind. Interessant dabei ist, daß im Gegensatz zu den Meridianen der Akupunktur auf den horizontalen und diagonalen Energiekanälen Zonen — und nicht Punkte — zu finden sind. Sie reagieren weniger gut auf die Therapie mit der Nadel; zeigen aber gute Ergebnisse, wenn man sie mit den entsprechenden biologischen Medikamenten behandelt. Es handelt sich also um energetische Therapielinien, die horizontal zu den vertikal angelegten Meridianen der Akupunktur verlaufen. Die Kreuzungsstellen der Meridiane mit den Horizontalen stellen die Therapiezonen dar. Die therapeutischen Indikationen sind noch nicht voll erfaßt. Außerhalb der Kreuzungsstellen von Akupunkturmeridianen sind ebenfalls Zonen auf diesen Linien zu finden.

Aus dem Energieumfluß Gefäßdegeneration/KS lassen sich besonders die Indikationen für die Behandlung der horizontalen Energiekanäle ablesen. Insgesamt konnte ich 14 dieser horizontalen Linien finden, von denen 7 sehr gut therapeutisch angegangen werden können.

Tauchen im Energiefluß Phänomene auf, die hauptsächlich toxisch oder durch Ausfälle gekennzeichnet sind, so ergibt sich daraus der horizontale Schnitt. Überträgt man diese Schnitte auf den Körper und behandelt die beschriebenen Zonen, dann reagiert das gesamte E-T-D-Bild auf diese Maßnahme. Die Erklärung ist einfach. Wenn sich im Umfluß Gefäßdegeneration/KS die im horizontalen Schnitt liegenden Organe als belastet zeigen, so muß die Therapie dieser Schnittpunkte durch Rückkoppelung Normalisierungsreize erzeugen können. Dies zeigt dann das Kontrollbild. Die Wirkung der Behandlung über die Horizontalen sehe ich besonders in der Entstauung und Beschleunigung des Lymphflusses und in der Entkrampfung des Körpers. Der schnelle Abbau von Toxinen und die vermehrte mesenchymale Entschlackung sind ganz allgemein Ziel dieser Behandlung.

Im folgenden nun die Verlaufsrichtungen der horizontalen Meridiane, ausgehend von der Umflußstrahlung Gefäßdegeneration/KS.

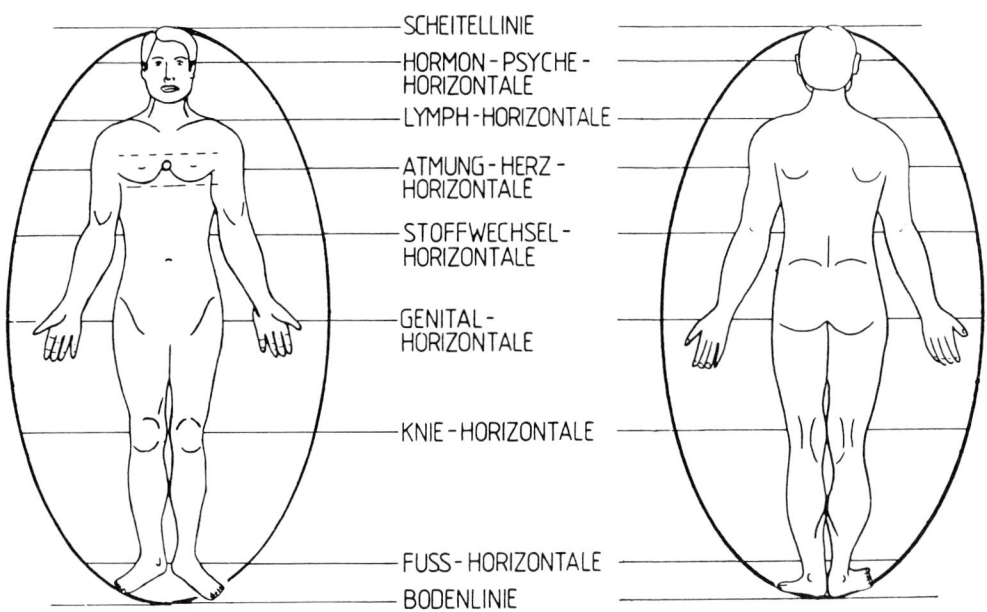

DIE HORIZONTALEN

- SCHEITELLINIE
- HORMON - PSYCHE -
  HORIZONTALE
- LYMPH - HORIZONTALE
- ATMUNG - HERZ -
  HORIZONTALE
- STOFFWECHSEL -
  HORIZONTALE
- GENITAL -
  HORIZONTALE
- KNIE - HORIZONTALE
- FUSS - HORIZONTALE
- BODENLINIE

Die Scheitellinie

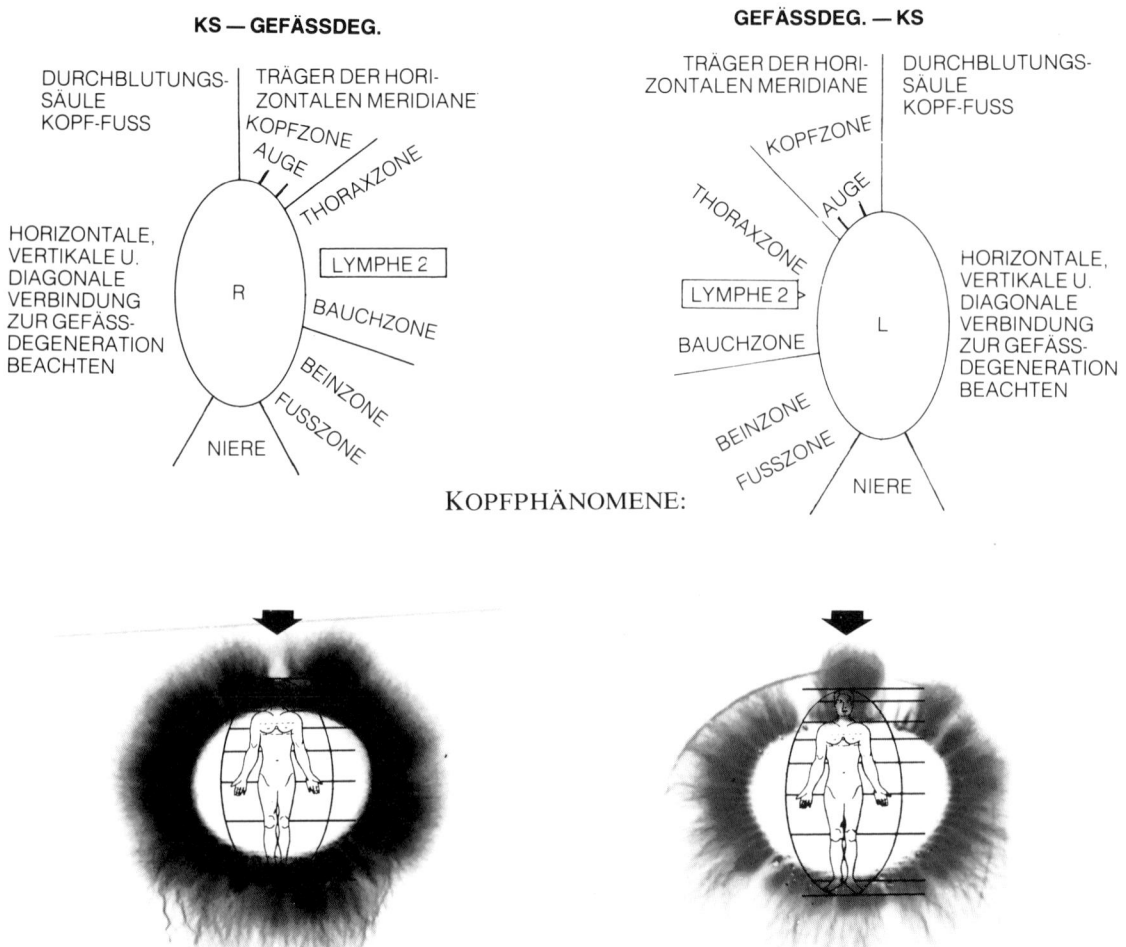

KS — GEFÄSSDEG.

DURCHBLUTUNGS-
SÄULE
KOPF-FUSS

TRÄGER DER HORI-
ZONTALEN MERIDIANE

KOPFZONE

AUGE

THORAXZONE

HORIZONTALE,
VERTIKALE U.
DIAGONALE
VERBINDUNG
ZUR GEFÄSS-
DEGENERATION
BEACHTEN

R

LYMPHE 2

BAUCHZONE

BEINZONE

FUSSZONE

NIERE

GEFÄSSDEG. — KS

TRÄGER DER HORI-
ZONTALEN MERIDIANE

DURCHBLUTUNGS-
SÄULE
KOPF-FUSS

KOPFZONE

AUGE

THORAXZONE

LYMPHE 2

BAUCHZONE

HORIZONTALE,
VERTIKALE U.
DIAGONALE
VERBINDUNG
ZUR GEFÄSS-
DEGENERATION
BEACHTEN

L

BEINZONE

FUSSZONE

NIERE

KOPFPHÄNOMENE:

Kopfphänomene zeigen sich bei 12.00 Uhr. Einerlei, ob es sich um Fensterphänomene, Punkte oder degenerative Häubchen handelt, immer kann man bei dem Patienten entsprechende Symptome erwarten. Wichtig ist jedoch, daß die Gesamtsituation des E-T-D-Bildes meist die Phänomene erzeugt. Immer gilt, daß gerade bei Phämonenen der Scheitellinie die Hinweise aller Abstrahlungen beachtet werden müssen.

Die Hormon-Psyche-Horizontale

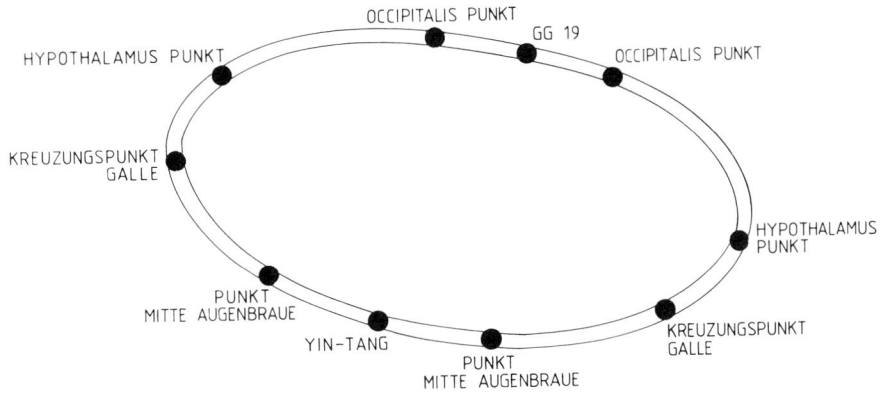

Gefäßdegeneration/KS links
Hormon-Psyche-Horizontale

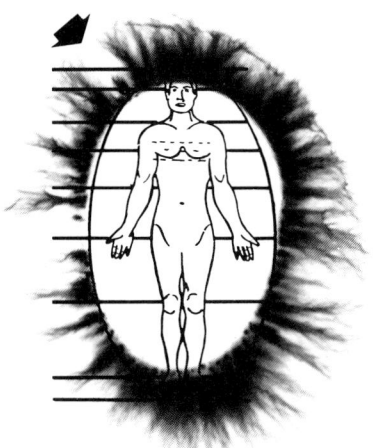

KS/Gefäßdegeneration rechts
Hormon-Psyche-Horizontale

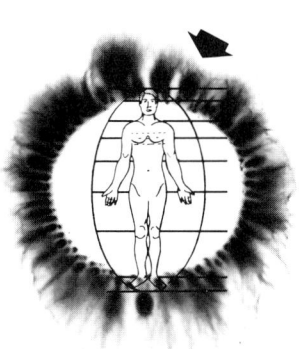

135

Die Projektion der Augen im Umfluß KS/Gefäßdegeneration rechts und links

Erkrankungen der Augen zeigen sich ebenfalls im Umfluß Gefäßdegeneration/KS. Die Projektion ist dieselbe wie bei der Hormon-Psyche-Horizontale. In der Regel sind es jedoch Fensterphänomene, die den Hinweis auf krankhafte Belastungen der Augen geben.

Die Therapie kann dann über die Horizontale oder über andere einschlägige Behandlungen erfolgen. Wenn sich im Umfluß Augenphänomene zeigen, hat es sich bewährt, diese durch den Facharzt überprüfen und abklären zu lassen.

Die nächsten vier Bilder zeigen die Projektion des Auges.

Gefäßdegeneration/KS links
Auge-Hormon-Psyche-Horizontale

KS/Gefäßdegeneration rechts
Auge-Hormon-Psyche-Horizontale

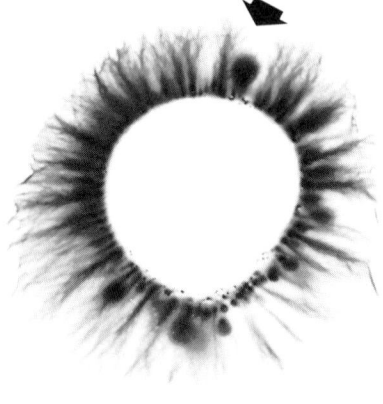

KS/Gefäßdegeneration rechts
Auge

KS/Gefäßdegeneration rechts
Auge

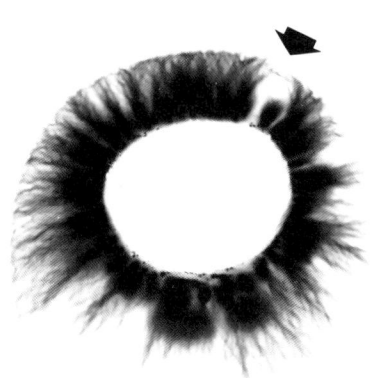

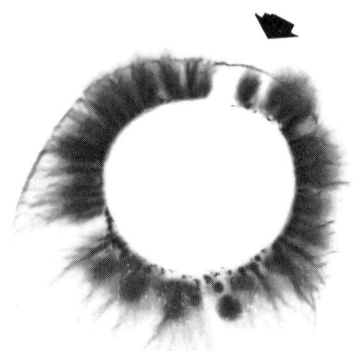

Die Lymph-Horizontale

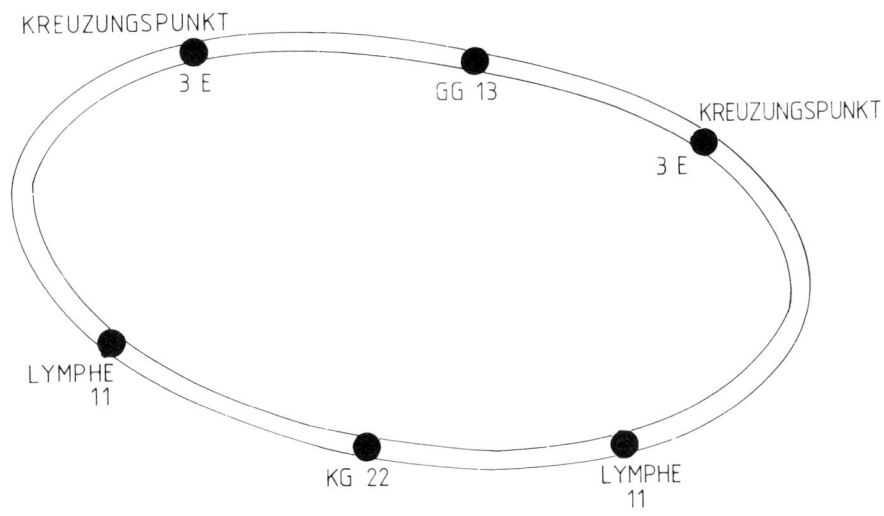

KREUZUNGSPUNKT
3 E

GG 13

KREUZUNGSPUNKT
3 E

LYMPHE
11

KG 22

LYMPHE
11

KS/Gefäßdegeneration rechts
Lymph-Horizontale

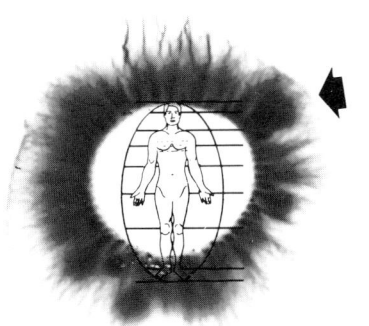

KS/Gefäßdegeneration rechts
Lymph-Horizontale

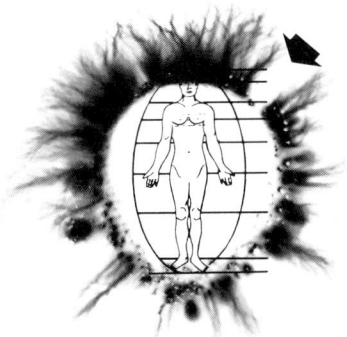

Die beiden ersten horizontalen Linien liegen im Bereich der Kopf-Hals-Region. Es handelt sich um die Hormon-Psyche- und die Lymph-Horizontale. Sind an den angegebenen Stellen die horizontalen Schnitte belastet, so ist die Indikation sicher. Wie bereits beschrieben, tauchen Phänomene im Umfluß Gefäßdegeneration/KS im Zusammenhang mit solchen der Bezugsorgane auf. Bei der Hormon-Psyche-Horizontale ist es besonders der Umfluß 3E/Psyche, der beachtet werden muß. Bei der Lymph-Horizontale sind es die energetischen Umflüsse Lunge/Lymphe, Stauungs-zone Lymphe (He/Dü. bei 6.00 Uhr) und die aggressiven Zonen.

In die angegebenen Segmente werden die den Zonen entsprechenden Injektionsmischungen intrakutan injiziert. Nicht alle Zonen auf einer Horizontale sind jedoch für die Therapie geeignet. In der Regel taste ich mit einer Sonde und prüfe die Empfindlichkeit. Die auf Druck schmerzenden Zonen sind dann zu behandeln. Dies gilt besonders für die horizontalen Schnitte bis zum Genitale. Bei der Knie- und Fußhorizontale werden immer alle Zonen therapiert.

Die Herz-Atmungs-Horizontale

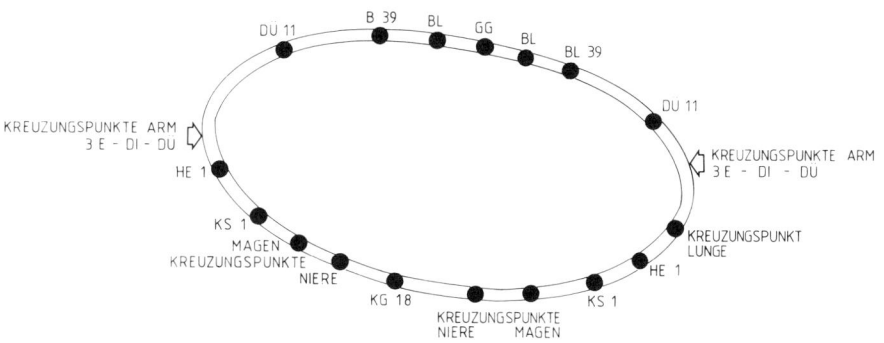

Gefäßdegeneration/KS links
Herz-Atmungs-Horizontale

KS/Gefäßdegeneration rechts
Herz-Atmungs-Horizontale

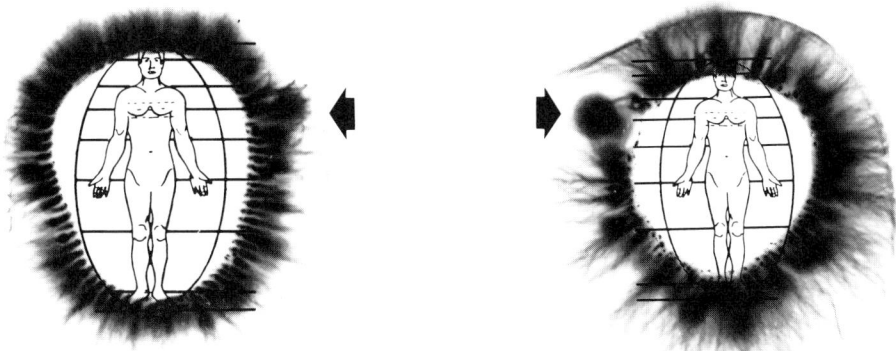

Sie liegt innerhalb der Brust-Thorax-Region und stellt die Horizontale mit den meisten Zonen dar. Wie bereits gesagt, sollen die Zonen nicht alle in einer Sitzung behandelt werden, sondern nur die druckempfindlichen. Interessant ist, daß der Verlauf dieser Horizontale über den Oberarm zieht und dort die Akupunkturmeridiane 3E, Dickdarm und Dünndarm kreuzt. Auch an diesen Stellen wird eine entsprechende Injektionslösung injiziert. Die Behandlung dieser Horizontale wirkt sich besonders auf den Brust-Lungenraum aus.

Die Stoffwechsel-Horizontale

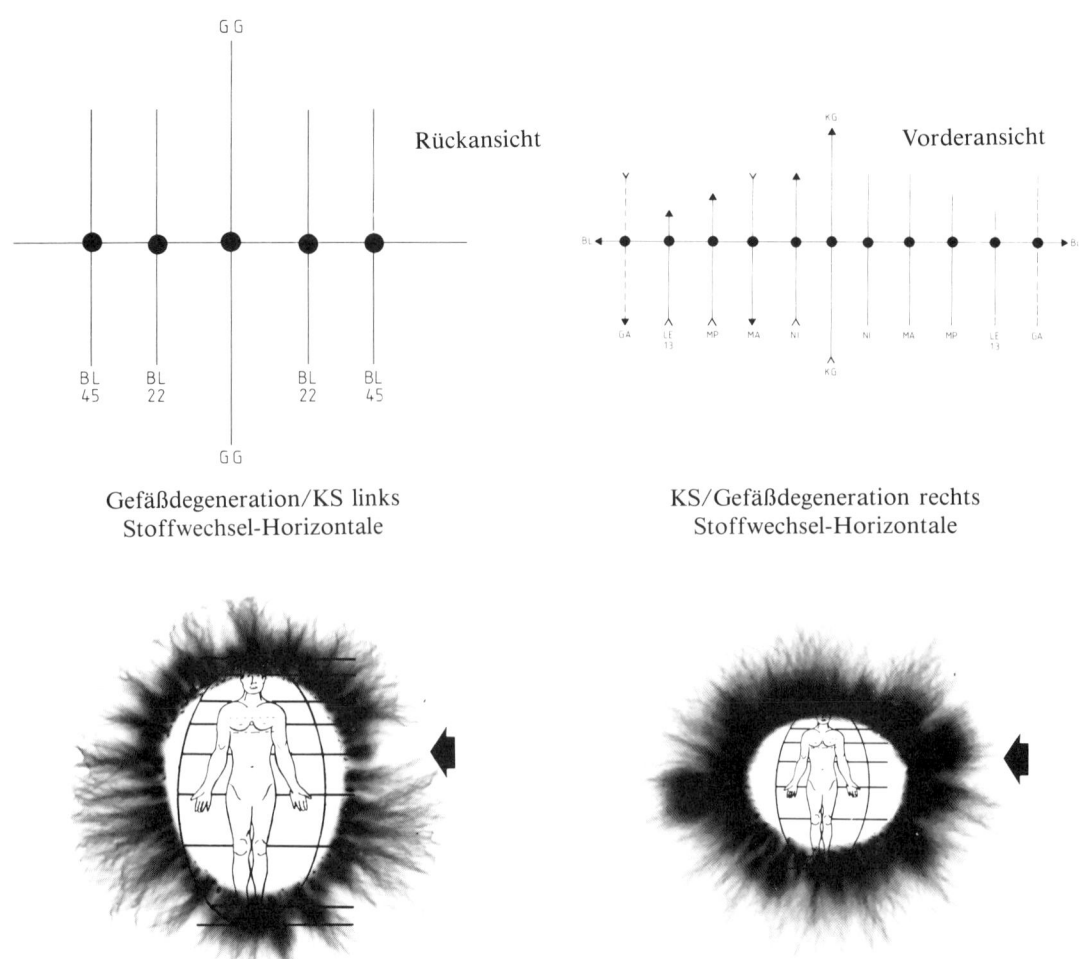

Rückansicht

Vorderansicht

Gefäßdegeneration/KS links
Stoffwechsel-Horizontale

KS/Gefäßdegeneration rechts
Stoffwechsel-Horizontale

Diese Horizontale liegt ausschließlich auf Kreuzungszonen mit Akupunkturmeridianen. Sie zieht vom KG 12 über Nieren-, Magen-, Milz/Pinkreas-, Leber-, Galle- und Blasenmeridian, kreuzt den Gouverneur und zieht zum KG 12 zurück. Sie hat ihre Entsprechung in der bereits beschriebenen mittleren Turbulenz. Ihre Behandlung wirkt sich einerseits auf die Organe aus, die in diesem Schnitt liegen, andererseits wirkt sie energetisch harmonisierend nach oben (Yang) und unten (Yin).

Die Genital-Horizontale

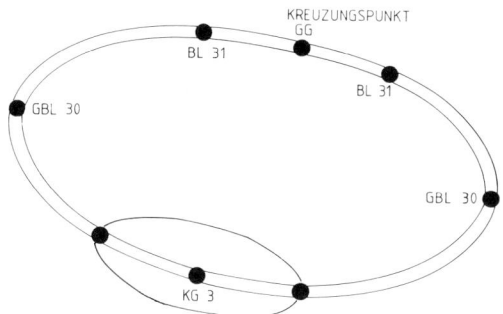

KS/Gefäßdegeneration rechts
Genital-Horizontale

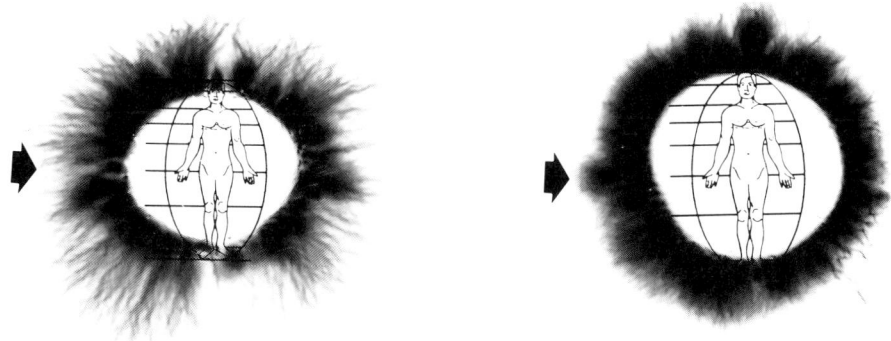

Dieser Energiekanal ist die wichtigste Verlaufslinie energetischer horizontaler Schnitte. Ausgehend von KG 3 zieht sie über den Akupunkturpunkt Gallenblase 30 zu Blase 31, kreuzt den Gouverneur und zieht wieder zurück zu KG 3. Die Wirkung der Therapie erstreckt sich einerseits auf das Becken, andrerseits kann sie das gesamte E-T-D-Bild harmonisieren. Ihre Polarität findet sie in der Hormon-Psyche-Horizontale und den Steuerungszentren des Gehirns. Ist diese Horizontale durch Phänomene im Umfluß Gefäßdegeneration/KS belastet, dann ist die Abstrahlung Lunge/Lymphe auf Doppelausfall zu untersuchen. Zeigt sich ein solcher, dann hat seine Behandlung Priorität. Ist keiner da, dann sollte die Gesamthorizontale behandelt werden.

Injektionspräparat ist für alle Zonen bei der Frau Agnus castus und beim Mann Sabal serrulata D 12, beide Mittel von der Firma Hevert, oder ein procainfreies Neuraltherapeuticum.

Die Knie-Horizontale

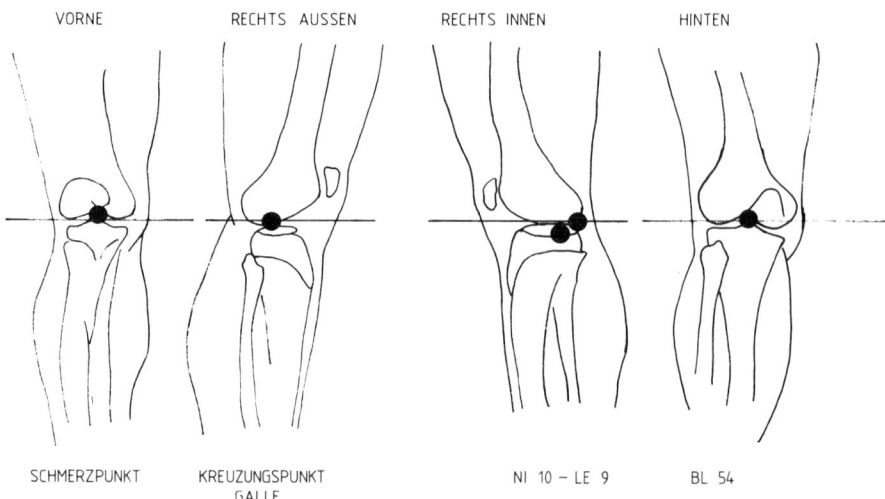

VORNE   RECHTS AUSSEN   RECHTS INNEN   HINTEN

SCHMERZPUNKT   KREUZUNGSPUNKT   NI 10 – LE 9   BL 54
                GALLE

Wie bereits bemerkt, sollten bei der Knie-Horizontalen alle Zonen injiziert werden. Ich nehme hierzu die Medikamentenmischung Polyarthritis 2,0 ml von Firma Rödler, Berberisol und Lymphaden von Firma Hevert. Die Behandlung wirkt sich besonders auf die Gelenke oberhalb der mittleren Turbulenz aus, insbesondere auf den Schultergürtel. Die Knie-Horizontale liegt in der Mitte der Beinzone.

KS/Gefäßdegeneration rechts
Knie-Horizontale

KS/Gefäßdegeneration rechts
Knie-Horizontale

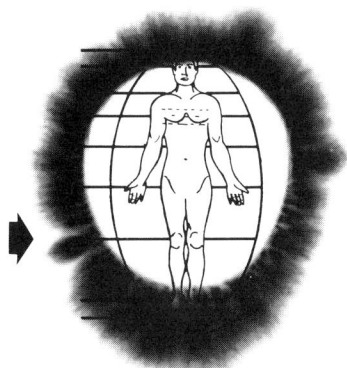

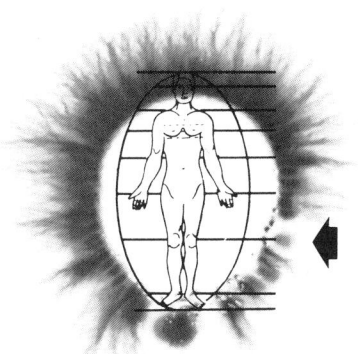

Gefäßdegeneration/KS links
Knie-Horizontale

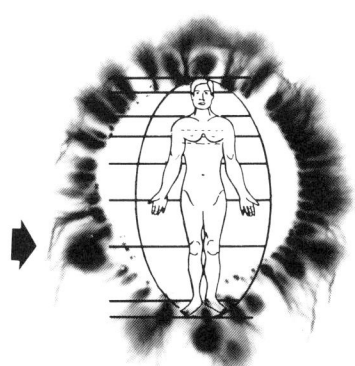

Die Fuß-Horizontale

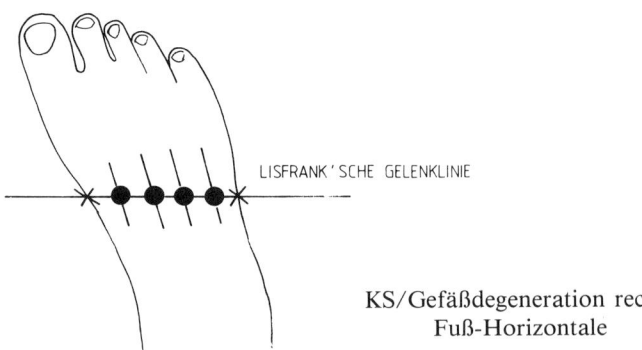

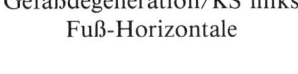

LISFRANK'SCHE GELENKLINIE

Gefäßdegeneration/KS links
Fuß-Horizontale

KS/Gefäßdegeneration rechts
Fuß-Horizontale

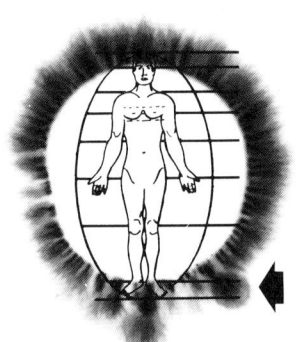

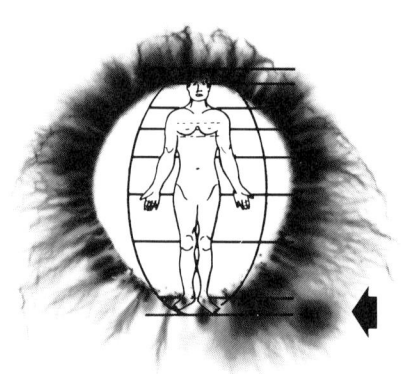

Sie verläuft exakt im Bereich der Lisfrankschen Gelenklinie und zeigt sechs Therapiezonen. Die Wirkung der Behandlung bezieht sich auf die gesamte Wirbelsäule und alle Gelenke und erstreckt sich auch auf Stauungs- und Spannungsbeschwerden des Schultergürtels und des Kopfes. Folgende Medikamentenmischung hat sich bewährt:

AP III (Steigerwald),
Berberisol (Hevert),
Gastri L 90 (Loges),
Diamyrtill (elha-Hubener).

Sie wird in die sechs Zonen verteilt. Die Fuß-Horizontale ist indiziert, wenn sich Phänomene innerhalb der Fußzone oder auch in der Nierenzone im Umfluß Gefäßdegeneration/KS zeigen.

Die Behandlung der Horizontalen läßt sich mit allen anderen E-T-D-Therapien kombinieren.

Die Bodenlinie

Die Bodenlinie des energetischen Umflusses Gefäßdegeneration/KS entspricht dem System der Nieren. Phänomene, die sich von 5.30 bis 6.30 Uhr zeigen, sollten die Aufmerksamkeit auf dieses Organ lenken. Die topographische Projektion verdanke ich der langjährigen Beobachtung meiner Kollegin und Mitarbeiterin Frau Gisela König. Sie hat durch klinische Untersuchungen über längere Zeit diesen Sektor bestätigt gefunden. In der Regel sollten Phänomene im Sektor Niere immer Untersuchungen des Urins mit Sediment zur Folge haben. Eventuelle Abklärung durch den Urologen sollte besonders dann erfolgen, wenn das Phänomen nicht gelöscht werden kann.

Die beiden nächsten Abbildungen zeigen Phämonene im Nierensektor.

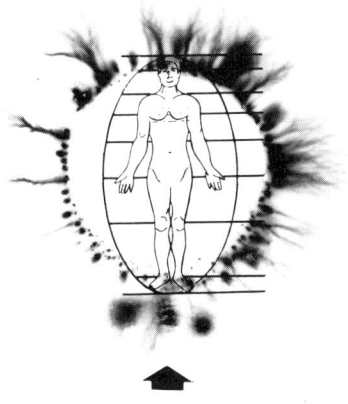

Gefäßdegeneration/KS links
Projektion Niere

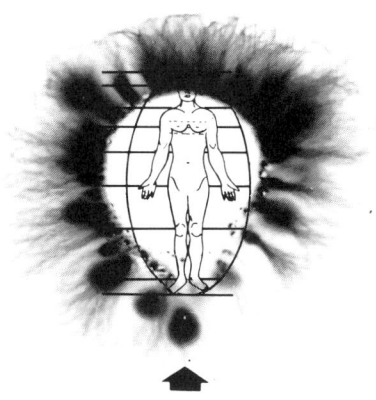

KS/Gefäßdegeneration rechts
Projektion Niere

Die Polarität Scheitellinie-Bodenlinie

Diagnostisch und therapeutisch ist die Polarität von Scheitel- und Bodenlinie interessant. Im Anteil der Scheitellinie projizieren sich die Kopfphänomene. Energetisch besteht hier eine Beziehung zum Lebermeridian der Akupunktur. Der innere Verlauf des Lebermeridians endet im Akupunkturpunkt Gouverneur 20. So entspricht die Scheitellinie energetisch der Leber. Wie ich bereits beschrieben habe, zeigen sich in der Bodenlinie organische Veränderungen der Niere. Energetisch entspricht die Bodenlinie dem Akupunkturpunkt Niere 1. Die Polarität von Scheitel- und Bodenlinie brachte für mich therapeutische Konsequenzen. In jedem Fall des Auftauchens von Kopfphänomenen im Umfluß Gefäßdegeneration/KS baue ich Akupunkturpunkte des Leber- und Nierenmeridians mit gutem Erfolg in die therapeutischen Überlegungen ein.

Interessant ist auch folgender Versuch: Bei irgendwelchen Symptomen des Patienten, gleichgültig welche Ursache letztendlich zugrunde liegt, sollte man den nachstehenden Test durchführen:

Man preßt den Akupunkturpunkt GG 20 mit dem Finger, während zur gleichen Zeit ein Helfer die Punkte Niere 1 rechts und links akupressiert. Während des Druckes auf beide Sektoren oben und unten vermindert sich in der Regel die Symptomatik des Patienten oder hört ganz auf. Voraussetzung ist, daß sowohl in der Scheitellinie wie auch im Nierensektor der Bodenlinie Phänomene zu sehen sind. Meist hält die Symptombefreiung jedoch nicht an. Der Versuch zeigte mir, daß der Polarität Kopf-Fuß oder Leber-Niere, bei vorhandenen Phänomenen, besondere Aufmerksamkeit zukommt.

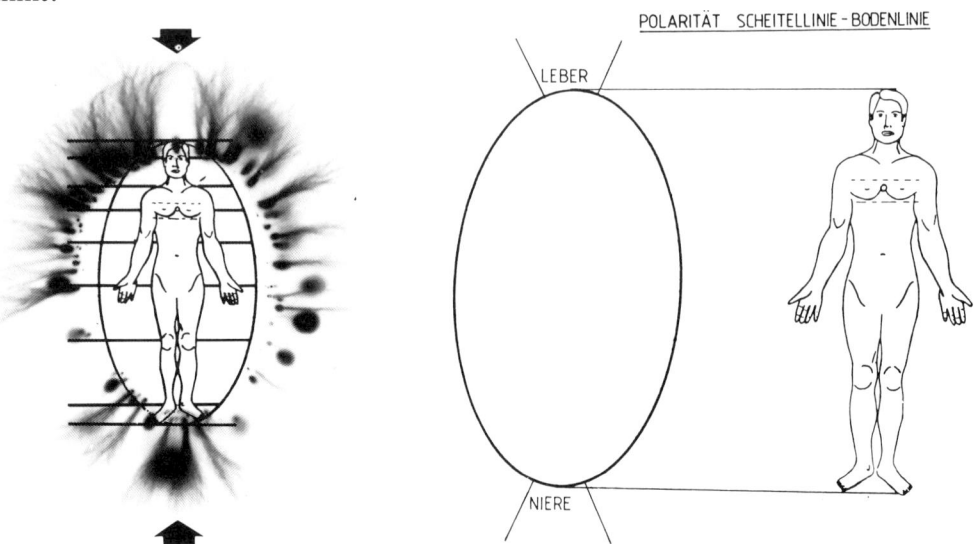

POLARITÄT SCHEITELLINIE-BODENLINIE

LEBER

NIERE

Sechster Schritt: Die Abstrahlung 3E/Psyche

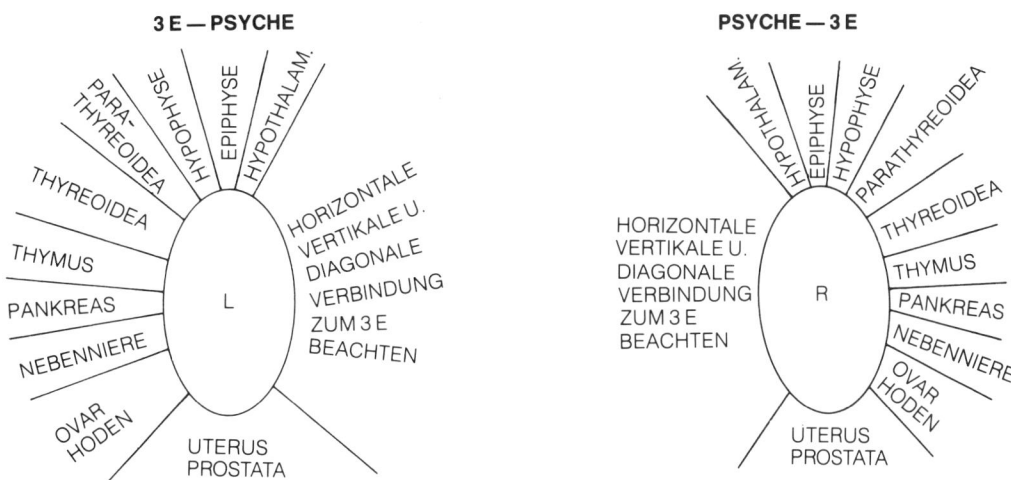

In der schrittweisen Erfassung diagnostischer Zusammenhänge stellt der Umfluß 3E/Psyche den sechsten Schritt und einen besonders wichtigen Sektor dar. Hierzu möchte ich einige entscheidende Gedanken über die topographischen Formationen von 3E/Psyche wiedergeben.

Zunächst zeigt diese Abstrahlung die Kausalkette des Endokriniums von Hypophyse bis Genitale. Hinzu kommt die Projektion von Epiphyse und Hypothalamus. In der Polarität des Gesamtendokriniums zeigt sich der energetische Zustand der menschlichen Psyche. Die Verbindung von Psyche und Endokrinium ist seit langem bekannt, auch daß psychische Belastungen Störungen im Endokrinium hervorrufen können und umgekehrt. Die Erkenntnis, daß sich das Endokrinium an der lateralen Seite des Ringfingers projiziert, machte es naheliegend, die Verbindung zum energetischen Zustand der Psyche an der medialen Seite des Ringfingers zu suchen. Bedenken wir, daß der energetische Umfluß im Fingerkuppenbereich als Totalität aufzufassen ist, d.h., daß auftretende Phänomene Polaritäten erzeugen und deshalb auch entsprechend interpretiert werden müssen.

Den Meridian an der medialen Seite des Ringfingers bezeichnet R. Voll als Organdegeneration. In der E-T-D konnte diese Bezeichnung nicht übernommen werden. Die Zusammengehörigkeit von Endokrinium und Psyche ist ein Faktum. Die Auswirkung einer schwachen Psyche auf das Endokrinium und die Irritation der Psyche durch insuffiziente endokrine Drüsen ist ebenfalls eine Tatsache. Aus diesem Grunde habe ich der Meridianprojektion auf der medialen Seite des Ringfingers die Bezeichnung *Psyche* gegeben. Die Phänomene im Bereich von 3E/Psyche geben Hinweise, die im Hinblick auf die Gesamtbeurteilung des E-T-D-Bildes besonders zu beachten sind.

Auch die Schulmedizin erkennt immer mehr die wichtige Rolle insuffizienter endokriner Drüsen bei vielen krankhaften Zuständen. Franz Riedweg, ein in freier Praxis arbeitender Endokrinologe, sieht aufgrund 25jähriger Forscherarbeit in der Hypophyseninsuffizienz eine der Hauptursachen mannigfaltiger Erkrankungen; z.B. sieht er in einer Veränderung des Gonadotropins der Hypophyse die Ursache für Regulationsstörungen in den Gonaden und darüber hinaus für Störungen im Venen- und Lymphsystem. Bei meinen Gesprächen mit Josef Angerer ergaben sich Kombinationen mit den Riedwegschen Thesen. Er sieht eine Verbindung, die von der Varicose über die Kristallose zur Cancerose reicht. Fokose und Neurose ordnet er als Begleitbelastungen hinzu. Aus diesen Überlegungen entstand die nachfolgende Skizze.

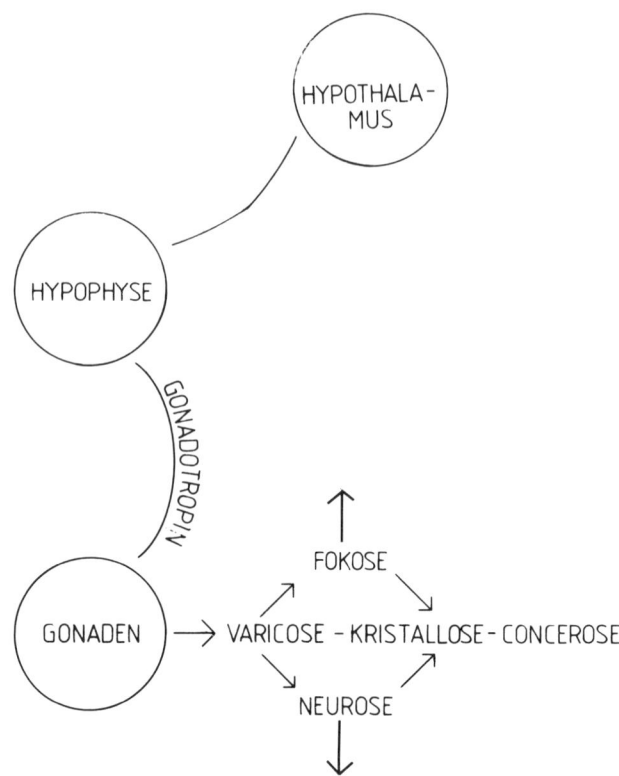

Für mich war es interessant, die Auffassungen von Riedweg und Angerer im Lichte des E-T-D-Bildes zu bedenken. In der Tat tauchen immer wieder Phänomene im Hypophysen-Epiphysen-Hypothalamussektor auf, unabhängig davon, wie sich die Symptomatik darstellt oder wie die diagnostizierte Erkrankung genannt wird. Dies regte zu neuen Überlegungen über therapeutische Maßnahmen an. Wie Riedweg berichtet, hat er mit der Stimulation durch Phytotherapeutica bei der Behandlung insuffizienter Drüsen Erfolg. Dies brachte mich zu der Überzeugung, daß es noch andere Wege der Beeinflussung geben müsse. Die Kombination bekannter Möglichkeiten wie Körperakupunktur, Ohrakupunktur, Kopfakupunktur, Neuraltherapie usw. zeigte gute Ergebnisse bei den von Riedweg beschriebenen Kausalzusammenhängen zwischen Hypophyseninsuffizienz und anderen Erkrankungen.

Die Erfolge, die sich aus der Therapie ergaben, welche sich aus meiner Entdeckung der horizontalen Meridiane — in diesem speziellen Fall der Hormon-Psyche-Horizontale — ableiteten, bestätigten die Richtigkeit der Überlegungen von Riedweg. Ich werde bei anderer Gelegenheit zeigen, wie hier auch die Behandlung über die später noch zu beschreibenden Zentren der von mir gefundenen diagonalen Meridiane eingreift.

Die Genauigkeit, mit der der Energiefluß 3E/Psyche die Belastungen der zur endokrinen Kausalachse gehörenden Drüsen anzeigt, ist verblüffend. Die vorliegende topographische Einteilung wurde immer wieder überprüft, z.B. durch therapeutische Maßnahmen. Meine Überzeugung, daß man sich therapeutisch besonders mit den Phänomenen im Umfluß 3E/Psyche auseinandersetzen muß, erwuchs aus sonst oft nicht erklärbaren Erfolgen bei den unterschiedlichsten Erkrankungen. Der durch Behandlung normalisierte energetische Umfluß des Ringfingers hatte immer eine Normalisierung der negativen Strahlungsstruktur des Gesamtbildes zur Folge. Ein E-T-D-Bild, das sich zur normalen Strahlungsstruktur hinentwickelt, drückt immer das Wohlbefinden des Patienten aus. Interessanterweise steht bei unserer schematischen Dreiteilung in der E-T-D der Typ der endokrinen Insuffizienz am Anfang der Metamorphose zum Toxischen und zum Degenerativen.

Zusammenfassend läßt sich sagen: Alle Phänomene im Umfluß 3/Psyche müssen im Hinblick auf das Gesamtbild gesehen und bei der Symptomatik des Patienten mitbedacht werden. Die therapeutischen Überlegungen müssen immer das Endokrinium bzw. die entsprechenden Organsektoren mitberücksichtigen. Ohne eine Löschung der negativen Phänomene dieses Abstrahlungszentrums kann sich das Gesamtbild der E-T-D nicht normalisieren.

Schließlich sei noch darauf hingewiesen, daß die fokal-organischen Wechselbeziehungen immer mitreagieren. So sieht man kaum ein endokrines Bild ohne Beteiligung der fokalen Sektoren 8 oder des retromolaren Raums. Ebenso ist es bei anderen Strahlentypen, wo sich die Hypophyse als stark belastet zeigt. Die fokalen Sektoren 8 und retromolarer Raum weisen auf die Hypophyse hin. Spätestens hier decken sich meine Beobachtungen mit den Erkenntnissen von Franz Riedweg.

Im folgenden einige Beispiele der Phänomenologie im Umfluß 3E/Psyche und deren topographische Zuordnung:

KRAMPF-PHÄNOMEN
IM STEUERUNGSGEBIET DES ENDOKRINIUMS

PUNKTKETTE
IN HYPOTHALAMUS, EPIPHYSE UND HYPOPHYSE

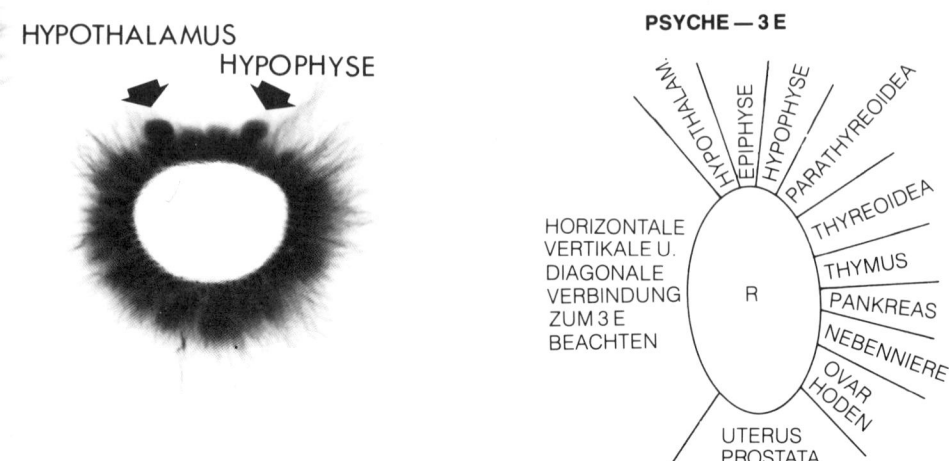

FENSTERPHÄNOMEN
IM ABSTRAHLUNGSGEBIET DER HYPOPHYSE

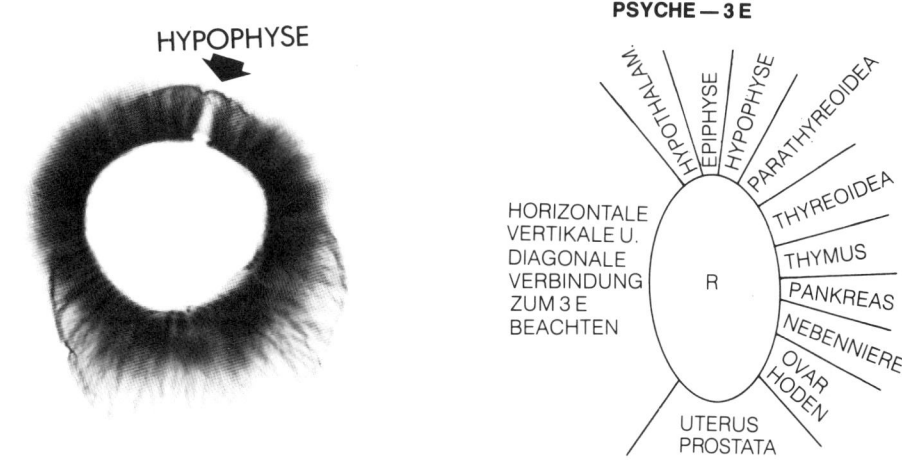

HYPOPHYSE

PSYCHE — 3 E

HYPOTHALAM.
EPIPHYSE
HYPOPHYSE
PARATHYREOIDEA
THYREOIDEA
THYMUS
PANKREAS
NEBENNIERE
OVAR
HODEN

HORIZONTALE
VERTIKALE U.
DIAGONALE
VERBINDUNG
ZUM 3 E
BEACHTEN

R

UTERUS
PROSTATA

FENSTERPHÄNOMEN
IM ABSTRAHLUNGSGEBIET DER EPIPHYSE

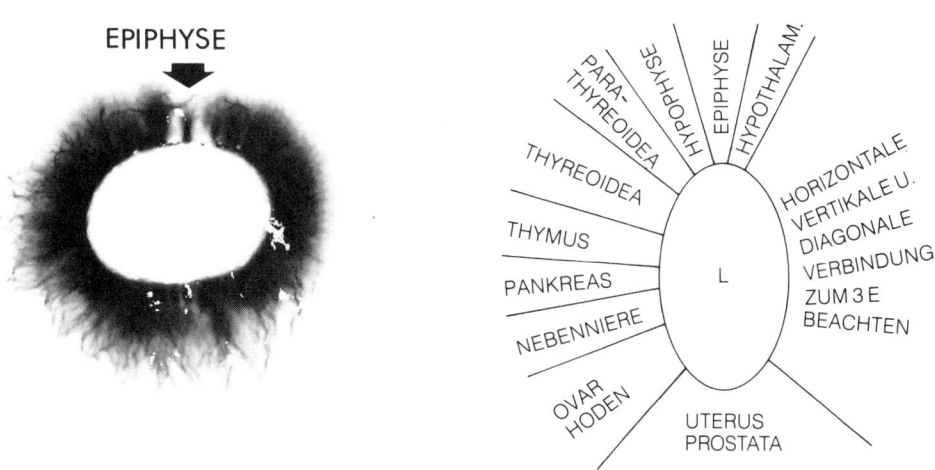

EPIPHYSE

3 E — PSYCHE

PARA-
THYREOIDEA
HYPOPHYSE
EPIPHYSE
HYPOTHALAM.
THYREOIDEA
THYMUS
PANKREAS
NEBENNIERE
OVAR
HODEN

HORIZONTALE
VERTIKALE U.
DIAGONALE
VERBINDUNG
ZUM 3 E
BEACHTEN

L

UTERUS
PROSTATA

PHÄNOMENE IM ABSTRAHLUNGSGEBIET
PARATHYREOIDEA UND HODEN/OVAR

PARATHYREOIDEA

OVAR / HODEN

3 E — PSYCHE

PARA-THYREOIDEA
HYPOPHYSE
EPIPHYSE
HYPOTHALAM.
THYREOIDEA
THYMUS
PANKREAS
NEBENNIERE
OVAR HODEN
L
UTERUS PROSTATA
HORIZONTALE VERTIKALE U. DIAGONALE VERBINDUNG ZUM 3 E BEACHTEN

PHÄNOMENE IM ABSTRAHLUNGSGEBIET
EPIPHYSE, RARATHYREOIDEA, THYREOIDEA

PARA-THYREO.

EPIPHYSE

THYREOIDEA

3 E — PSYCHE

PARA-THYREOIDEA
HYPOPHYSE
EPIPHYSE
HYPOTHALAM.
THYREOIDEA
THYMUS
PANKREAS
NEBENNIERE
OVAR HODEN
L
UTERUS PROSTATA
HORIZONTALE VERTIKALE U. DIAGONALE VERBINDUNG ZUM 3 E BEACHTEN

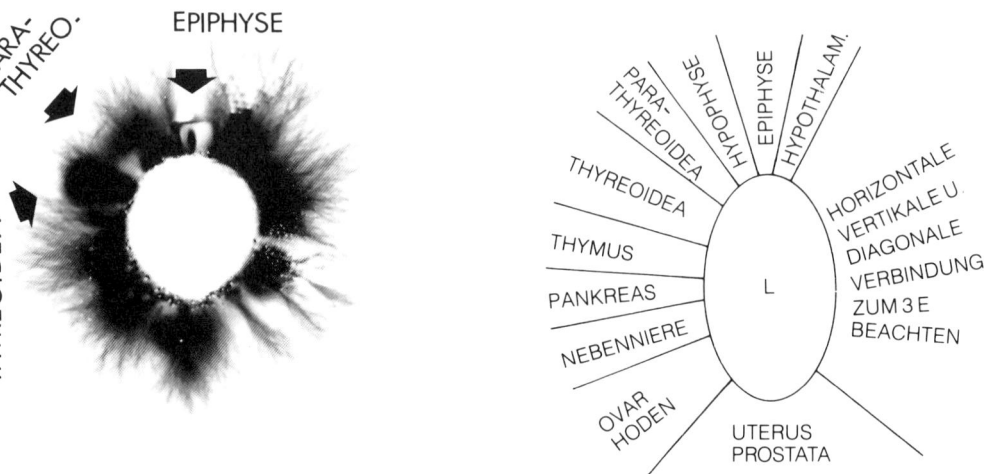

PHÄNOMEN IM
ABSTRAHLUNGSGEBIET THYMUS

PSYCHE — 3 E

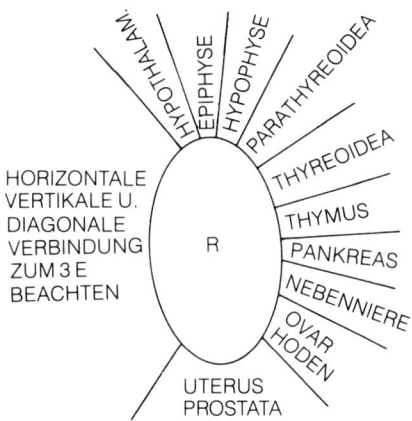

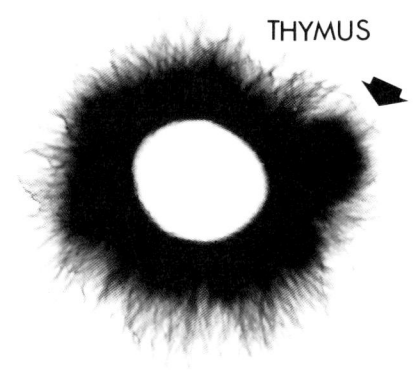

THYMUS

PHÄNOMENE IM
ABSTRAHLUNGSGEBIET THYREOIDEA UND THYMUS

3 E — PSYCHE

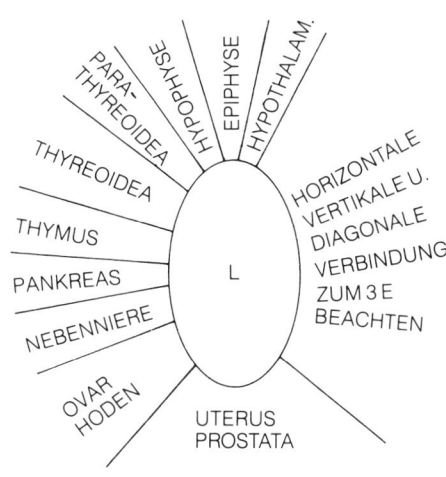

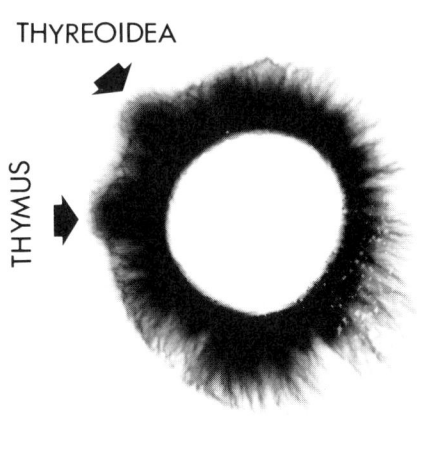

THYREOIDEA

THYMUS

PHÄNOMEN IM
ABSTRAHLUNGSGEBIET PANKREAS

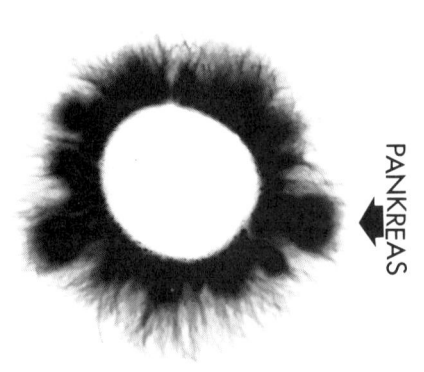

PANKREAS

PSYCHE — 3 E

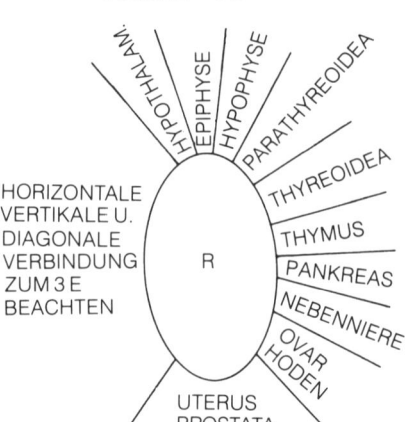

HYPOTHALAM.
EPIPHYSE
HYPOPHYSE
PARATHYREOIDEA
THYREOIDEA
THYMUS
PANKREAS
NEBENNIERE
OVAR
HODEN

HORIZONTALE
VERTIKALE U.
DIAGONALE
VERBINDUNG
ZUM 3 E
BEACHTEN

R

UTERUS
PROSTATA

3 E — PSYCHE

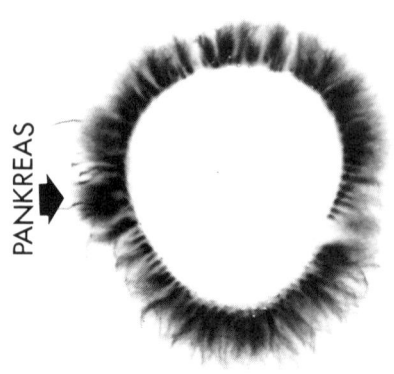

PANKREAS

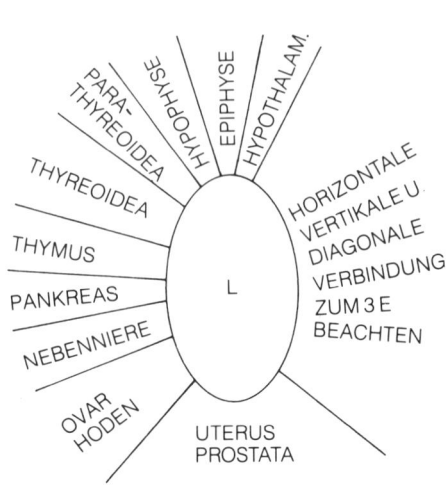

PARA-
THYREOIDEA
HYPOPHYSE
EPIPHYSE
HYPOTHALAM.
THYREOIDEA
THYMUS
PANKREAS
NEBENNIERE
OVAR
HODEN

HORIZONTALE
VERTIKALE U.
DIAGONALE
VERBINDUNG
ZUM 3 E
BEACHTEN

L

UTERUS
PROSTATA

PSYCHE — 3 E

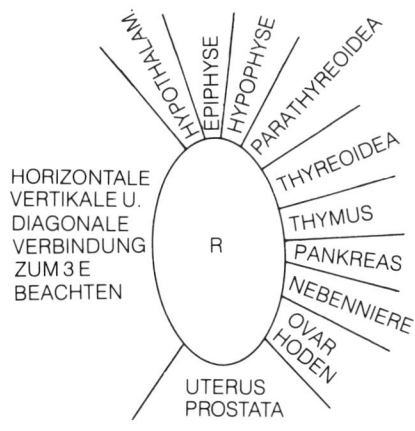

HORIZONTALE
VERTIKALE U.
DIAGONALE
VERBINDUNG
ZUM 3 E
BEACHTEN

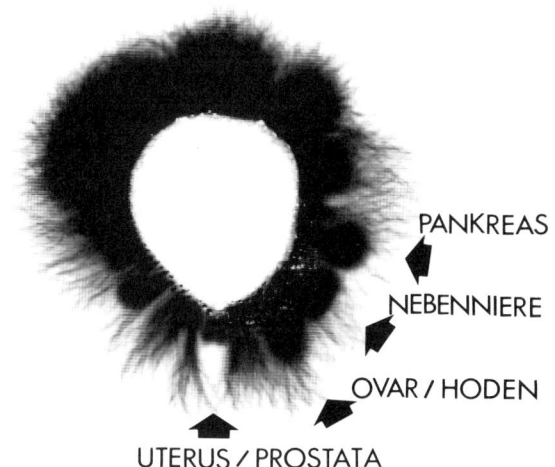

3 E — PSYCHE

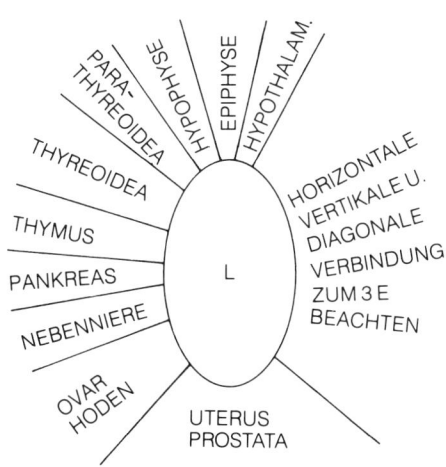

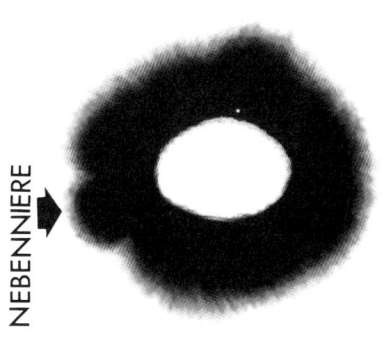

155

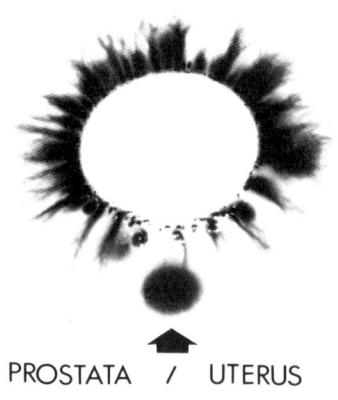

PROSTATA / UTERUS

PSYCHE — 3 E

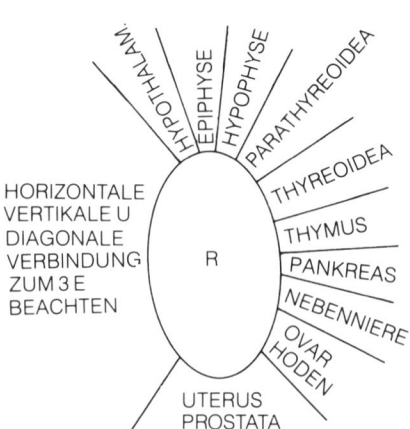

HORIZONTALE
VERTIKALE U
DIAGONALE
VERBINDUNG
ZUM 3 E
BEACHTEN

Die hier gezeigten Phänomene im Umfluß 3E/Psyche sind eine Auswahl vieler Möglichkeiten. Sie sollten die Organsektoren lokalisieren, um dem Lernenden das Einsehen zu erleichtern. Sehr wichtig ist im Zusammenhang mit den Phänomenen des Endokriniums die Beobachtung des Energieverhaltens im Gegenüber, der psychischen Energie. Verletzungen der Umflußstrahlung Psyche werden mit den gegenüberliegenden Organsektoren im 3E in Verbindung gebracht. Dies gilt sowohl für die horizontale wie auch für die vertikale und die diagonale Polarität.

Aus dieser Tatsache ergaben sich für mich neue therapeutische Konsequenzen. So behandele ich den psychisch kranken Menschen besonders über die Projektion des Endokriniums. Ich verwende hierbei unter anderem die endokrinen Punkte der Ohrakupunktur, wie sie im Buch von König/ Wankura beschrieben sind. Es handelt sich dabei um folgende Punkte:

1. Vegetativum (51)
2. Chen-men (55)   4. Hypophyse (28)   6. Endokrinium (22)
3. Niere (95)   5. Polster (29)   7. Ovar-Hoden (23)

Gleichzeitig steche ich die Neurastheniezone der chinesischen Kopfakupunktur im Stirnbereich. Gemäß dem Verhalten der energetischen Gesamtabstrahlung kommt die Durchstichakupunktur der Mitte hinzu (siehe S. 83). Die Nadeln bleiben circa 20 bis 30 Minuten liegen. In dieser Zeit bestrahle ich den Patienten über spezifische Areale mit kaltem Farblicht. Hinzu kommen noch Therapien, die sich ebenfalls aus dem Gesamtbild ergeben. Meine Erfahrung mit psychisch gestörten Menschen zeigt, daß diese Vorgehensweise, natürlich unter Einschaltung von therapeutischen Gesprächen und oraler homöopathischer Therapie, ein sehr guter Weg ist und vor allen Dingen sehr oft und sehr schnell eine Umstimmung im Verhalten des Patienten bringt.

Siebenter Schritt: Die aggressiven Zonen und Sonderphänomene

Der siebente Schritt bei der diagnostischen Betrachtung des E-T-D-Bildes ist die Beobachtung der aggressiven Zonen und das Auffinden von Sonderphänomenen. Innerhalb der 40 energetischen Abstrahlungsstellen gibt es topographische Sektoren, denen man besondere Aufmerksamkeit zuwenden muß. Alle hier erwähnten Sektoren, besonders wenn sie alle Phänomene tragen, weisen auf die Möglichkeit einer Zellentartung benigner oder maligner Art hin. Die betreffenden topographischen Sektoren haben dann eine doppelte Aussagefähigkeit.

1. Sie weisen auf eine Belastung des organischen Sektors hin, sind also organbezogen.

2. Sie geben Hinweise auf die verstärkte Tendenz zu aggressiver Zellentartung im Gesamtorganismus. Die Belastungen dieser Organsektoren haben also einmal lokale Bedeutung, müssen dann aber auch im Zusammenhang mit dem Gesamtorganismus gesehen werden.

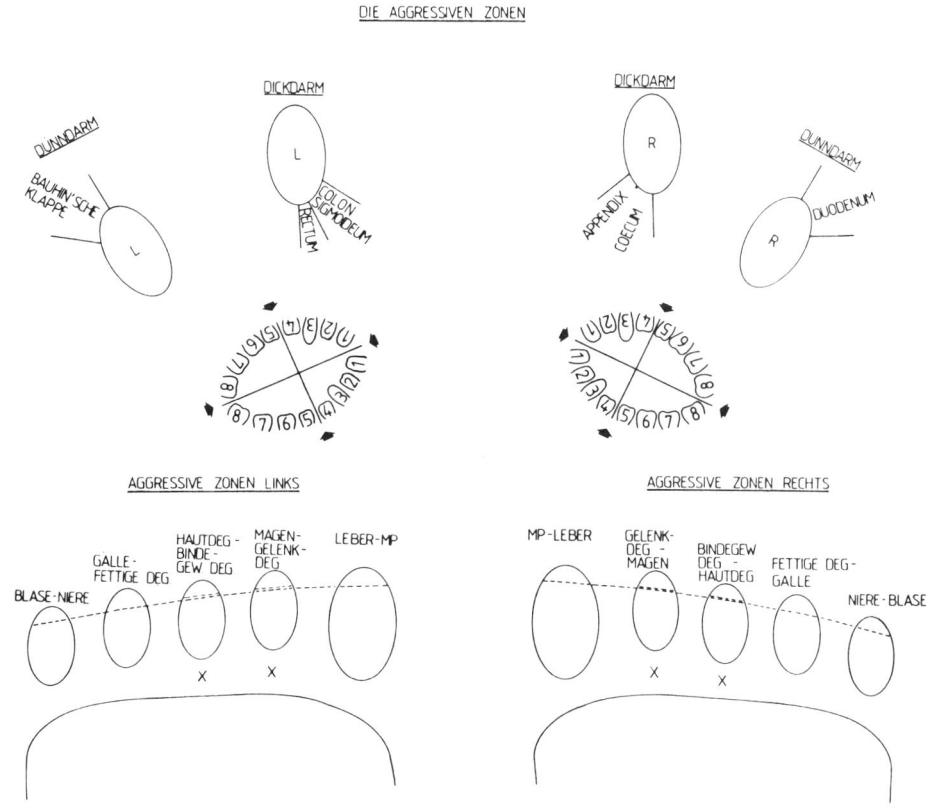

DIE AGGRESSIVEN ZONEN

Ich unterscheide sieben besonders hervorstechende aggressive Zonen:

Umfluß Lunge/Lymphe

Es geht hier um die fokalen Sektoren FS 1, den Raum zwischen den FS 4 und FS 5 und FS 8 oben und unten. Das Auftreten von Phänomenen in allen vier Arealen bezeichne ich als fokales Kreuz. Taucht dieses Phänomen auf, so kann man davon ausgehen, daß in anderen aggressiven Arealen ebenfalls Phänomene zu finden sind.

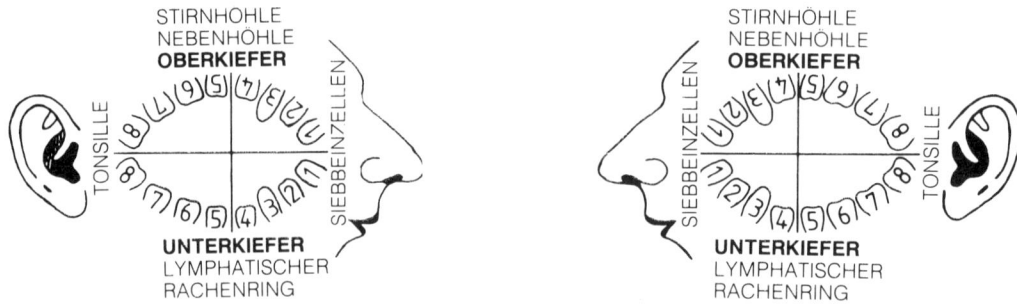

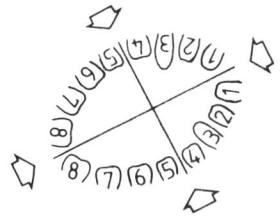

links

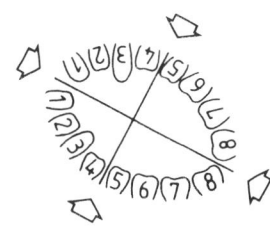

rechts

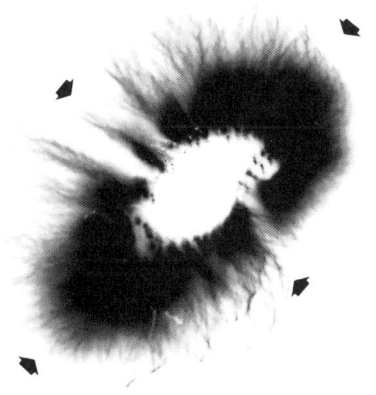

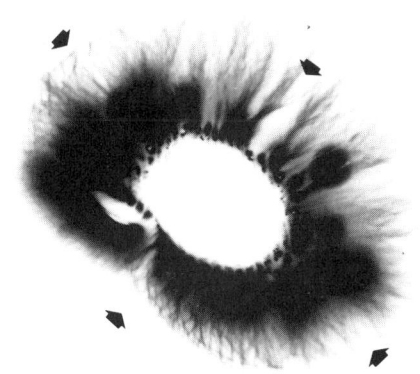

159

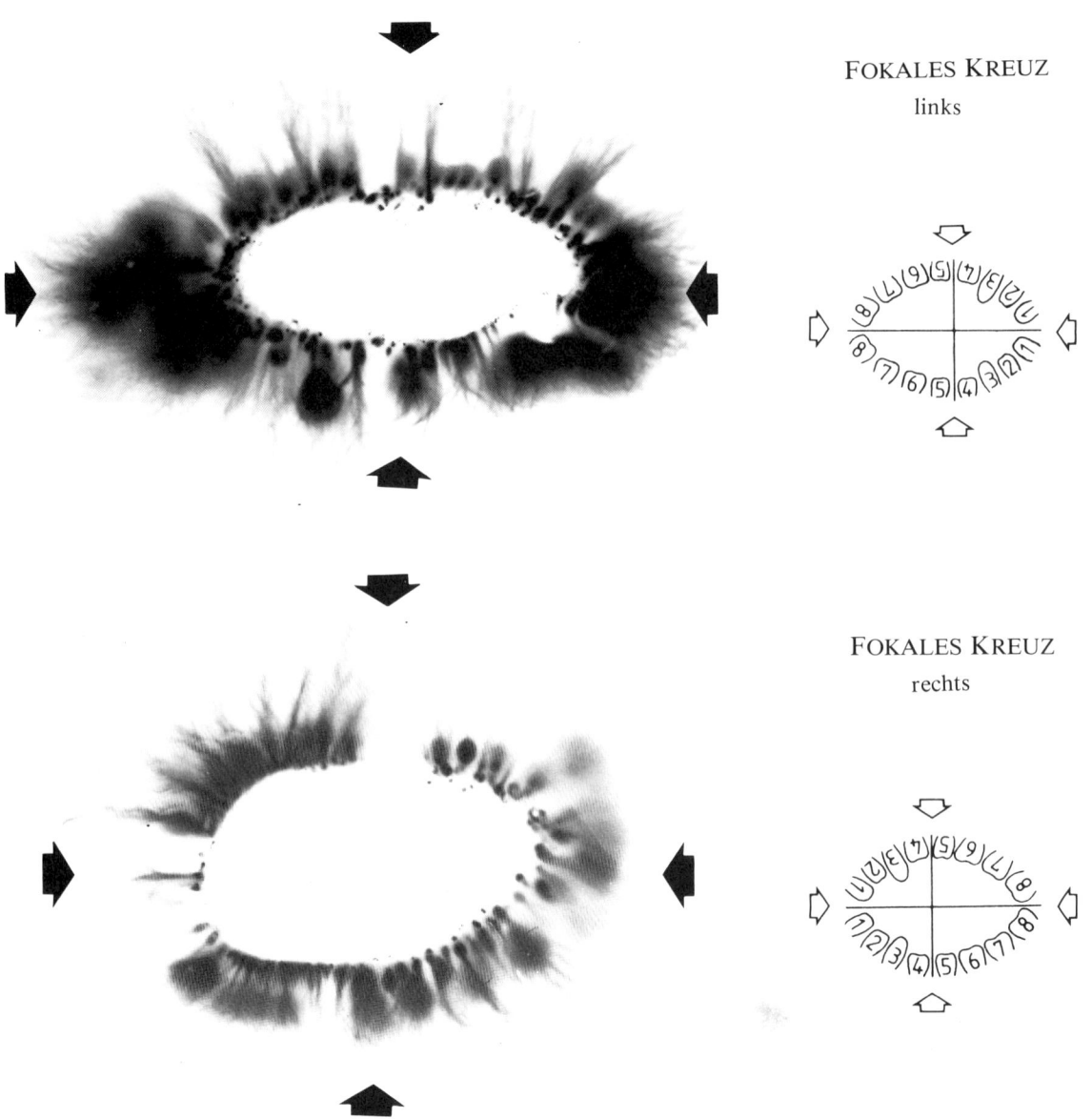

FOKALES KREUZ
links

FOKALES KREUZ
rechts

Vorsicht, wenn Lunge/Lymphe sich im fokalen Kreuz belastet zeigt. Immer die anderen aggressiven Zonen auf gravierende Zeichen überprüfen.

Umfluß Dünndarm rechts

Dünndarm rechts von 12.00 bis 2.00 Uhr. Hier liegt die Projektion des Duodenums.

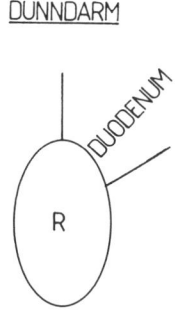

DÜNNDARM

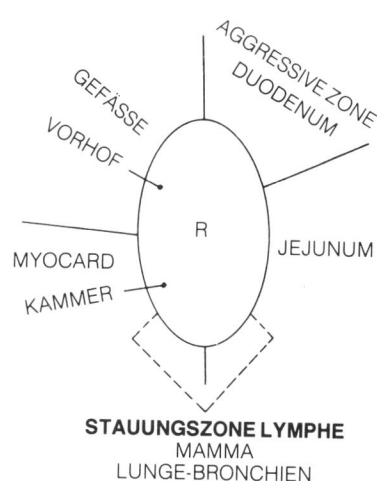

HERZ — DÜNNDARM

AGGRESSIVE ZONE
DUODENUM
GEFÄSSE
VORHOF
MYOCARD
KAMMER
JEJUNUM

STAUUNGSZONE LYMPHE
MAMMA
LUNGE-BRONCHIEN

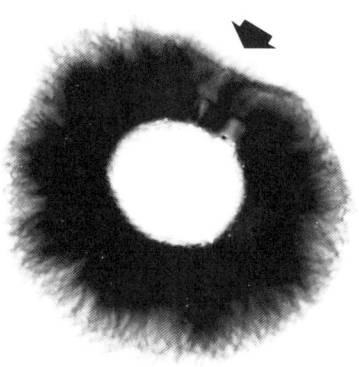

Dünndarm rechts

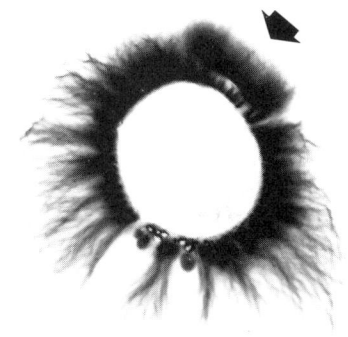

Dünndarm rechts

Umfluß Dünndarm links

Dünndarm links von 10.00 bis 12.00 Uhr. Hier liegt die Projektion der Bauhinschen Klappe.

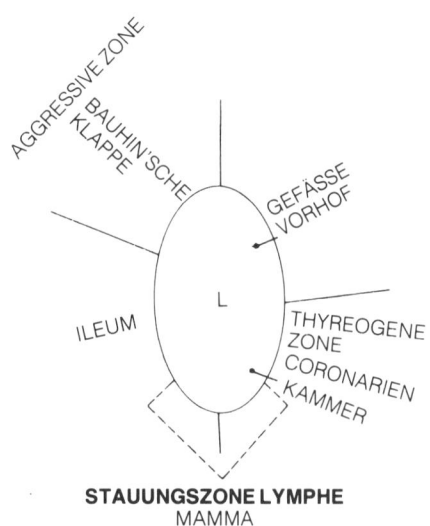

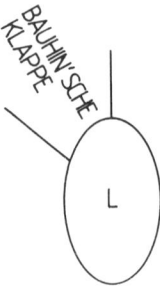

Dünndarm links

Dünndarm links

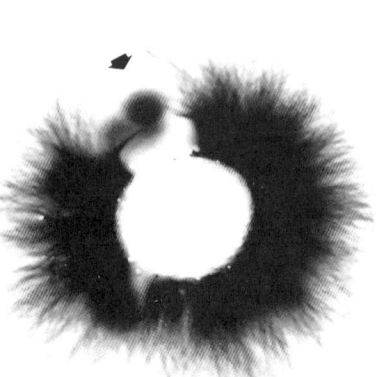

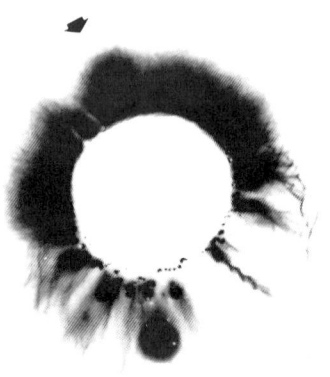

Umfluß Dickdarm rechts

Dickdarm rechts von 6.00 bis 8.00 Uhr. Coecum und Appendixgebiet.

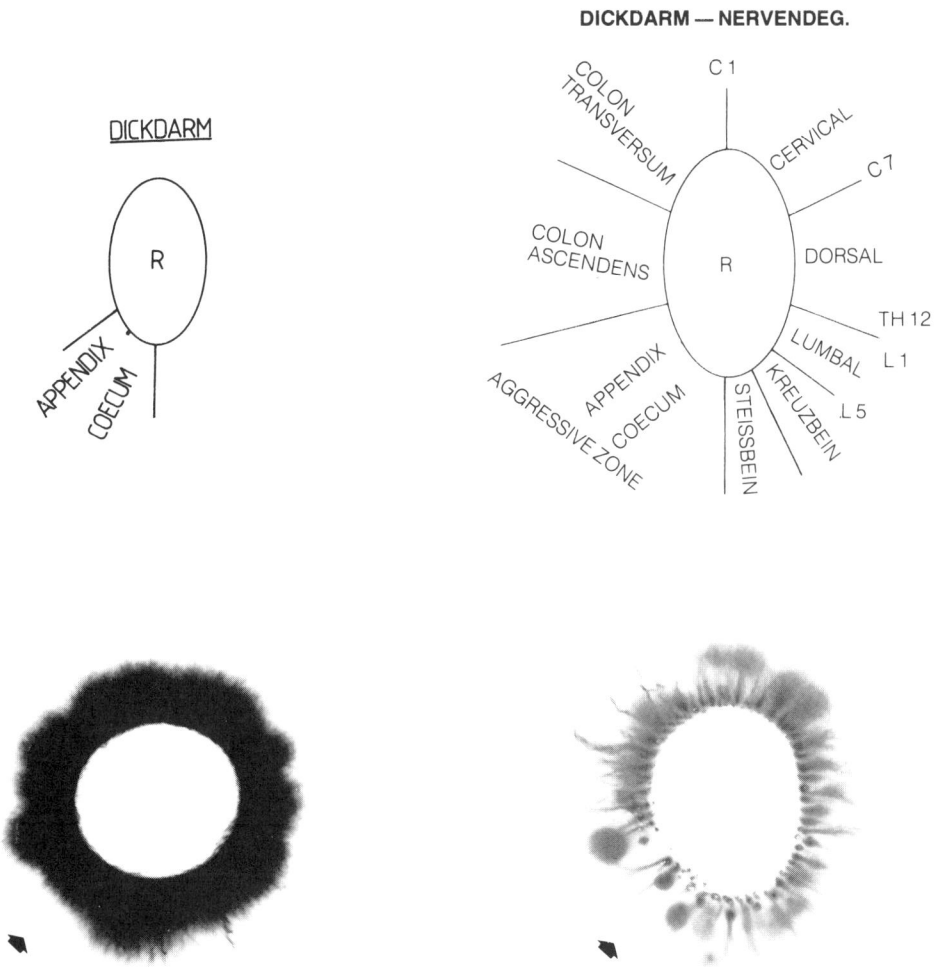

Umfluß Dickdarm links

Dickdarm links von 4.00 bis 6.00 Uhr. Colon sigmoideum und Rectum.

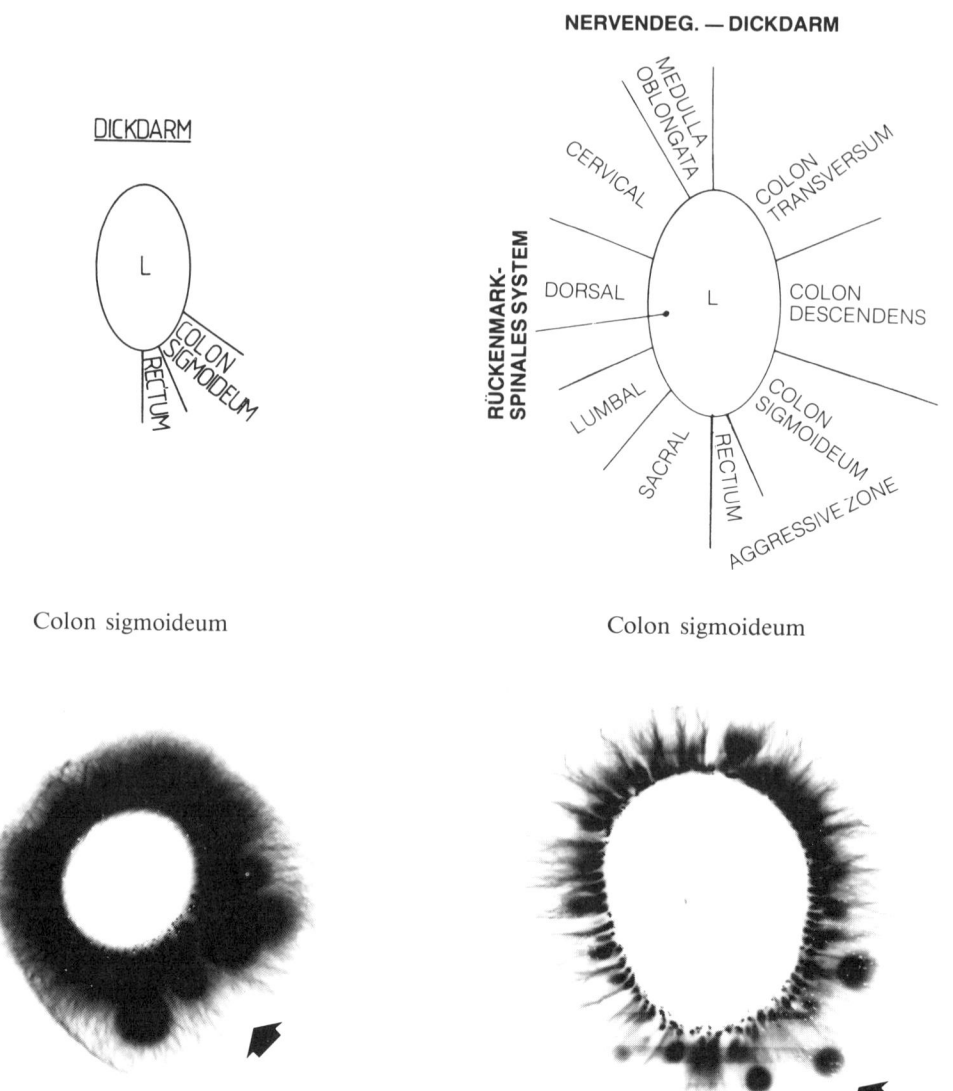

Colon sigmoideum

Colon sigmoideum

Füße 1

Beide Füße im Zehenkuppengebiet der Meridianflüsse Gelenkdegeneration/Magen, Bindegewebe/Haut, fettige Degeneration/Galle. Hier zeigen sich die Phänomene als Strahlungsverlust im Zehenkuppengebiet oder als Begradigung der Strahlenformation.

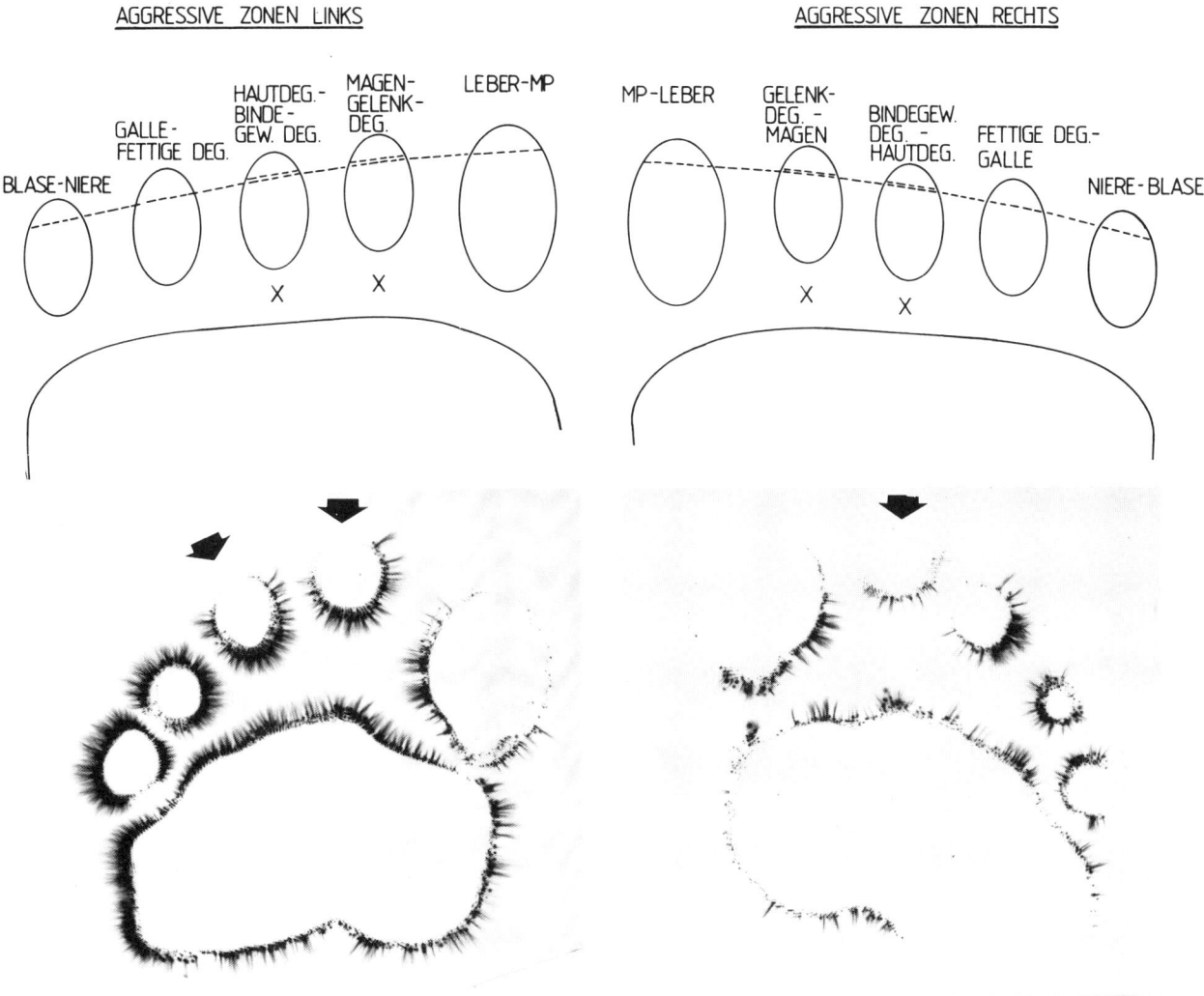

165

Füße 2

An beiden Füßen unterhalb der Umflüsse Gelenkdegeneration/Magen und Bindegewebe/Haut tauchen eigenständige Strahlungsgebilde auf, die sich als Zweitabstrahlung, als toxische Punktformation oder als Degeneration zeigen können. Diese Sonderphänomene betrachte ich als besonders aggressive Strahlungsgebilde.

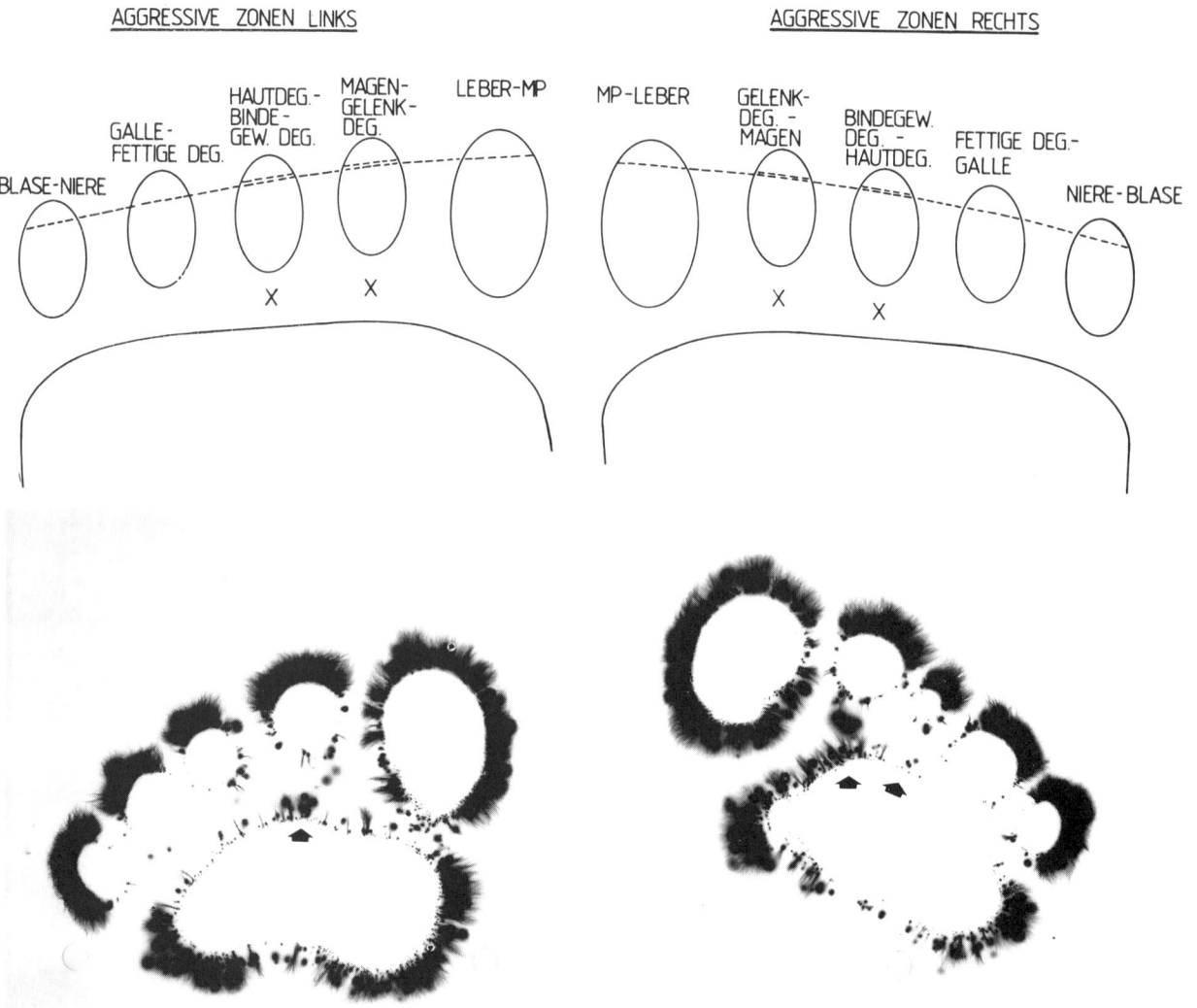

Tauchen in einem E-T-D-Bild die aggressiven Phänomene besonders auf der rechten Seite auf, so ist nach den bisherigen Erfahrungen die verstärkte Neigung zu benignen Erkrankungen anzunehmen. Verstärken sich dagegen auf der linken Seite die aggressiven Phänomene, so muß man mit der vermehrten Neigung zu malignen Erkrankungen rechnen.

Die Aussagefähigkeit der aggressiven Zonen wurde erhärtet in jahrelanger Beobachtung am Patienten. Wenn auch die E-T-D kein einziges spezifisches Phänomen in bezug auf bestehende canceröse Prozesse hat, so glaube ich, daß die Entwicklungsphasen benigner und maligner Erkrankungen über die aggressiven Zonen angezeigt werden. Damit meine ich nicht die sogenannten Präcancerosen, sondern die sich in der Entwicklung befindenden Zellentartungen. Ich konnte beobachten, daß lange Zeit in vielen E-T-D-Aufnahmen eines Patienten immer wieder die aggressiven Zonen auftauchten, der Patient dabei aber ohne jegliche Beschwerden blieb. Meist wollen sich diese Patienten nicht prophylaktisch behandeln lassen. Sie fühlen sich gesund. Alle klinischen Untersuchungen, Labor etc. sind negativ. Wenn plötzlich massive Symptome einsetzen, die klinisch als Cancerose diagnostiziert werden, sind die aggressiven Zonen symptomärmer oder zeigen überhaupt keine negativen Strahlungen mehr. Das bedeutet, daß ein manifester Krebs die energetische Information löscht oder, besser gesagt, keine angibt.

Diese Problematik ist verwirrend und regt zur intensiven Beobachtung des E-T-D-Bildes und des Patienten an. Sie ist ein Anlaß, weiterreichende Überlegungen anzustellen über zelluläre Entartungen und ihre Darstellung im energetisch bedingten Strahlenbild. Wenn nämlich alle Lebensvorgänge sich energetisch mitteilen können, muß auch die maligne Entartung einer Zelle eine spezifische energetische Informationsspur auf einem E-T-D-Bild hinterlassen. Vielleicht kann dies erst durch weiter vervollkommnete technische Möglichkeiten geklärt werden. Auf alle Fälle aber war es mir möglich, eine Therapie zu entwickeln, die es nicht nur erlaubt, in den aggressiven Zonen die negativen Phänomene zu löschen, sondern auch — und das ist das Entscheidende — in den entsprechenden Organen und Organsystemen eine normale Funktion wiederherzustellen.

Ausgangspunkt sind die im Yang liegenden topographischen Areale, also Duodenum, Coecum, Appendix, Sigmoideum, Rectum, Bauhinsche Klappe. Ich stellte bei den meisten Menschen fest, daß es sich um hochempfindliche Schmerzzonen handelt.

Durch Beobachtung der Reaktion auf die Behandlung und der oft sekundenschnellen Beseitigung irgendwelcher Symptome kam ich zu dem Schluß, daß es sich bei diesen Zonen ebenfalls um ein fokales Zentrum handelt. In der Tat korrespondieren die aggressiven Zonen oder Lympheckpunkte des Bauches, wie ich sie auch nenne, mit den fokalen Zentren des Kopfes. Ohne Zweifel besteht eine fokale Polarität Bauch-Kopf. Die theoretische Überlegung einer fokalen Ausdehnung von oben nach unten brachte viele neue diagnostische und therapeutische Erkenntnisse. So entstand die Aufteilung der Fokaltoxikose in drei einander nachgeordnete Bereiche.

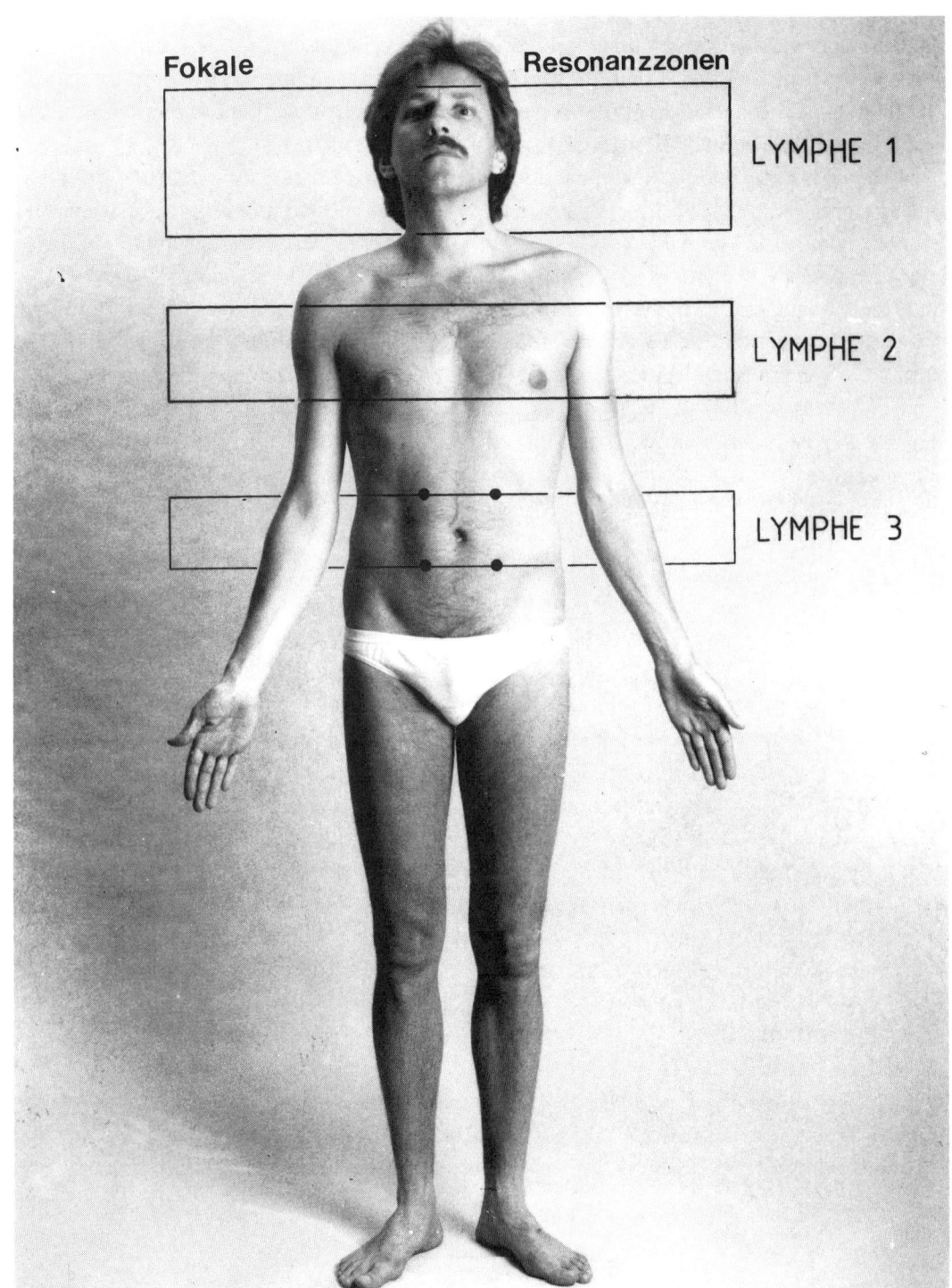

Fokale   Resonanzzonen

LYMPHE 1

LYMPHE 2

LYMPHE 3

168

Lymphe 1

Lymphe 1 ist der Bereich für die negativen Impulse aus dem Kopf. Ablesbar im energetischen Umfluß:

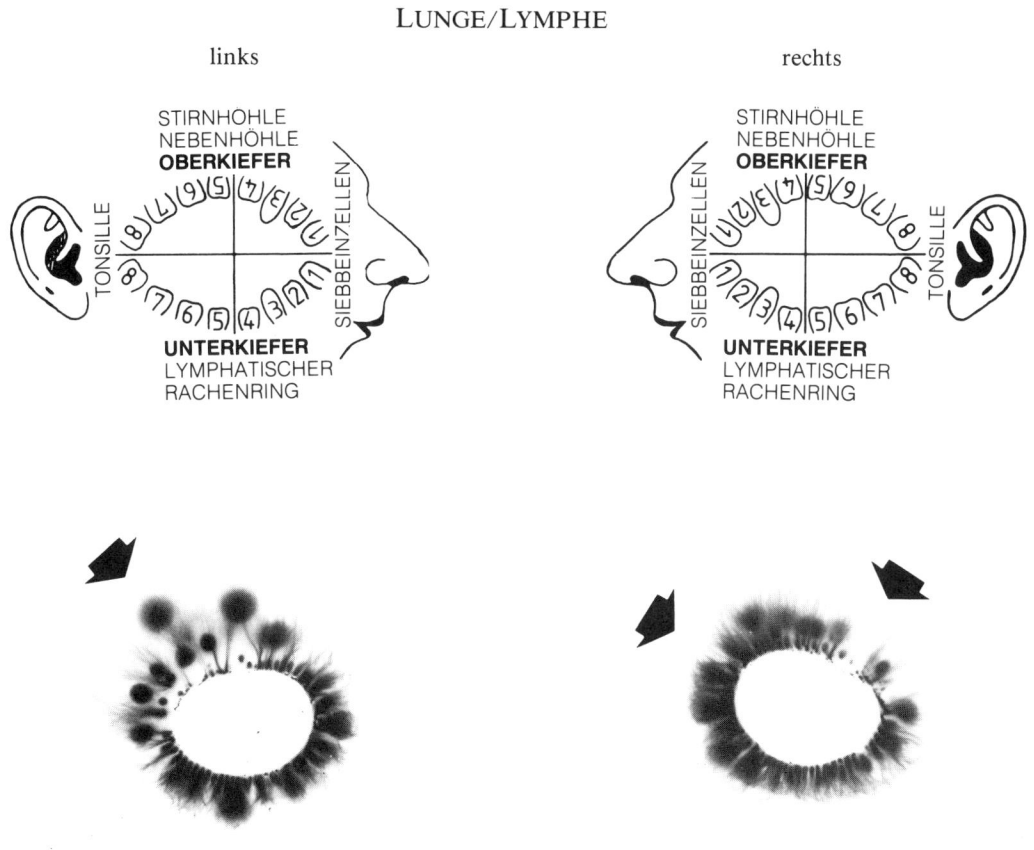

LUNGE/LYMPHE

PUNKTTRAUBE MIT PUNKTPROTUBERANZEN IM UMFLUSS LUNGE/LYMPHE LINKS.
Besonders starke fokale Belastung meist des gesamten Oberkiefers. Die abgesetzten Punkte müssen gemäß den Organbeziehungen ausgewertet und auf das Gesamtbild übertragen werden.

Lymphe 2

Lymphe 2 bezeichnet das Abflußgebiet der Lymphe im Brust-Lungenraum. Ablesbar in den energetischen Umflüssen:

1. GEFÄSSDEGENERATION LINKS UND RECHTS im Gebiet der Herz-Atmung-Horizontalen

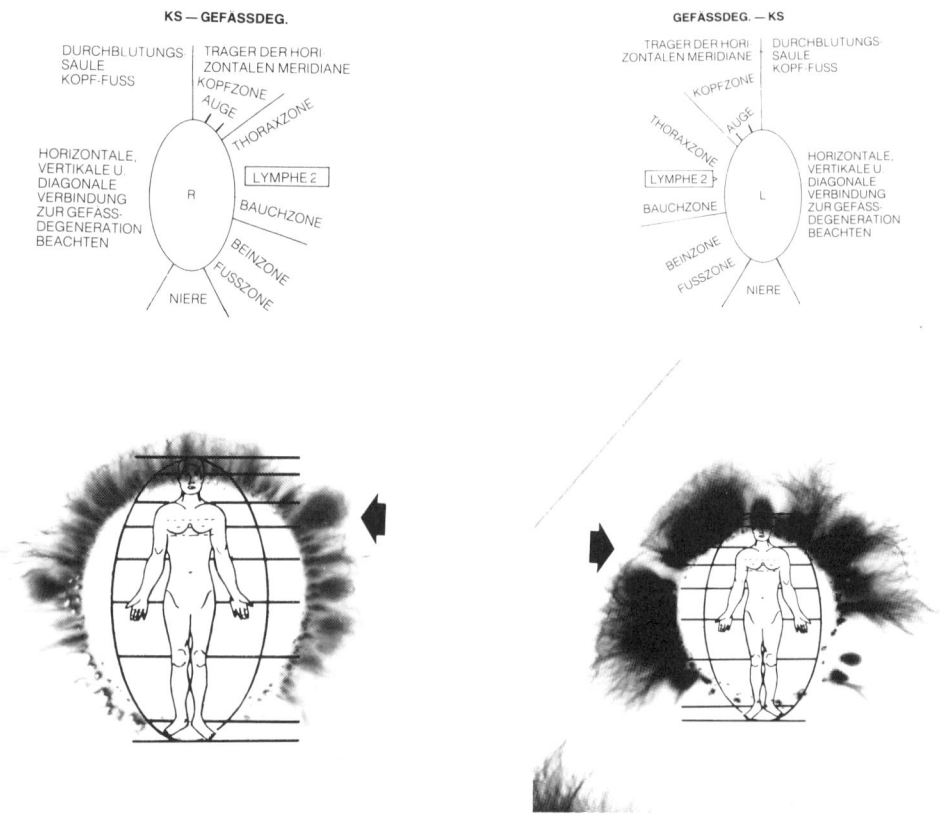

Alle Phänomene, die im Umfluß Gefäßdegeneration/KS auftauchen, werden durch horizontale Schnitte auf den Körper übertragen (siehe Gefäßdegeneration/KS). Im Sektor der Herz-Atmungs-Horizontalen liegt die Projektion von Lymphe 2. Sie umfaßt die Akupunkturpunkte KG 17 und KG 18. Ist dieser energetische Schnitt festzustellen, so hat man die Wahl zwischen der Therapie über die Horizontale (siehe dort), oder man infiltriert das Gebiet von Lymphe 2 (ca. fünfmarkstückgroß) mit Lymphaden von der Firma Hevert oder mit einem Thymuspräparat. Damit bekommt man eine Wirkung sowohl nach oben (Lymphe 1) wie auch nach unten (Lymphe 3).

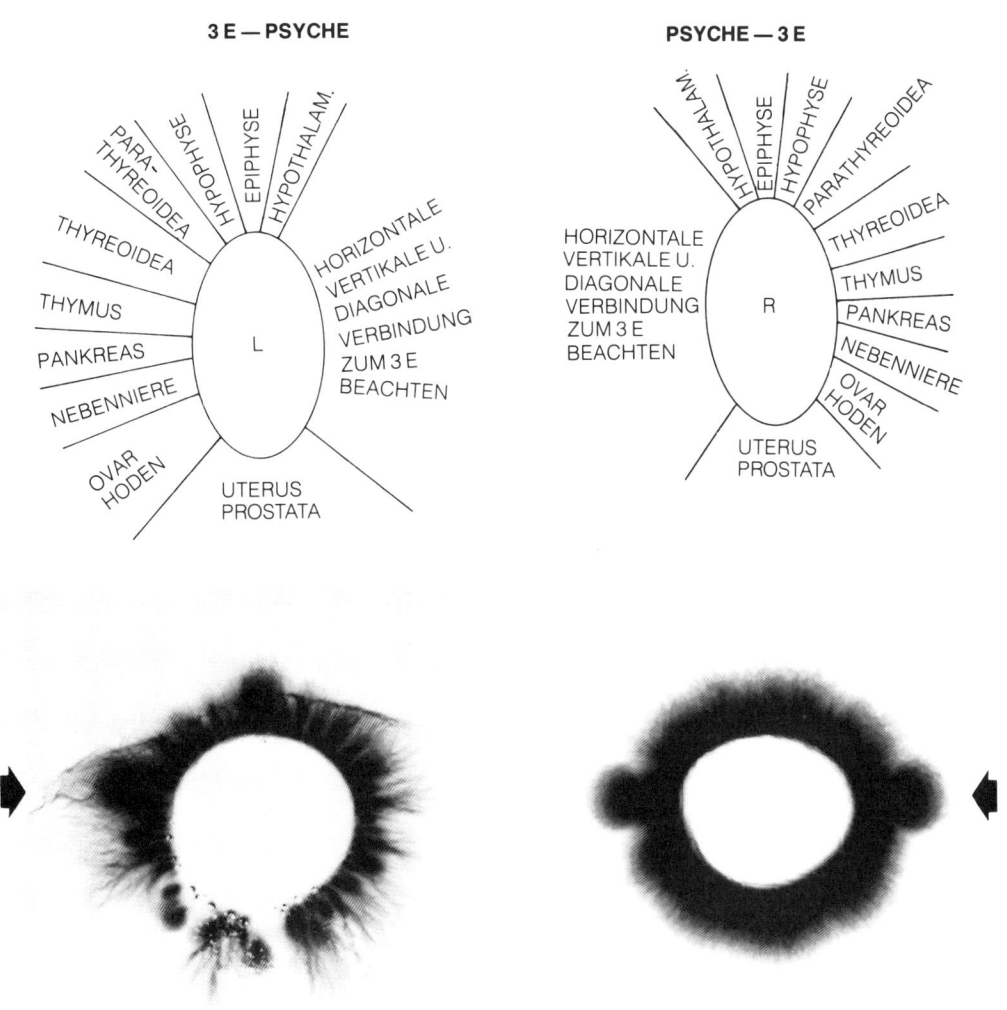

3 E — PSYCHE

PARA-THYREOIDEA
HYPOPHYSE
EPIPHYSE
HYPOTHALAM.
THYREOIDEA
THYMUS
PANKREAS
NEBENNIERE
OVAR HODEN
UTERUS PROSTATA
L
HORIZONTALE VERTIKALE U. DIAGONALE VERBINDUNG ZUM 3 E BEACHTEN

PSYCHE — 3 E

HYPOTHALAM.
EPIPHYSE
HYPOPHYSE
PARATHYREOIDEA
THYREOIDEA
THYMUS
PANKREAS
NEBENNIERE
OVAR HODEN
UTERUS PROSTATA
R
HORIZONTALE VERTIKALE U. DIAGONALE VERBINDUNG ZUM 3 E BEACHTEN

Die Projektion Thymus im Umfluß 3E/Psyche unterstützt bei Auftreten von Phänomenen die Notwendigkeit therapeutischer Maßnahmen über das Areal Lymphe 2.

3. HERZ/DÜNNDARM RECHTS UND LINKS in der Stauungszone Lymphe

Die bereits beschriebenen Sonderphänomene im topographischen Sektor der Stauungszone Lymphe geben ebenfalls Hinweis auf Störungen von Lymphe 2.

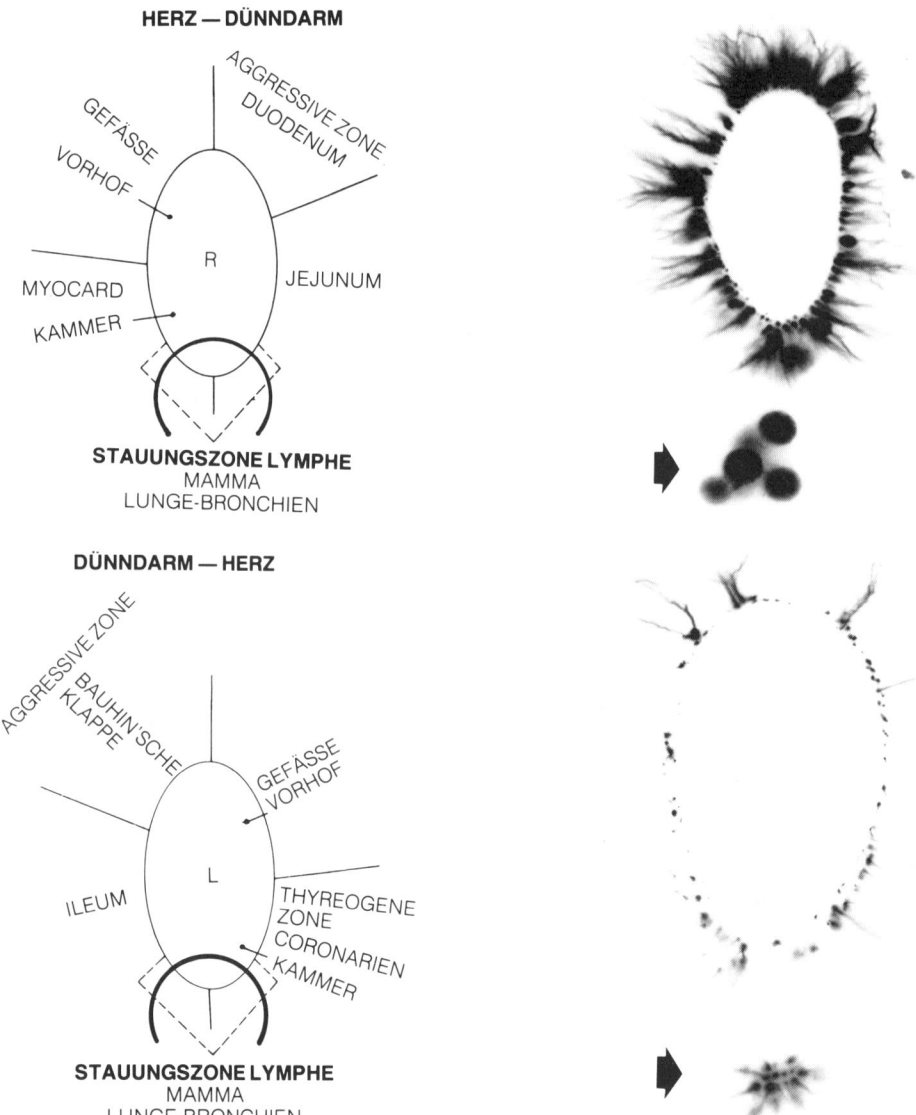

HERZ — DÜNNDARM

GEFÄSSE
VORHOF
AGGRESSIVE ZONE
DUODENUM
R
MYOCARD
KAMMER
JEJUNUM

STAUUNGSZONE LYMPHE
MAMMA
LUNGE-BRONCHIEN

DÜNNDARM — HERZ

AGGRESSIVE ZONE
BAUHIN'SCHE
KLAPPE
GEFÄSSE
VORHOF
L
ILEUM
THYREOGENE
ZONE
CORONARIEN
KAMMER

STAUUNGSZONE LYMPHE
MAMMA
LUNGE-BRONCHIEN

Lymphe 3

Lymphe 3 als stärkstes fokales Zentrum wird durch die Lympheckpunkte des Bauches repräsentiert, d.h. durch die aggressiven Zonen im Yang. Ablesbar in den aggressiven Zonen der Umflüsse:

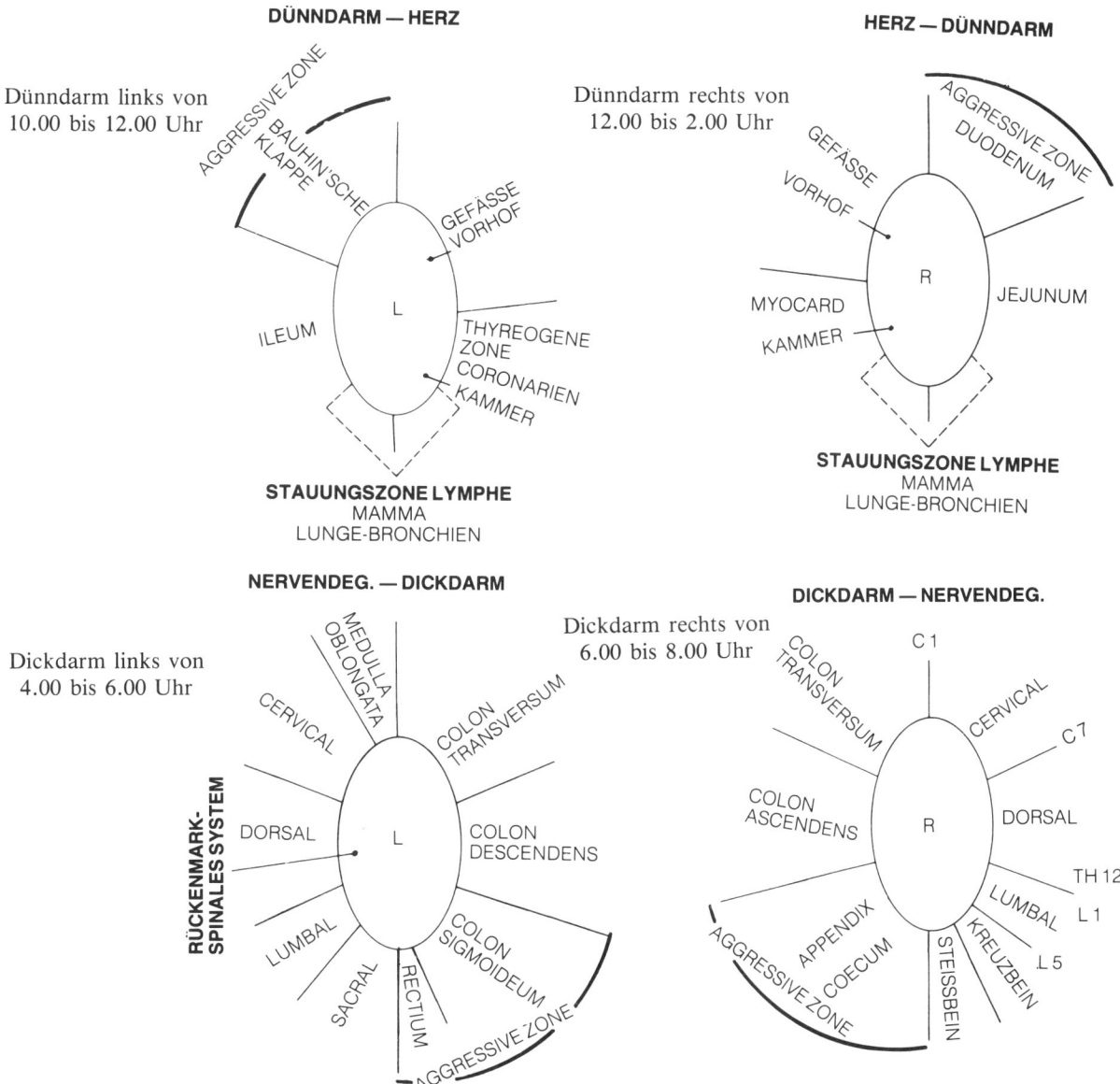

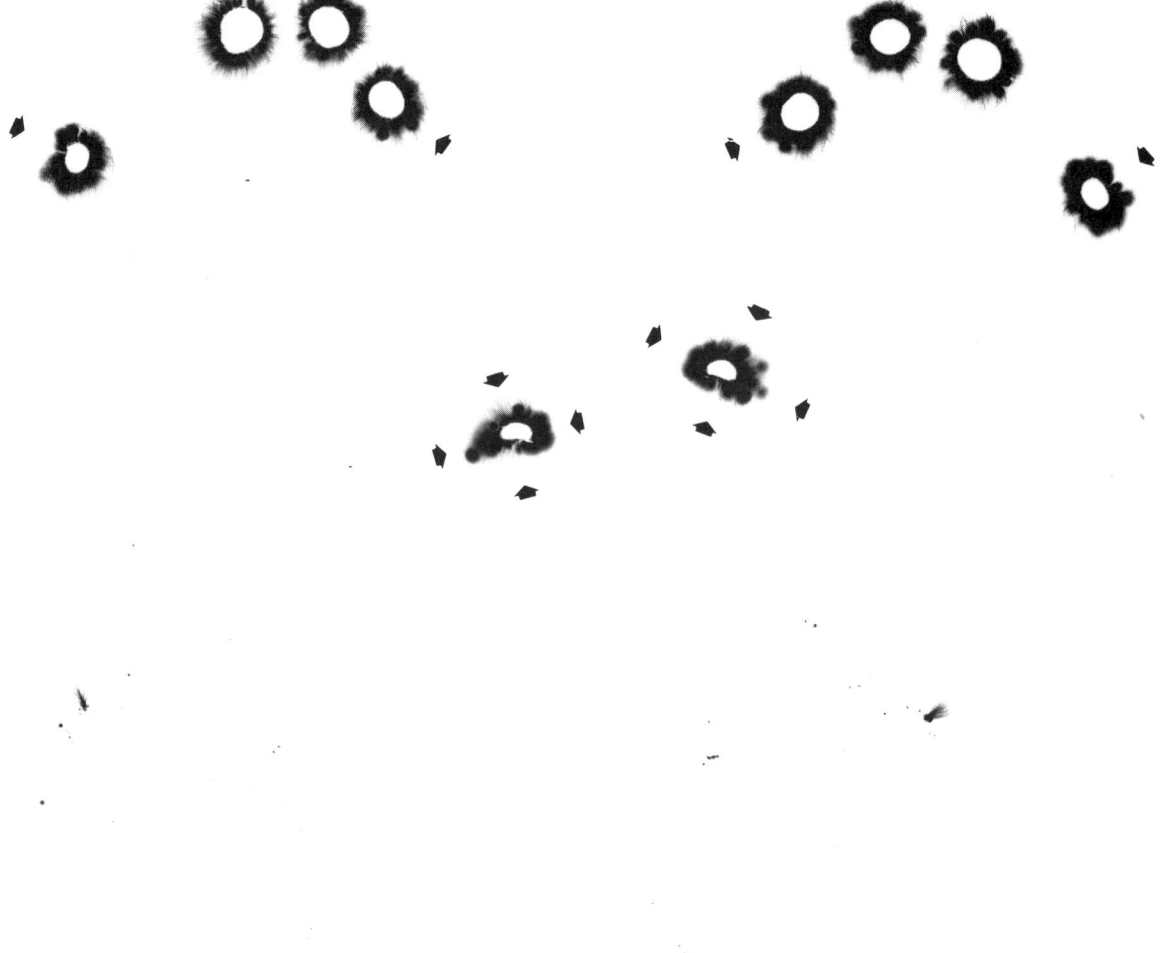

Die Strahlenform ist toxisch. Alle aggressiven Zonen im Yang sind aktiv. Hier müssen alle therapeutischen Maßnahmen ergriffen werden, um das Gesamtbild, besonders aber die belasteten aggressiven Zonen, auszugleichen.

Dieses fokale Zentrum Lymphe 3 liegt mit seinen Punkten auf den diagonalen Energiekanälen, wie sie in allen Sektoren des Körpers zu finden sind. Diese Diagonalverläufe energetischer Kanäle möchte ich später gesondert erklären und veröffentlichen.

Therapie der aggressiven Zonen und der fokalen Resonanzzonen.

Die Abbildung zeigt die vier Zonen, die gleichzeitig diagnostisch (Palpation) wie auch therapeutisch (Injektion und Akupunktur) von Wichtigkeit sind. Im wesentlichen bedarf es jedoch nur der Zonen Duodenum, Coecum-Appendix und Sigmoideum. Der Punkt Bauhinsche Klappe stellt eine Reflektionszone des Sektors Coecum-Appendix dar und ist dann besonders schmerzhaft, wenn die anderen Zonen schon lange große Belastungen tragen.

Sind die aggressiven Zonen im E-T-D-Bild belastet und auch palpatorisch zu spüren, so wende ich folgende Therapie an:

1. Ich verwende die drei Punkte: Coecum, Sigmoideum und Duodenum.

2. Ich suche mit einer Akupunkturnadel den empfindlichsten Punkt in diesem Areal. Die dann gesetzten drei Nadeln bleiben 15 bis 20 Minuten liegen. Danach injiziere ich eine entsprechende Medikamenten-Mischung in diese Zonen. Nachstehende Injektionsmischungen kommen dabei in Frage:

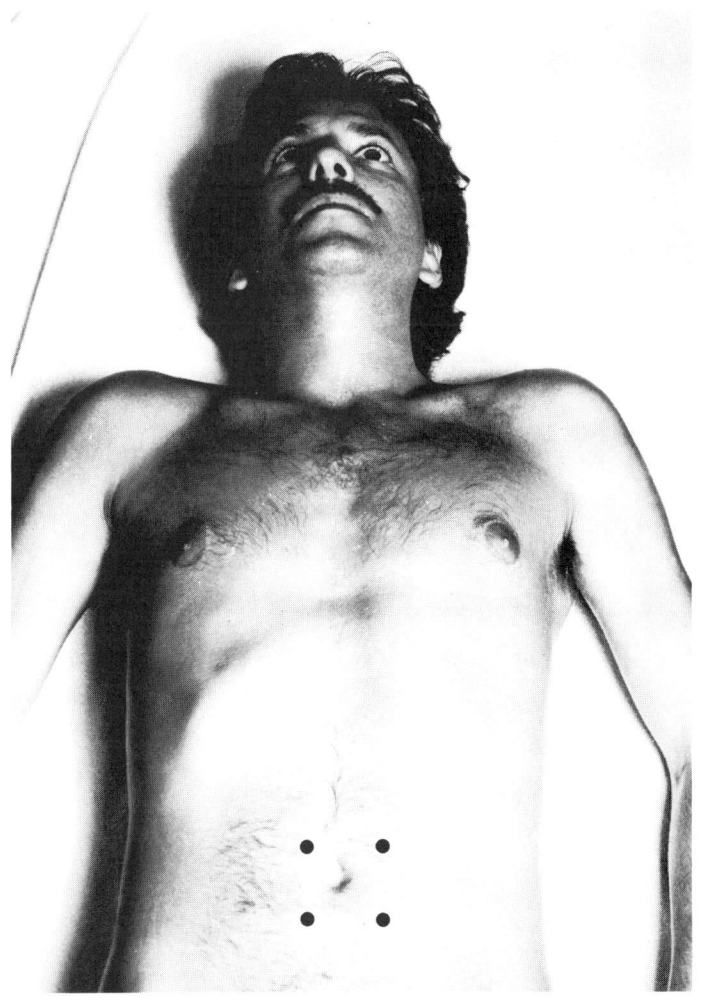

a) Lymphaden von Firma Hevert, Sobernheim,
Formicain von Firma DHU, Karlsruhe.

b) Lymphaden 2,0 ml von Firma Hevert, Sobernheim,
Nosoden-Injektion Infirmarius 2,0 ml von Firma Infirmarius-Rovit, Uhingen.

c) Schwörotox von Firma Schwörer, Wiesenbach bei Heidelberg,
Hepachelin von Firma elha-Hubener, Oberursel,
Fuculacca von Firma elha-Hubener,
Elhapargen von Firma elha-Hubener,
Diamyrtill von Firma elha-Hubener.

Alle drei Mischungen haben sich bewährt, wobei die dritte Mischung für eine Dauertherapie besonders geeignet ist. In der Regel muß die Therapie des öfteren durchgeführt werden, bis die Phänomene in den Abstrahlungen der aggressiven Zonen gelöscht sind.

Hier nun ein energetisches Gesamtbild, auf dem ich die aggressiven Zonen mit einem Pfeil bezeichnet habe.

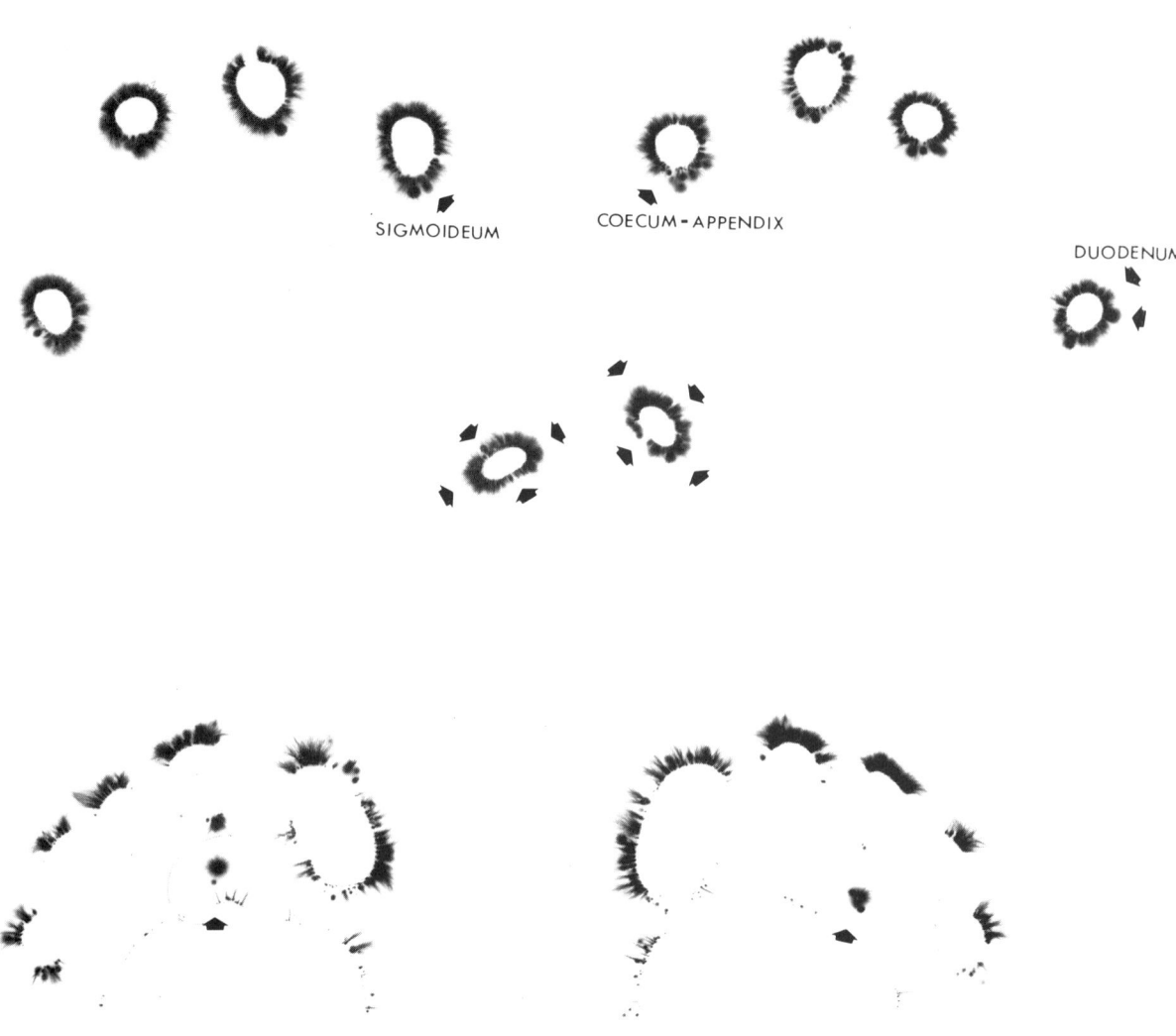

SIGMOIDEUM   COECUM - APPENDIX   DUODENUM

Immer wenn solche Phänomene auftauchen, ist die beschriebene Therapie zusammen mit den anderen therapeutischen Informationen anzuwenden.

Fassen wir zusammen:

Das dritte und wichtigste Zentrum lymphatisch-fokaler Belastung stellen die Lympheckpunkte des Bauches dar. Sie ergeben sich aus den diagonalen Energielinien, die den gesamten Körper durchziehen. Im E-T-D-Bild ist die Lokalisation aus den bezeichneten aggressiven Zonen abzulesen. Die Phänomene dieser Sektoren lassen sich auf den Körper des Patienten übertragen. Der Patient zeigt an den palpierten Stellen meist starke Schmerzreaktionen. Der Indikationsbereich für die Therapie an diesen aggressiven Zonen ist umfassend. Er reicht vom Lumbago über Kopf- und Herzschmerzen, Oberbauchbeschwerden bis hin zu Systemerkrankungen und dient als unterstützende Behandlung auch bei maligner Entartung.

Die Ausführung der Behandlung ist einfach und wird mit Akupunktur und Injektion wie beschrieben durchgeführt. Da aggressive Zonen sehr oft in einem E-T-D-Bild auftauchen, auch im Zusammenhang mit anderen fokalen Zentren (Lymphe 1/Kopf, Lymphe 2/Brust), gehört diese Therapie in meiner Praxis mittlerweile zur Standardbehandlung fokal gestörter Patienten.

VII. Die sieben Schritte im Fall

Nachdem ich die sieben Schritte der E-T-D nun im einzelnen vorgestellt habe, möchte ich sie zum Schluß im Fall demonstrieren. Es handelt sich um eine 56jährige Patientin.

1. Strahlungsqualität

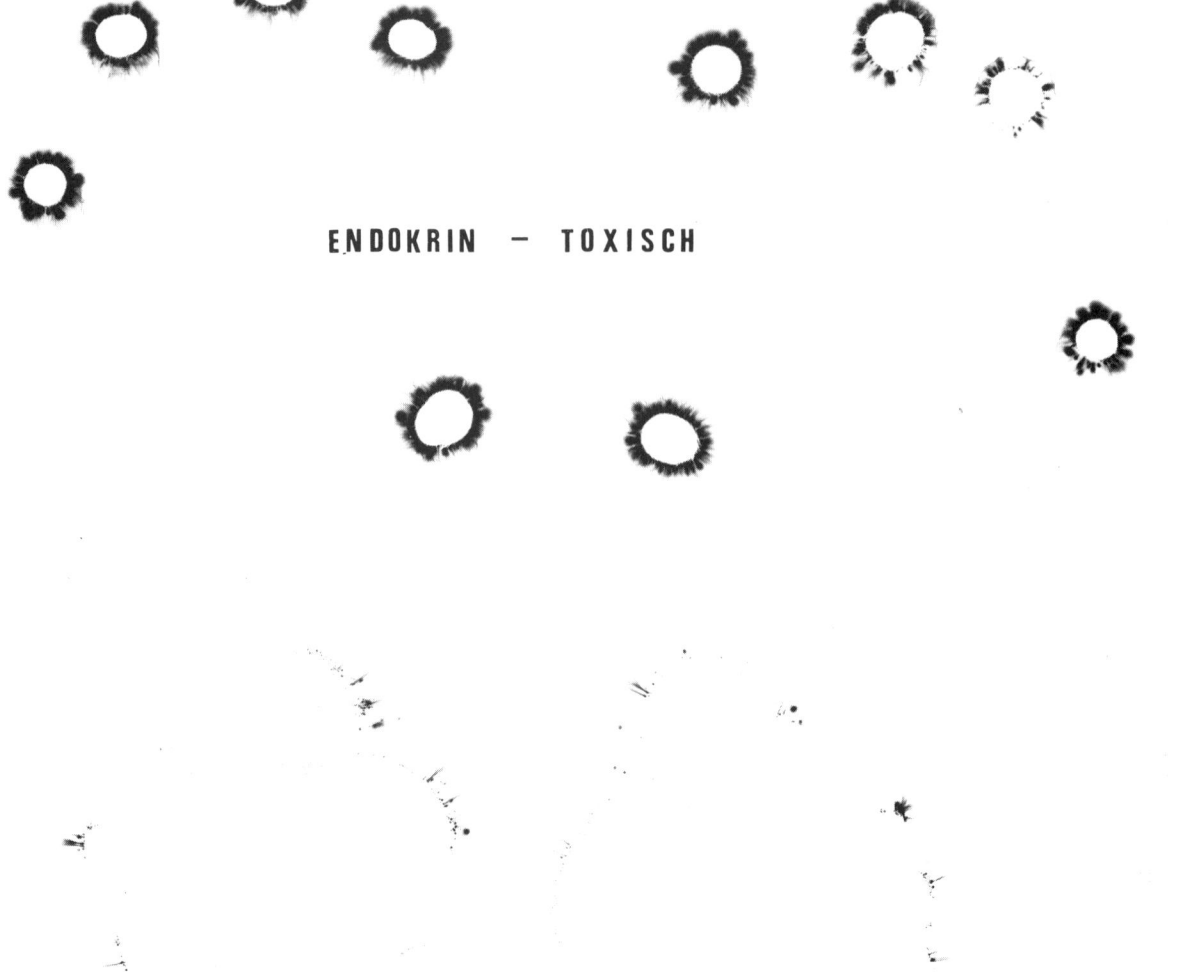

ENDOKRIN — TOXISCH

Strahlungsqualität: endokrin-toxisch, überwiegend toxisch.
Allgemeiner Hinweis: entzündliche Prozesse, allgemeine Aggression, reaktives Verhalten.
Mögliche Typenmittel: Zellaufbau I von der Firma Magnet Activ, Gerner Transit von der Gerner-Apotheke, München. Die Mischung: Lymphaden, Hevertox, Berberisol MDS, 3 x 15 Tropfen, alle drei Mittel von der Firma Hevert.

Jedes andere Mittel kann zum Einsatz kommen, lediglich die toxischen Belastungen müssen berücksichtigt werden.

2. Beziehungen von Yin und Yang

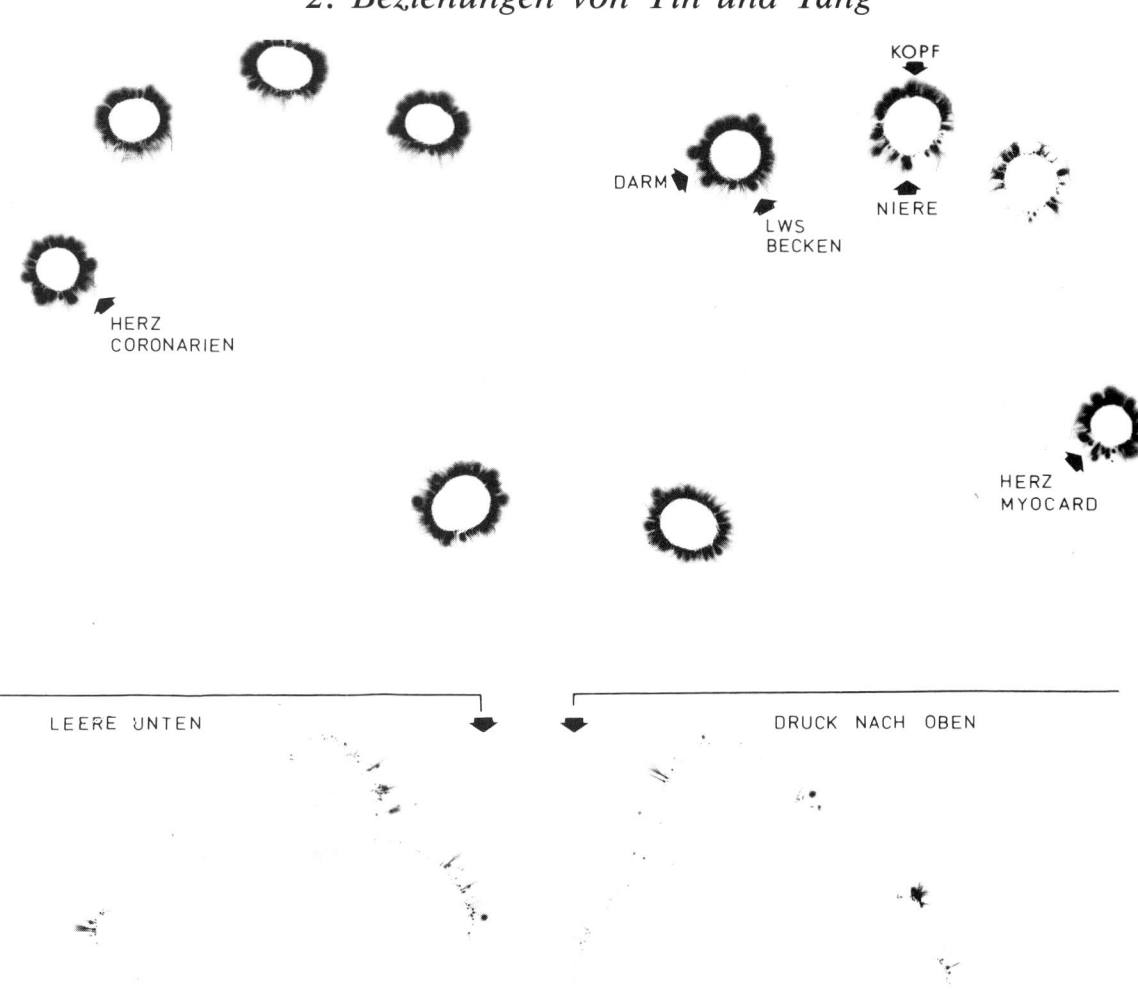

Die Mitte des menschlichen Körpers stellt sich im E-T-D-Bild durch die mittlere Turbulenz dar. Diese mittlere Energielinie läßt sich auf den menschlichen Körper übertragen. Sie erstreckt sich vom Akupunkturpunkt Leber 13 über den Punkt KG 12, zieht über die oberen Nierenpole zurück.

Hinweise:
1. Druck im Oberbauch. Die dort repräsentierten Organe sind energetisch belastet.
2. Durch den Druck in der mittleren Turbulenz Belastung der Yang-Umflüsse und der dort topographisch festgelegten Organe und Systeme.

Mögliche Auswirkungen:
Wirkung auf Umfluß Herz rechts und links; LWS/Becken, Darm/Niere; Genitale. Stauungszentrum der Lymphe rechts und links. Kopfbelastungen.

Schon beim zweiten Schritt der E-T-D-Diagnostik müssen die stark belasteten topographischen Sektoren gemäß der Phänomenologie eingeordnet werden. Sonderphänomene (siehe dort) und sich absetzende Punkte werden bei der Festlegung belasteter Organe und Systeme vorrangig interpretiert.

Bei der späteren Zusammenfassung aller sieben Diagnostikschritte werden dann die gefundenen Belastungen gegeneinander aufgewogen.

Merke:
Die Mitte des menschlichen Körpers hat nach allen bisherigen Beobachtungen immer energetischen Anteil am Gesamtgeschehen.

Therapie:
Durchstichakupunktur (siehe S. 83). Indiziert ist bei Belastungen der Mitte weiterhin die endokrine Akupunktur des Ohres nach König/Wankura und die vordere Neurastheniezone der chinesischen Kopfakupunktur.

Die wichtigsten gefundenen Belastungen in diesem Bild, bezogen auf den zweiten Schritt der E-T-D:
1. Genitale rechts,
2. Herz rechts und links,
3. Appendix, Colon ascendens,
4. Kopfbelastung besonders links.

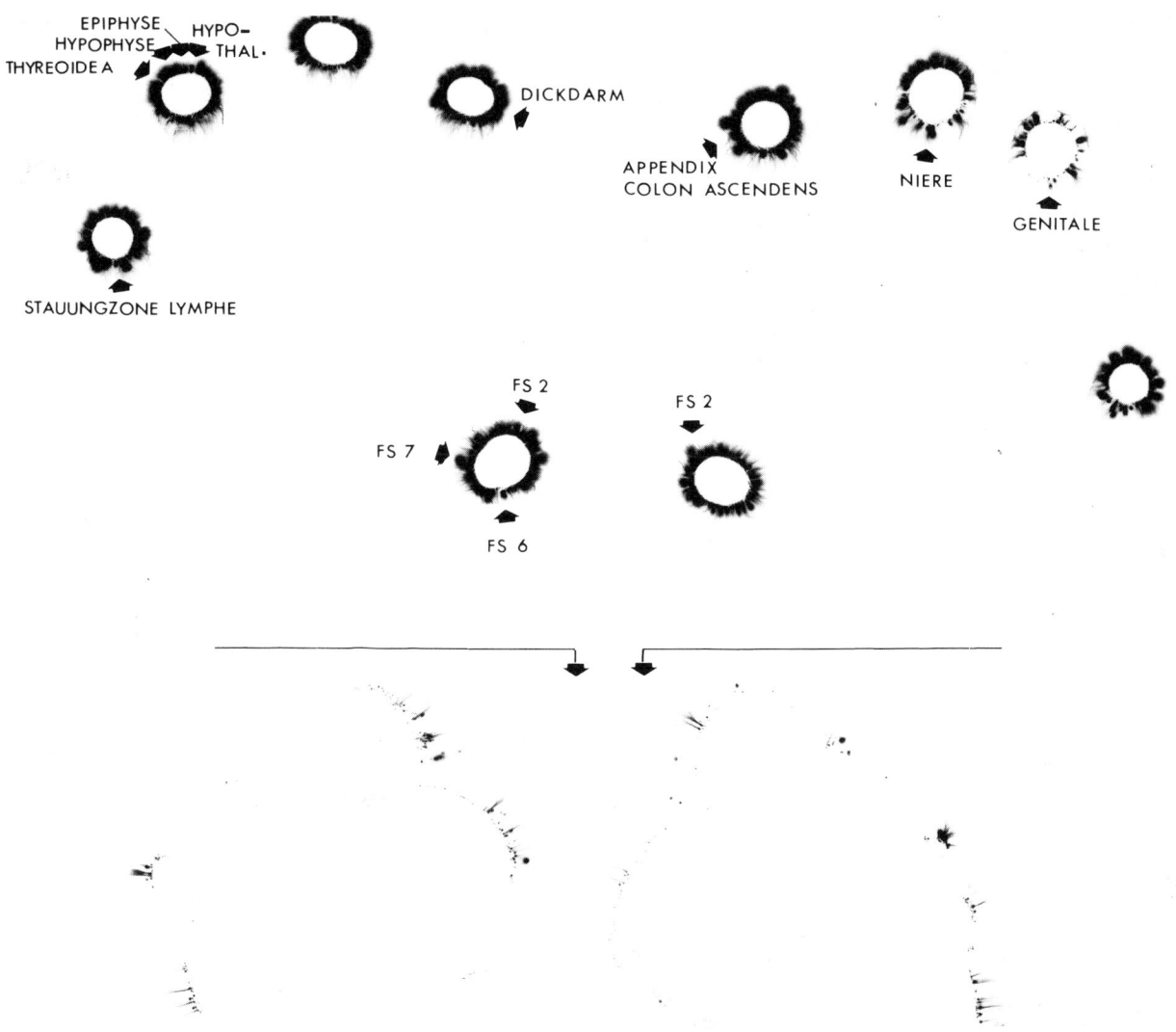

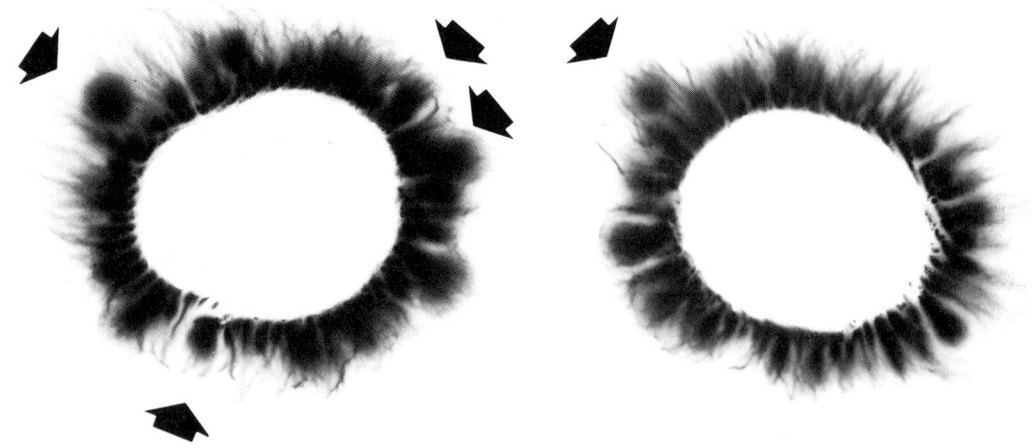

Hinweise:

Der energetische Umfluß Lunge/Lymphe repräsentiert die erste fokale Resonanzzone (Lymphe 1).
Die fokalen Sektoren haben organische Wechselbeziehungen (R. Voll).

Auch hier gelten die Grundsätze der Interpretation, wonach die Wertigkeit der im Umfluß auftauchenden Phänomene beachtet werden muß (Sonderphänomene und die sich von der Umflußstrahlung absetzenden Punkte werden bevorzugt interpretiert).

In diesem Bild sind folgende fokale Sektoren (FS) aktiv:

1. die frontalen Sektoren,
2. fokaler Sektor 7 links oben,
3. fokaler Sektor 6 links unten, (Sonderphänomen) offenes gepunktetes Fenster,
4. fokaler Sektor 2 links oben, (Sonderphänomen) offenes gepunktetes Fenster,
5. fokaler Sektor 2 rechts oben, abgehobener Punkt.

Bei der Festlegung der Organbeziehungen haben die folgenden fokalen Sektoren Vorrang bei der Interpretation:

1. FS 7 links oben — Punkt löst sich von der Strahlung.
2. FS 6 links unten — Sonderphänomen.
3. FS 2 links oben — Sonderphänomen.
4. FS 2 rechts oben — Punkt löst sich von der Strahlung.

Daraus ergeben sich folgende wichtige Organ-Wechselbeziehungen:

1. FS 7 links oben: Nebenschilddrüse — Nebenniere — Epiphyse: Milz — Magen links — Pankreas — Blase.
2. FS 6 links unten: Hypophyse — Dickdarm links — Lunge links.
3. FS 2 links oben: Epiphyse — Niere links — Blase — Urogenitale.
4. FS 2 rechts oben: Epiphyse — Niere rechts — Blase — Urogenitale.

4. Segmentale Organ-Wechselbeziehung, Umfluß Nervendegeneration/Dickdarm

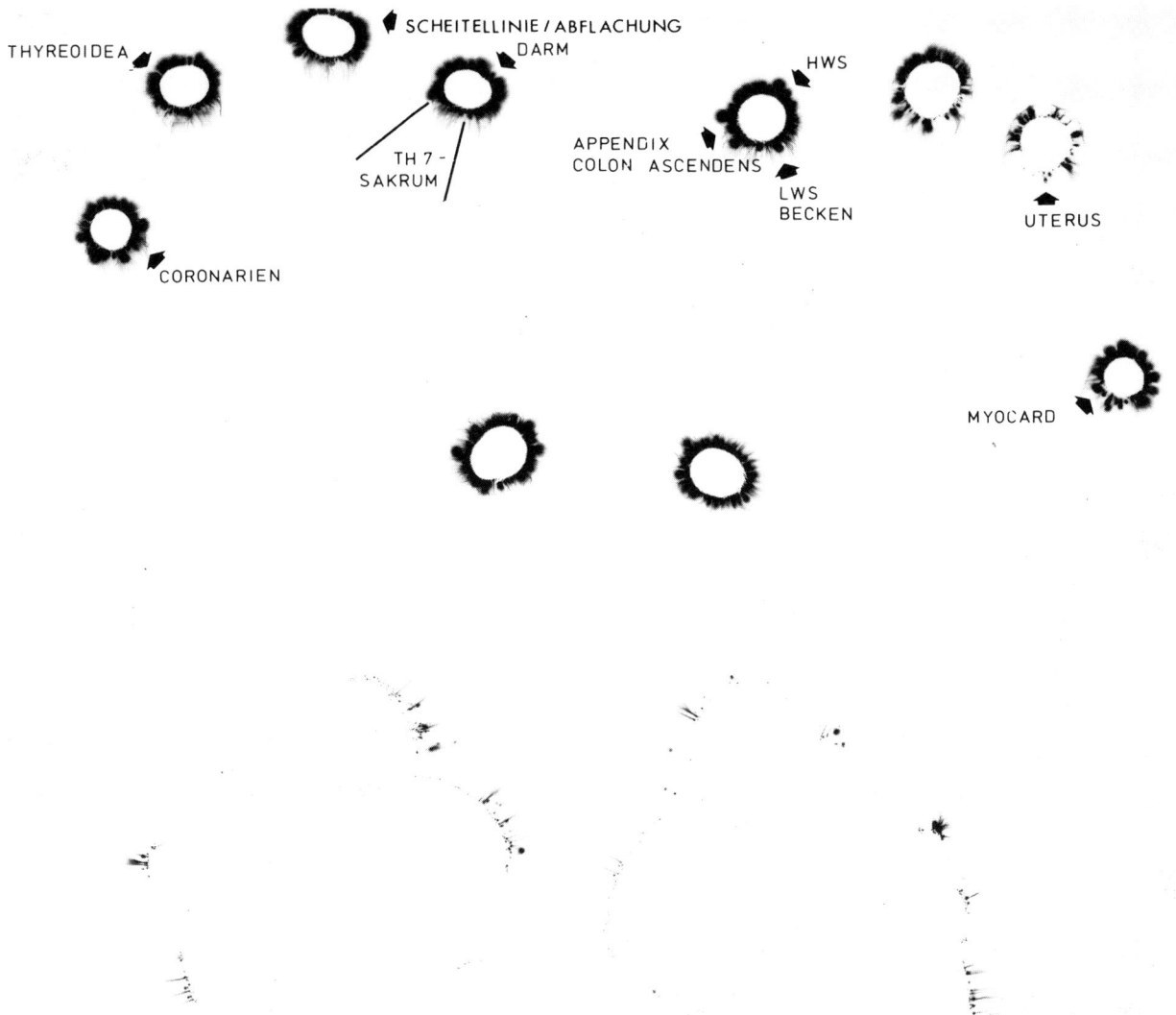

THYREOIDEA

SCHEITELLINIE / ABFLACHUNG
DARM

HWS

TH 7 - SAKRUM

APPENDIX
COLON ASCENDENS

LWS
BECKEN

UTERUS

CORONARIEN

MYOCARD

Der vierte Schritt zeigt rechts und links die segmental-organischen Wechselbeziehungen, überwiegend aber links, während man rechts vermehrt die Hinweise auf die vertebragenen Belastungen ablesen kann. Trotzdem müssen *beide Teile* der Umflußstrahlung Nervendegeneration *beiden Aussagen* gerecht werden.

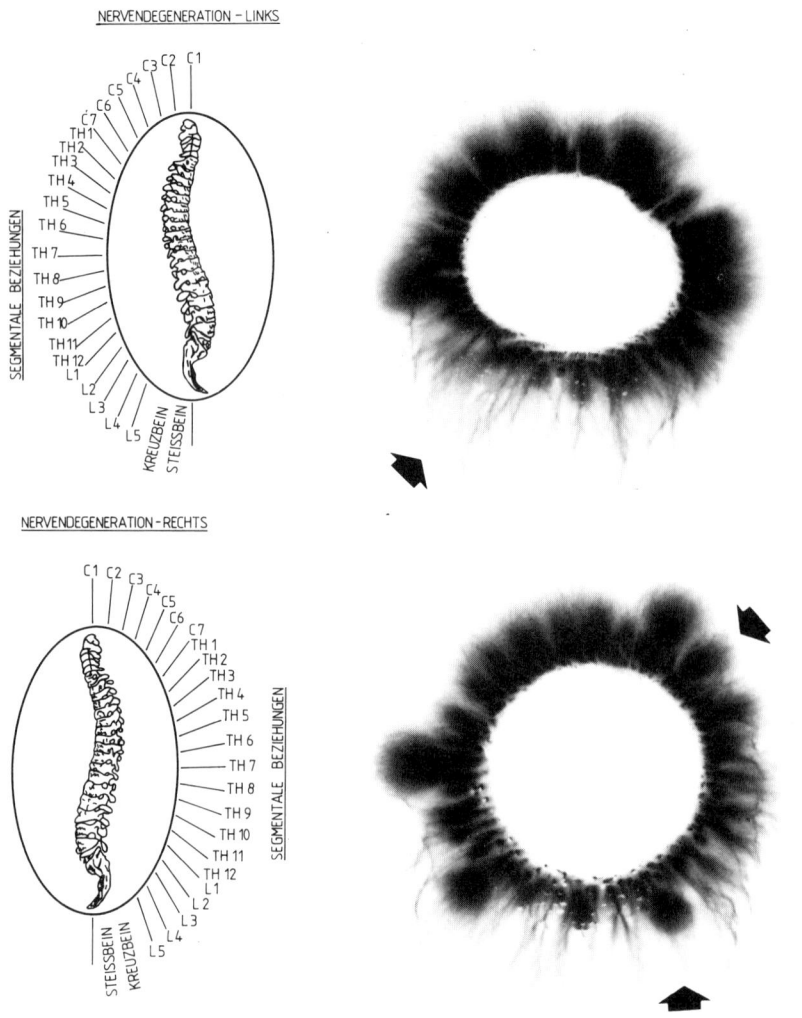

In diesen Bildern fällt besonders die Abflachung links von 6.00 bis 8.00 Uhr auf. Sie betrifft die Sektoren C 7 bis Th 7 und Th 7 bis Sacrum. (Abflachungen und Begradigungen der Umflußstrahlung gelten als Sonderphänomene.) Es werden die segmentalen und spinalen Organbeziehungen auf das Gesamtbild übertragen. Bekräftigt werden die Hinweise durch die sich bildende segmentale Punktstraße im Anteil C 3 bis C 7 rechts und die Punktprotuberanzen im Kreuz-Steißbein-Gebiet, ebenfalls rechts.

Hinweise untereinander:
Darm — Genitale — Schilddrüse — HWS — Herz.
Therapiemöglichkeiten:
Segment-Therapie nach Huneke, Einsatz der Aschner-Methoden, Therapie der dritten fokalen Resonanzzone.

5. Sekundäre Organ-Wechselbeziehung, Umfluß Gefäßdegeneration/KS

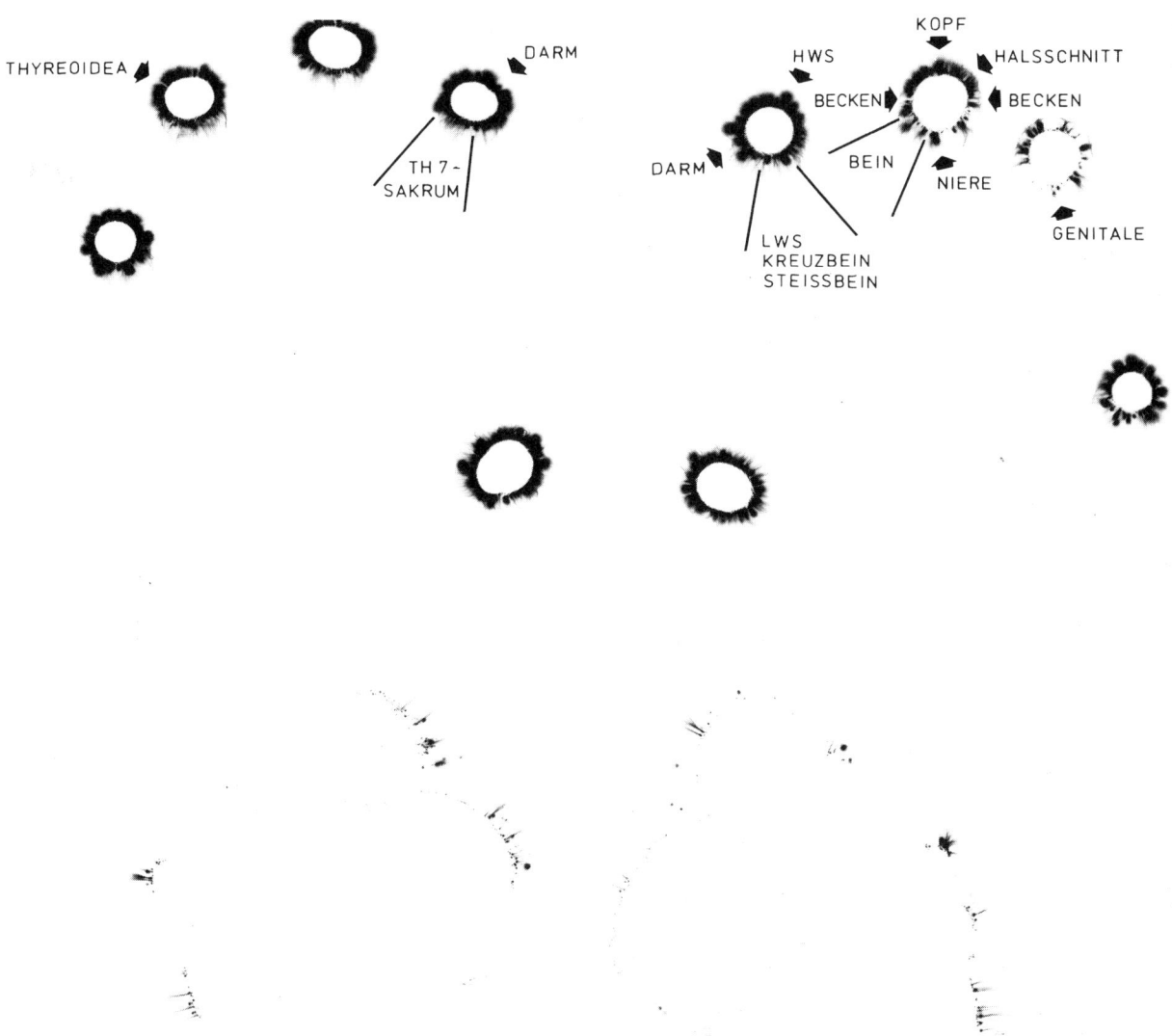

Zur Feststellung der horizontalen Schnitte in der Abstrahlung Gefäßdegeneration/KS ist es hilfreich, die Figurenschablone zu benützen (siehe S. 122). Bei diesem Fall ist besonders der Umfluß rechts belastet.

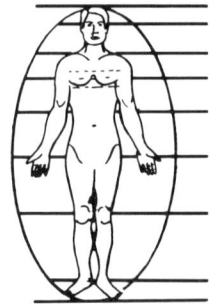 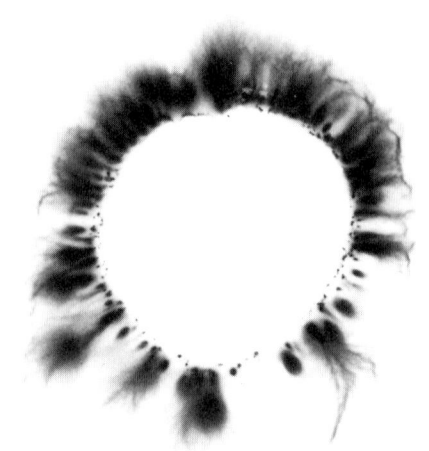

Hinweise:

Becken — Bauch — Bein und Knie sowie der Halsschnitt.

Die in diesen horizontalen Schnitten liegenden Organe werden im Gesamtbild auf Phänomene untersucht. Dies wären in diesem Fall von oben nach unten: HWS, Schilddrüse, Darm, Niere, Genitale und die Beine.

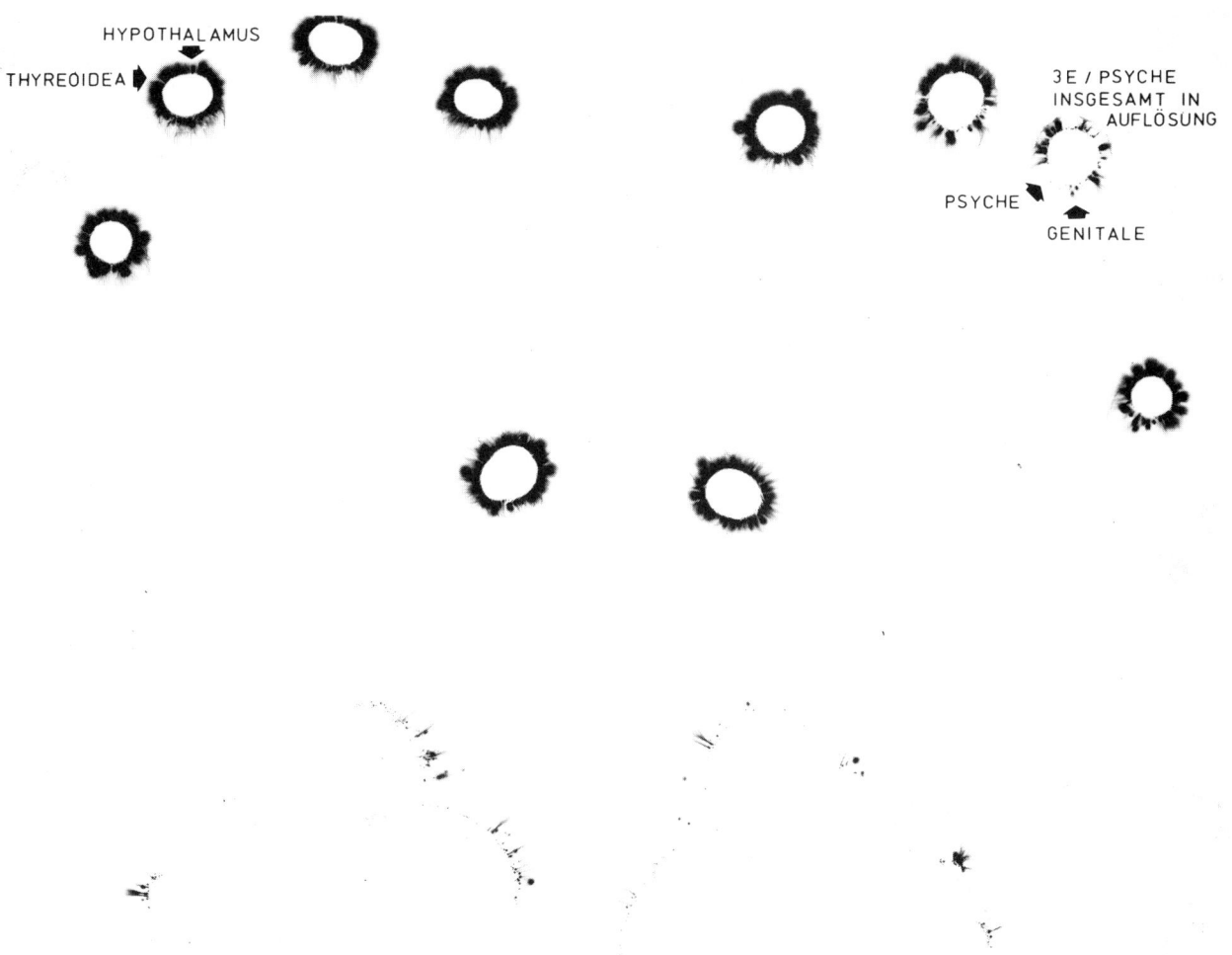

Die Beteiligung der endokrinen Kausalachse am Krankheitsgeschehen beschreibt, wie gesagt, Franz Riedweg sehr eindrucksvoll. Seine These, daß die Hypophyseninsuffizienz bei vielen Krankheiten als locus minoris resistentiae angenommen werden muß, bestätigen unzählige Fälle und E-T-D-Bilder. Ich konnte immer wieder beobachten, daß der Ausgleich der Umflußstrahlung 3E/Psyche die Harmonisierung aller Abstrahlungen des E-T-D-Bildes zur Folge haben kann. Dabei ist es gleichgültig, welche Therapien zum Einsatz kommen.

3E/Psyche links   Psyche/3E rechts

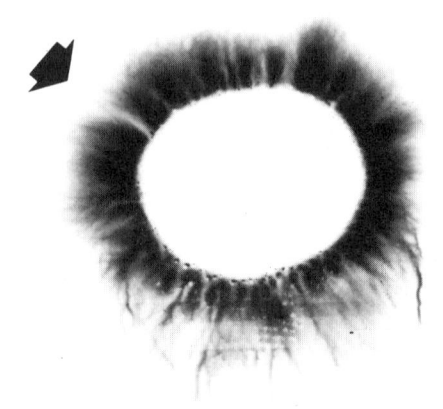
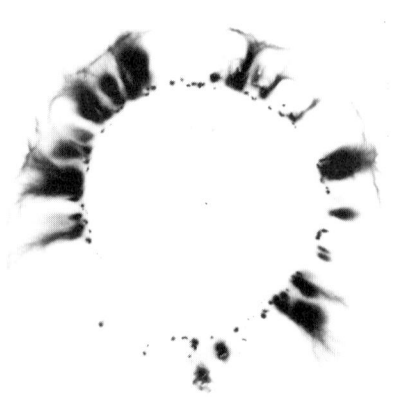

Bei dieser Patientin löst sich der energetische Umfluß 3E/Psyche rechts auf. Man kann Krampf-
ringe erkennen. Auf der linken Seite lokalisieren sich Fensterphänomene in der Schilddrüse und
in den Sektoren Hypophyse, Epiphyse, Hypothalamus. Beide Seiten geben Hinweise auf Unruhe,
Spannungen, die Auflösung der rechten Umflußstrahlung 3E/Psyche auch auf zeitweilige Depressionen. Die dauernden Krampf- und Unruhezustände der Patientin haben auch hier Bedeutung bei
der Gesamtinterpretation.

Therapie:
Ohrakupunktur des Endokriniums nach König/Wankura und die Neurastheniezone der chinesischen Kopfakupunktur. Außerdem ist es hilfreich, mit Lichtbestrahlungen — z.B. Blau — den Patienten zusätzlich in eine Ruhephase zu versetzen.

7. Aggressive Zonen und Sonderphänomene

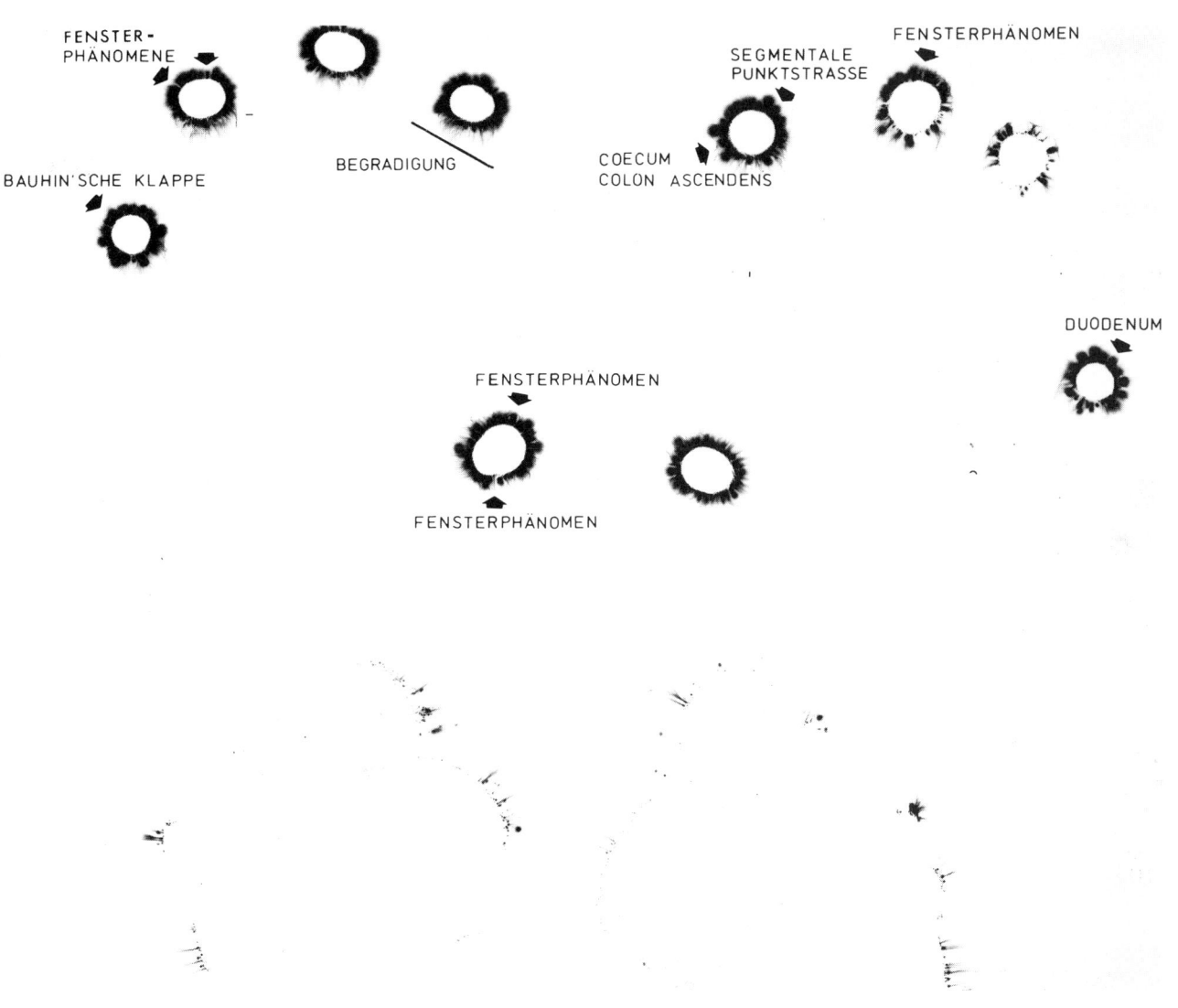

FENSTER-
PHÄNOMENE

BAUHIN'SCHE KLAPPE

BEGRADIGUNG

SEGMENTALE
PUNKTSTRASSE

FENSTERPHÄNOMEN

COECUM
COLON ASCENDENS

DUODENUM

FENSTERPHÄNOMEN

FENSTERPHÄNOMEN

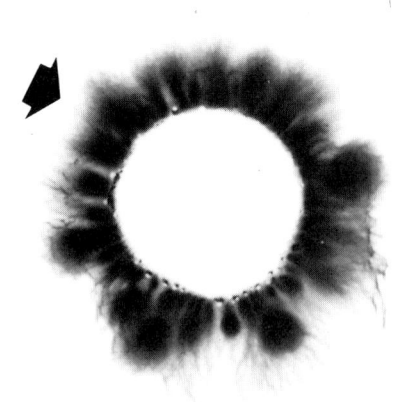

Dünndarm/Herz
links

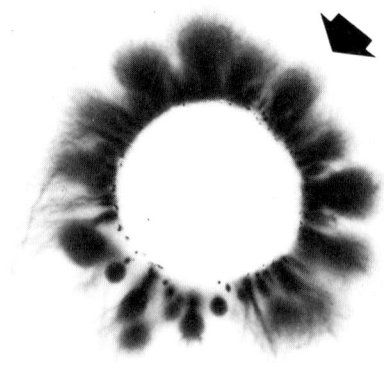

Herz/Dünndarm
rechts

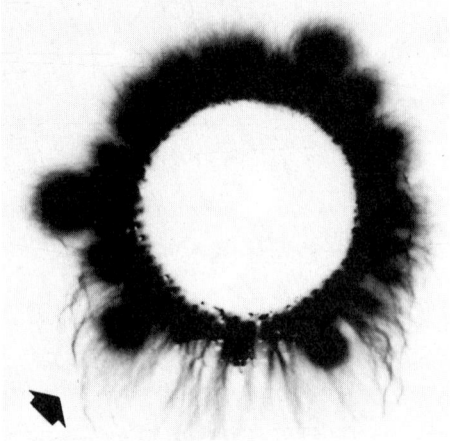

Dickdarm/Nervendegeneration
rechts

Die aggressiven Zonen Dickdarm rechts, Dünndarm rechts sowie Dünndarm links zeigen Belastung. Bei dieser Form der Phänomenologie in den aggressiven Zonen läßt sich die Belastung der Sektoren palpatorisch am Patientenkörper bestätigen. Es ist anzunehmen, daß die Phänomene einerseits die Organabschnitte bezeichnen, andrerseits die beginnende Aggressivität des Gesamtgeschehens andeuten. Weitere aggressive Phänomene sind im Gesamtbild nicht zu finden. Ich möchte nochmals betonen, daß in diesem Stadium bereits die Doppelbedeutung der aggressiven Zonen beachtet werden muß.

190

Therapie:
Behandlung der Lympheckpunkte des Bauches.

Der siebente Schritt der E-T-D-Diagnostik beinhaltet weiterhin das Auffinden und die topographische Lokalisation von Sonderphänomenen. Bei diesem Fall kann man besonders Fensterphänomene im 3E und Nervendegeneration links sowie im Umfluß Lunge/Lymphe rechts und links erkennen. Dies betrifft im 3E die Projektion Hypothalamus, Hypophyse, Epiphyse und Schilddrüse, im Umfluß Nervendegeneration/Dickdarm das Segment Medulla oblongata und die Projektion Colon transversum, im Umfluß Lunge/Lymphe die fokalen Sektoren FS 2 links oben, FS 6 links unten und FS 2 links unten. Die Beachtung der Organsektoren, in denen sich Sonderphänomene projizieren, ist besonders gefordert. Diese Phänomene sind an Wertigkeit anderen vorgeordnet.

Fassen wir den Fall der 56jährigen Patientin zusammen. Folgende Beschwerden gab sie bei der ersten Untersuchung an:
1. Starker Druck im Oberbauch, besonders rechts.
2. Kopfschmerzen, manchmal migräneartig.
3. Herzbeschwerden, sowohl Stiche wie auch tachykardes Herz und dann wieder sehr große Schwäche.
4. Fühlt sich sehr unruhig und depressiv.
5. Schmerzen im Rücken, die bei Überlastung in das rechte Bein ziehen, außerdem immer wieder Druck und Spannungen im Halswirbelsäulen- und Schultersektor.
6. Kann schlecht Wasser lassen und hat Druck über den Nierenpolen.
Anamnese:
1. Hysterektomie,
2. Zystenoperation rechte Mamma.
3. Es besteht eine leichte Struma.
Familienanamnese:
Die Mutter lebt, hat seit Jahrzehnten Bauchbeschwerden und ein schwaches Herz. Der Vater starb an Herzversagen. Schwester hat eine Leberbelastung und rheumatische Beschwerden.
Klinisch:
Leber zwei Querfinger vergrößert.
EKG ohne Befund.
Auskultatorisch außer einer leichten Tachykardie kein Befund.
Gastroenterologisch kein Befund.
Labor: BSG leicht erhöht. Kreatinin mit 1,2 leicht erhöht. Sonst ohne Befund.

Die Hinweise zusammengefaßt aus dem E-T-D-Bild:

1. Schritt: Toxische Typenform.
BSG der Patientin ist leicht erhöht.

2. Schritt: Druck von der Mitte oben.
Beschwerden der Patientin: Kopfschmerzen, Herzschwäche und Herzstiche.

3. Schritt: Fokale Organ-Wechselbeziehungen. Besonders Niere — Pankreas und Darm.
Beschwerden der Patientin: gastrointestinale Beschwerden und Druck über den Nierenlagern.

4. Schritt: Segmentale Organ-Wechselbeziehungen zeigen Becken, Darm, Genitale, HWS, Hals, Schilddrüse.
Die Patientin gibt an: HWS-, LWS-Beschwerden; die Schilddrüse ist vergrößert. Sie leidet unter gastrointestinalen Beschwerden.

5. Schritt: Sekundäre Organ-Wechselbeziehungen. Hier zeigen die horizontalen Schnitte ebenfalls Bauch, Becken, Knie, das Bein und den Hals-Schnitt. Dies deckt sich mit dem 4. Schritt.

6. Schritt: 3E/Psyche. Rechts löst sich die Umflußstrahlung auf. Man erkennt einen kleinen abgesetzten Punkt bei 6.00 Uhr (Uterus).
Die Polarität Endokrinium-Psyche erzeugt bei dieser Phänomenologie Unruhe und Depressionen. Dies erkennt man besonders auf der rechten Seite. Auf der linken Seite zeigt sich die Schilddrüse und das Steuerungsgebiet Epiphyse, Hypophyse, Hypothalamus.
Sonderphänomene kann man erkennen im Schilddrüsensektor und im Steuerungsanteil sowie im Umfluß Lunge/Lymphe, wie beschrieben.

7. Schritt: Aggressive Zonen und Sonderphänomene. Stärkste Belastung: Appendix, Colon ascendens, Duodenum und Ileum.
Sonderphänomene: Schilddrüse, Hypothalamus und besonders Umfluß Lunge/Lymphe, wie beschrieben.

Die sieben Schritte der E-T-D zeigen weitgehende Übereinstimmung mit den angegebenen Beschwerden der Patientin. Faßt man alle Hinweise zusammen und ordnet sie der Schwere nach, so kann man auf folgende nachstehenden Ursachen zurückkommen:
1. die fokalen Resonanzzonen 1 bis 3,
2. das Endokrinium, besonders Schilddrüse,
3. das urogenitale System.

Therapie:

1. Ohrakupunktur und Neurastheniezone.
2. Durchstichakupunktur Oberbauch.
3. Injektion in den Lymphfluß und an die Mucosa des lymphatischen Rachenrings.
4. Injektion in die aggressiven Zonen.
5. Therapie der Akupunkturpunkte Blase 18, Blase 23 und 31 durch Akusiniatrie.
6. Farblichtbestrahlungen spezifischer Zonen mit Kaltlicht.

Am Ende dieses Buches sollte dieser Fall die sieben Schritte der E-T-D dokumentieren. Die Zusammenfassung der sichtbaren Phänomene und deren Einordnung ergibt den Hinweis auf die Symptome des Patienten und läßt gleichzeitig durch die Zusammenfassung der Zeichen Rückschlüsse auf die möglichen Ursachen zu.

Es sei zum Schluß nochmals betont, daß meine Methode nicht alleinseligmachend ist. Sie versteht sich vielmehr als schnelle Hilfe für den Therapeuten, die Gesamtsituation eines Patienten zu erfassen. Es sei darauf hingewiesen, daß in dieser ersten Anleitung der E-T-D nicht alle Fragen beantwortet werden konnten. Die Veröffentlichung reicht jedoch aus, einen ersten Einstieg in die Energetische Terminalpunkt-Diagnose zu versuchen.

VIII. Das Gerät zur Herstellung eines E-T-D-Bildes

Die Herstellung von sogenannten Hochfrequenzbildern ist relativ einfach. Bekannt ist auch seit langem die Elektronik, mit der man solche Bilder herstellen kann. Es existieren viele Kirlian-Apparate, doch alle haben ihre spezifische Charakteristik, d.h., sie zeigen Phänomene, die nicht mit der E-T-D-Methode in Verbindung zu bringen sind.

Der Apparat zur Herstellung von E-T-D-Bildern wurde in jahrelanger Forschungsarbeit, anfangs durch meinen Bruder Eberhard Mandel und dann von der Firma Vega-Grieshaber GmbH & Co in 7622 Schiltach, entwickelt. Mehrere Erneuerungen in bezug auf den gesamten Apparat wurden von mir und von der Firma Vega zum Patent angemeldet. Das Patentamt der USA und das der Schweiz erteilten mir bereits die Patentschaften. In den anderen Ländern sind die Patentverfahren fast abgeschlossen. Es steht fest, daß Phänomene und Topographie der Energetischen Terminalpunkt-Diagnose ausschließlich mit dem Vega-Kirliangerät ME-T-D 101 und 101 A ihre Gültigkeit haben. Dies gilt ebenso für die in diesem Buch gemachten Aussagen. Die Besonderheiten beziehen sich auf den Aufbau des Gerätes und die Doppelelektronik sowie auf die Beschaffenheit der Kondensatorplatte.

Das Arbeitsprinzip aller Kirliangeräte entspricht dem eines Photoapparates. Es können sowohl Negativ- und Diafilme als auch Farb- oder Schwarzweiß-Positivpapier, wie in diesem Fall, verwendet werden. Immer wird der Kontakt des Photomaterials und des Objekts mit der Aufnahmeplatte zu entsprechenden Strahlenphänomenen führen. Diese Strahlenphänomene sind Korona-Effekte. Sie entstehen, indem die vom Netz kommenden 220 V durch elektrische Mittel zerhackt werden, um dann über den Tesla-Transformator auf 25.000 V hochgespannt zu werden. Die Hochspannungsimpulse kommen zur Kondensatorplatte, die mit einer isolierenden Glasplatte, dem Dielektrikum, abgedeckt ist. Durch den Kontakt mit dem Photomaterial bei eingeschaltetem Gerät, im Falle der E-T-D sind dies die Finger- und Zehenkuppenbereiche, kommt es zum Koronasprühen, und damit wird das Photopapier geschwärzt. Die Zeit von der Aufnahme bis zur Entwicklung des auswertbaren E-T-D-Bildes beträgt ca. 2 bis 3 Minuten. Die Kosten für eine Aufnahme unter Berücksichtigung der Amortisation des Gerätes sind unbedeutend.

Nochmals möchte ich darauf hinweisen, daß nur das Aufnahmegerät der Firma Vega-Grieshaber GmbH & Co für meine Methode verwendet werden kann. Dies ist keine Werbung für eine Firma, auch kein Abqualifizieren anderer Fabrikate. Alle heutigen Erkenntnisse in bezug auf die E-T-D-Methode werden durch die Stabilität des Gerätes ME-T-D 101 und 101 A bestätigt.

Der Versuch, mit einem anderen Gerät die hier gemachten Aussagen nachzuvollziehen, wird fehlschlagen. Man muß dann die Besonderheiten eines anderen Gerätes in bezug auf die Biolumineszenzen und Phänomene neu beobachten und beschreiben. Das System der informativen Energie ist zu differenziert und sicher auch noch zu unerforscht, als daß man signifikante Parameter auf alle technischen Produkte übertragen kann.

Ich glaube, daß der kranke Mensch ein Recht hat auf glaubwürdige und nachweisbare Aussagen, die sich dann auch im Blindversuch bestätigen lassen.

Literaturverzeichnis

J. Angerer: *Ophthalmotrope Phänomenologie — Gesamtwerk*, München

Bernhard Aschner: *Technik der Konstitutionstherapie*, Heidelberg 1980

Bernhard Bachmann: *Leitfaden der Akupunktur, Heidelberg (vergriffen)*

John G. Bennett: Energien, materiell, vital, kosmisch, Martin-Verlag 1982

Johannes Bischko: *Akupunktur für Fortgeschrittene*, Heidelberg 1974
                Einführung in die Akupunktur Heidelberg 1973

F. Bonin: *Lexikon der Parapsychologie*, München 1976

August Brodde: *Ratschläge für den Akupunkteur*, München 1976

Willi E. Buchholz: *Französische Ohrakupunktur für die Praxis*, Krefeld, Münks-Verlag o.J.

W. Dick und H. Gris: *Psi als Staatsgeheimnis*, München 1979

S. G. Fudalla: *Die fokalen Erkrankungen des Körpers (Fokalinfektion)*, Stuttgart 1949

J. M. Gleditsch: *Mundakupunktur*, Schorndorf 1979

Th. Hollmann: *Empirische Zusammenhänge zwischen Odontonen und Organen/Krankheiten*
                (Wandkarte), Wuppertal 2, Wittenstr. 4

Ferdinand Huneke: *Das Sekundenphänomen*, Heidelberg 1975

Walter Kilner: *The Human Atmosphere*, New York-London 1911

M. und H.-B. Kirsch: *Akupunktur als Behandlungsprogramm*, Heidelberg 1975

G. König und I. Wankura: *Einführung in die chinesische Ohrakupunktur*, Heidelberg 1973

Niels Krack: *Die chinesische Puls-Lehre in Diagnostik und Therapie*, Heidelberg 1976
                Segment-Diagnostik und Segment-Therapie, Heidelberg 1977

H. F. Kriket: *Neuro- und Phytotherapie schmerzhafter funktioneller Erkrankungen*, Band I,
                Gießen 1979

C. W. Leadbeater: *Der sichtbare und der unsichtbare Mensch*, Freiburg 1964

Leung Tit Sang: *Akupunktur und Räucherung mit Moxa*, München 1954

Peter Mandel (Institut für wissenschaftliche energetische Fotografie und Diagnostik): *Energetik I, II, III und IV*, Bruchsal 1978, 1979, 1979, 1980

Harald Mozer: *Brennpunkte der Krankheiten*, Heidelberg 1952

Nguyen Van Nghi: *Hoang Ti, Nei King, So Quenn*, Uelzen 1977

Sheila Ostrander und Lynn Schroeder: *Psi*, München 1980

Stephan Pálos: *Die Muskelmeridiane*, Heidelberg 1967

Willi Penzel: *S.A.M. Spannungs-Ausgleich-Massage*, Heyen 1978

A. Pischinger: *Das System der Grundregulation*, Heidelberg 1976

F. A. Popp, Volkward, A. Strauss: *So könnte Krebs entstehen*, Stuttgart 1977

M. Porkert: *Lehrbuch der chinesischen Diagnostik*, Heidelberg 1976
Die chinesische Medizin, Düsseldorf 1982

Reimers-Penzel: *Akupunktur-Massage* (nach Penzel: *Energielehre*), Bad Pyrmont 1975

Franz Riedweg: *Hormonmangel — Initialstörung zahlreicher Krankheitsbilder*, Athen 1979
Wandel des Denkens in der Medizin, München 1977

Helmut Schimmel: *Bewährte Therapierichtlinien bei chronischen Erkrankungen*, Band I, Gießen 1976; Band II, Gießen 1977
Leitfaden zur Anwendung der bioelektronischen Funktionsdiagnostik, Gießen 1976

De la Fuye Schmidt: *Die moderne Akupunktur*, Stuttgart 1952

Heinz Schoeler: *Die Weihe'schen Druckpunkte*, Heidelberg 1955

Sollmann: *Cranio-caudale Herdbeziehungen im Organismus*, ,,Erfahrungsheilkunde'' Nr. 4/1971, Heidelberg

Pavao Stanojević: *Akupunktur für die Praxis*, Uelzen 1975

Max Toth und Greg Nielsen: *Pyramid Power — Kosmische Energie der Pyramiden*, Freiburg 1977

R. Voll: *Topographische Lage der Meßpunkte der Elektroakupunktur*, Textband I, Uelzen; Bildband I, Uelzen 1980; Bildband II, Uelzen 1977; Bild- und Textband III, Uelzen 1976
Tabelle über energetische Wechselbeziehungen von Odontonen zu Organen und Gewebssystemen, Uelzen 1978
Medikamententestung, Nosodentherapie und Mesenchymreaktivierung, Uelzen 1976
Elektroakupunktur-Fibel, 1. und 2. Teil, Uelzen 1978

O. Voss und W. Zabel: *Grundsätzliches zu den Herderkrankungen und Gemeinschaftsarbeit bei der Herdbereinigung*, Stuttgart 1950

Sorei Yanagiya: *Familiengeheime Ein-Stich-Akupunktur*, Heidelberg 1970

Zhen Jiu: *Akupunktur und Moxibustion*, München 1975

Heinz Zulla: *Akupunktur in Einzeldarstellung*, Heidelberg 1974

Index

Abflachung 79 f., 184
Aggressive Zonen 74, 82, 157,
    165 ff., 173 ff., 177, 189-193
Akupunktur 14 f., 28, 37, 132,
    146, 149
Anämie 85
Angststrahlung 52, 54, 74
Arteriosklerose 39, 82
Ataxie 112
Augenphänomen 136
Aura 13 f.
—sichtiger 13
Ausfall 49, 51-55, 64
—, partieller 52
—, segmentaler 51
—, totaler 52

Bauch-Zone 128
Bauchbeschwerden 97
Bauhinsche Klappe 162, 167, 175
Begradigung 79 f., 184
Bein-Zone 130
Beziehung, diagonale 29
—, horizontale 29
—, vertikale 29
Bioenergetik 16
Biolumineszenzen 47, 50, 52 f.,
    60, 62 f., 87
Bodenlinie 145
Brust-Thorax-Zone 127, 139

Cancerose 11, 148, 167

Daumen 115
Degeneration, energetische 49,
    59 f., 66
—, kompaktförmige 112
—, ringförmige 62
—, sektorale 61
—, totale 63

—, toxische 61
Depression 188
Diagnose 20 f., 26 f.
—, klinische 18
Diagnostik, energetische 81
Dickdarm 163 f., 190
Doppelausfall 67, 85, 97-105, 141
—Therapie 102 f.
Dünndarm 161 f., 190
Durchblutungsstörung 96
Durchstichakupunktur 83 ff., 156,
    180
Dystonie, vegetative 124

Elektroakupunktur 18, 28
Elektrophotographie 14
Endokrinium 29, 37, 125,
    147-150, 156
Energetik 18
Energetisch-degenerative
    Phänomene 60
Energetische Leere 85
Energie, informative 18
Energielinien, horizontale 132-146
Energiemuster 94
Energieturbulenz 29
Energieumfluß 15, 29
Entschlackung 89, 132
Entzündung 82
Epiphyse 150 ff.
Erschöpfungszustand 85

Farblichtbestrahlung 156, 188
Fensterphänomen 57, 68 f., 134,
    136, 151, 188, 191
Figurenschablone 122
Fokale Resonanzzonen 168
Fokales Kreuz 158, 160
Fokaltoxikose 43, 82, 93-96, 167
Fokose 148

Fuß-Horizontale 144
Fuß-Zone 131
Füße 165 f.
—, kalte 37, 82

Gefäßdegeneration/KS 71, 81,
    122-146, 170, 185 f.
Gelenkbelastung 82
Genital-Becken-Zone 129
Genitalbereich 105
—Injektion 102 f., 105
Genitalmeridian 102
Gicht 39
Granulome 111
Grundphänomene 49, 64 ff.

Handschweiß 37, 82
Heilung 20 f.
Hepatitis 95
Herd, primärer 95 f.
—, sekundärer 95 f.
Herz-Atmungs-Horizontale 139,
    170
Herz-Dünndarm 172
Herzbeschwerden 32, 37, 82
Herzerkrankung 120
Hochfrequenzphotographie 26
Hoden-Ovar 152, 155
Hormon-Psyche-Horizontale 135 f.,
    138, 141, 149
Hypophyse 149 ff.
Hypothalamus 150

Information 16 f., 60
Interpretationsregeln 81
Ischias 103

Kältegefühl 103
Kausalachse, endokrine 37
Kausalkette 20, 55, 147

Kilner-Schirm 14
Kirlianbild 81
Kirlianeffekt 14, 26
Kleinkind 36
Knie-Horizontale 142 f.
Kontrollphotographie 20 f., 26
Kopf-Hals-Zone 126
Kopfakupunktur 85, 149, 156,
    180, 188
Kopfdruck 37, 82, 111
Kopfphänomen 134, 146
Kopfschmerzen 20, 32 f., 46, 103,
    110 f.
Kopplungsrhythmus 17
Krampf-Phänomen 150
Krampfbündel 53
Krampfkralle 20, 51, 54
Krampfring 188
Kreislauf 123
—störung 37, 82
Kristallose 11, 148

Lateralsklerose 112
Leber 146
—Milz-Pankreas 77 f.
Lisfranksche Gelenklinie 144
Lumbago 103
Lunge/Lymphe 67, 80 f., 95,
    97-117, 158, 169, 181 f., 191
Lymphe-Horizontale 137 f.
Lymphe 169-174, 182
Lympheckpunkte des Bauches 167,
    173, 177, 191
Lymphinjektion 43, 106 ff., 111 f.
Lymphtoxinring 95, 106, 108

Magenbeschwerden 37, 82
Medikation 45, 85, 87, 89, 106 f.,
    111, 141 f., 144, 170, 175, 179
Medizin 18
Meridiane 132, 140
—, diagonale 39
—, horizontale 38
Meridianindikation 15 f.
Migräne 33, 97, 103, 111
Mittellinie 29, 83
Multiple Sklerose 112

Mundakupunktur 108

Nebenhöhlenbelastung 106
Nervendegeneration/Dickdarm 31,
    71, 79 f., 118, 183 f., 191
Neuraltherapie 149
Neurose 11, 148
Niere 145 f.
Normalstrahlung 50, 149

Od 14
Odontontafeln 109
Ohrakupunktur 85, 149, 156, 180,
    188
Organ-Wechselbeziehung, fokale 81,
    93 ff., 149, 181
—, segmentale 118-121, 183
—, sekundäre 122 ff., 185
Organdegeneration 28, 39, 82, 147
Organsektor 29

Pankreas 154 f.
—erkrankung 72
Parapsychologie 13
Parathyreoidea 152
Phytotherapeutica 149
Polarität 15, 17, 29, 90, 146, 156
— Scheitellinie-Bodenlinie 146
Prostata/Uterus 156
Psyche 29
Punktkette 150
Punktprotuberanzen 38, 55 ff.,
    59 f., 70, 87, 91, 109, 117, 169
Punktstrahlung 55, 65
—, abgesetzte 56 ff., 60, 74 f.
—, ringförmige 55
Punktstraße 43, 70 ff., 101, 155
—, abgesetzte 73
—, integrierte 59
—, segmentale 184
—, sektorale 70, 100
Punkttraube 75, 169
—, abgesetzte 57
—, integrierte 58
Punkttropfen 56

Rheuma 39, 46, 82, 89

Roemheldsches Syndrom 32
Rückenschmerzen 32, 97, 99

Schwindelanfall 104
Schwingungsrhythmus 16
Sekundenphänomen 105
Sklerosen 89
Sonderphänomene 67, 157, 166,
    189-191
Spinales System 118
Stirnhöhlenbelastung 106
Stoffwechsel 83, 96
—Horizontale 140
Störinformation 95
Strahlungsqualität 26, 35, 81 f.,
    84, 178 f.
—, degenerative 35 f., 39, 46, 48,
    82, 89
—, endokrine 35 ff., 41, 48, 82,
    85, 90, 97, 99
—, toxische 35 f., 38, 43, 47 f.,
    82, 87, 91
Strahlungsverlust 84, 165
Streßbündel 53
Streßring 53 f.
Symptomatik 20

Terminalpunkt 18
Therapie 20 f.
Thymus 153
Thyreoidea 119, 152 f.
Topographie 28 ff.
Turbulenz, mittlere 29, 83 f., 140,
    142, 180
Typologie 40

Unruhezustand 110, 188
Urogenitalmigräne 33

Varikose 11, 148
Völlegefühl 111

Wärmekranz 50, 52, 60, 87

Yin-Yang 15, 81, 83 f., 89 ff.,
    179 f.

Zellatmung 89
Zellentartung 74, 157, 167
3E/Psyche 79 147-156, 171,
    187 f., 191

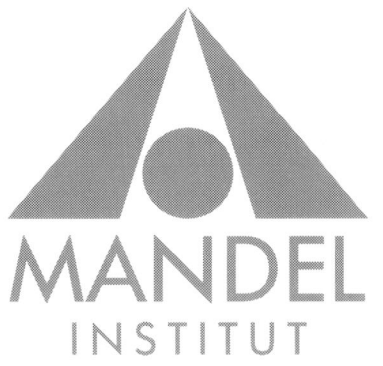

E-T-D und MANDEL-INSTITUT:

Einsicht in die Medizin von morgen!

Der Inhalt dieses Buches beschreibt die Grundlagen der Energetischen Terminalpunkt-Diagnose.

Für das Erlernen und Ausüben der Methode ist der Besuch der Seminare des Mandel-Instituts unerläßlich.

In drei Intensiv-Seminaren vermitteln Ihnen Peter Mandel, Begründer der E-T-D, oder seine Referenten das umfangreiche Wissen, das Sie befähigt, die Energetische Terminalpunkt-Diagnose schnell, sicher und erfolgreich in der Praxis anzuwenden.

Auszüge aus den Semiarinhalten:

SEMINAR I

Einführung in die Kirlianfotografie und E-T-D

Die informativ-energetischen Phänomene

Die Strahlenqualitäten der E-T-D und die siebenfache Bestimmung körperlicher Zustände

Die Topografie

Der topografischen Sektor

Die aggressiven Sonderphänomene der E-T-D

Einfache logische Schritte zur ersten diagnostioschen Analyse des E-T-D-Bildes

Einzelphänomene

Therapie-Beispiele

SEMINAR II

Die Kirlianfotografie und die 5 Funktionskreise nach Gleditsch

Die topografischen Sektoren der Funktionskreise

Das Phänomen der wechselnden Strahlenqualität

Die Beurteilung der Phänomene in den einzelnen Sektoren

Die fokalen Wechselbeziehungen im E-T-D-Bild

Fokaltoxikose

Die Aggressiven Zonen

Erarbeitung der Diagnose
- Fallbeispiele

Therapie-Beispiele

SEMINAR III

Der rote Faden der diagnostischen Interpretation

Die Theorie der Steuerungsorgane und deren ablesbare Phänomene im Kirlianbild

Die Polarität der energetischen Umflüsse und die Gesetzmäßigkeit der Energieflußrichtung
- im Gesamtbild
- in den einzelnen Umflüssen

Die Bedeutung des Sektors „Medulla oblongata" in bezug auf das Gesamtbild

Energetische Steuerungstherapien als Resultate spezifischer Phänomene

Lassen Sie sich über die aktuellen Seminartermine informieren.

MANDEL-INSTITUT - Institut für Esogetische Medizin

Hildastraße 8 · 7520 Bruchsal · Telefon 07251/800140

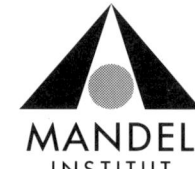

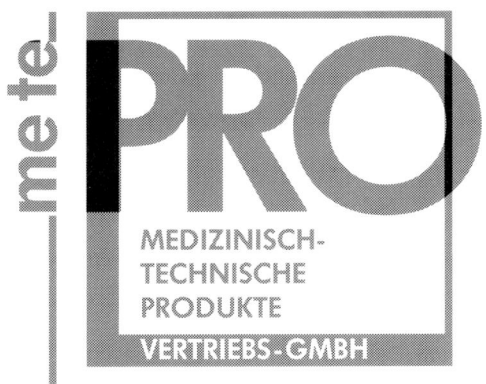

E-T-D und ME-TE-PRO: Vertriebspartnerschaft

Die MeTePro GmbH hat sich auf den Vertrieb von medizinisch-technischen Produkten für die ganzheitliche Diagnose und Therapie spezialisiert.

Wir führen alle Geräte, die zur Anwendung der Energetischen Terminalpunkt-Diagnose und der Farbpunktur nach Peter Mandel notwendig sind.

Darüber hinaus jegliches Zubehör wie Entwicklungsgeräte, Fotopapier und -chemie etc.

Die Farbpunktur ist die ideale therapeutische Ergänzung zur E-T-D.

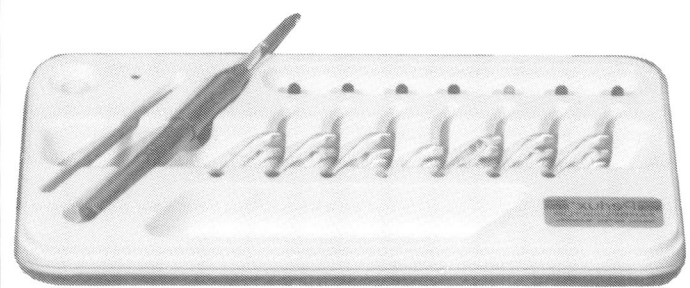

Als Basisgerät für die Farbpunktur ist das „PERLUX" bestens geeignet.

Sprechen Sie mit uns; denn wir wissen, wovon wir sprechen.

ME-TE-PRO
Medizinisch-Technische Produkte
Hildastraße 8 · 7520 Bruchsal

Telefon 0 72 51 / 8 00 10 2 · Telefax 0 72 51 / 8 00 1 55 · Telex 7 822 458 maks d

E-T-D und VEGA
eine untrennbare Verbindung

Alle Abbildungen dieses Buches enstanden mit dem VEGA ME-T-D 101 A/B.

Dieses patentierte Kirliangerät ist das einzige, mit dem die Energetische Terminalpunkt-Diagnose ausgeübt weden kann.

Das Me-T-D 101 A/B ist die Verknüpfung des zukunftsweisenden Wissens Peter Mandels mit dem exzellenten technischen know-how der VEGA Grieshaber GmbH.

Medizinische Geräte für Diagnose und Therapie

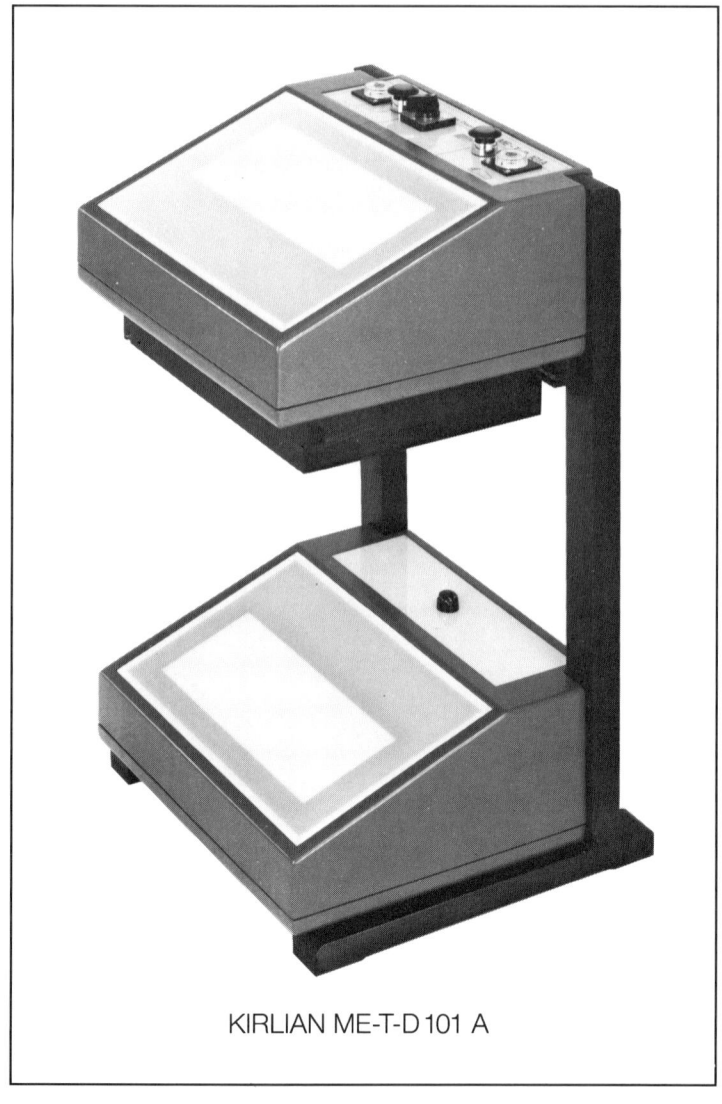

KIRLIAN ME-T-D 101 A

VEGA

VEGA Grieshaber Gmbh & Co
Geschäftsbereich Medizin
Am Hohenstein 113, Postfach 1142
D-7622 Schiltach/Schwarzwald
Telefon (07836) 50-219, Telex 7525616
Teletex (17) 783621, Telefax (07836) 50206